Für Jill und Julien

Grundlagen der Hämatologie

A. V. Hoffbrand   MA DM FRCP FRCPath

Professor für Hämatologie, Royal Free Hospital
und School of Medicine, London

J. E. Pettit   MD FRCPA FRCPath

Außerordentlicher Professor für Hämatologie,
University of Otago, Dunedin, Neuseeland

Übersetzt von
Roland Schulze-Röbbecke
Rupert Püllen

Steinkopff Verlag Darmstadt

Titel der englischen Originalausgabe:
Essential Haematology
© 1980, 1984 by Blackwell Scientific Publications

CIP-Kurztitelaufnahme der Deutschen Bibliothek

Hoffbrand, A. V.:
Grundlagen der Hämatologie / A. V. Hoffbrand ;
J. E. Pettit. Übers. von Roland Schulze-Röbbecke ;
Rupert Püllen. – Darmstadt : Steinkopff, 1986.
  Einheitssacht.: Essential haematology ⟨dt.⟩
  ISBN 3-7985-0666-3
NE: Pettit, J. E.:

Printed in Germany

Gesamtherstellung: Beltz-Offsetdruck, Hemsbach

Vorwort zur ersten Auflage

Die wichtigen Veränderungen, die im vergangenen Jahrzehnt in allen Bereichen der Medizin stattfanden, führten zu einem tieferen Verständnis sowohl der biochemischen, physiologischen und immunologischen Vorgänge bei Bildung und Funktion der Blutzellen als auch der pathophysiologischen Grundlagen vieler Krankheiten. Gleichzeitig erweiterten und verbesserten sich die Behandlungsmöglichkeiten von Krankheiten des Blutes und der blutbildenden Organe durch die Einführung neuer Medikamente und den wirkungsvolleren Einsatz symptomatischer Behandlungsmaßnahmen.

Wir hoffen, daß das vorliegende Buch den Medizinstudenten der achtziger Jahre die Grundzüge der modernen Hämatologie näherbringt und ihnen mit Hilfe dieser neuen pathophysiologischen Erkenntnisse das klinische Verständnis hämatologischer Krankheiten erleichtert.

An dieser Stelle möchten wir den vielen Kollegen und Assistenten danken, die beim Zustandekommen des Buches mitgeholfen haben: Im besonderen Dr. H. G. Prentice, er stellte die hämatologischen Befunde für die Abbildungen 5.3 und 7.8 zur Verfügung, Dr. J. McLaughlin, er besorgte Abbildung 8.6, Dr. S. Knowles, er unterzog das endgültige Manuskript einer kritischen Durchsicht und lieferte viele wertvolle Anregungen. Alle noch verbleibenden Fehler sind jedoch unsere eigenen. Unser Dank gilt ferner Herrn J. B. Irwin und Herrn R. W. McPhee für das Zeichnen zahlreicher ausgezeichneter Abbildungen, Herrn Cedric Gilson für seine fachmännischen mikroskopischen Aufnahmen, Frau T. Charalambos, Frau B. Elliot, Frau M. Evans und Frau J. Allaway für das Tippen des Manuskriptes und Herrn Jony Russell der Blackwell Scientific Publications für seine unschätzbare Hilfe und Geduld.

A. V. Hoffbrand
J. E. Pettit

V

Vorwort zur zweiten Auflage

Obwohl seit Erscheinen der ersten Auflage dieses kurzen Lehrbuches für Medizinstudenten erst vier Jahre vergangen sind, hat sich unser Wissen über Physiologie und Pathophysiologie des Blutes durch zahlreiche neue Erkenntnisse erweitert und nahmen auch die therapeutischen Möglichkeiten zu. Um diesem Fortschritt Rechnung zu tragen, sahen wir uns veranlaßt, den Text in allen Abschnitten gründlich zu überarbeiten, mit größeren Änderungen in den Kapiteln über Hämoglobinopathien, Leukozyten, Leukosen, Lymphome und Hämostase. 52 Abbildungen sind neu oder verbessert, und im ganzen Text wurden Tabellen neu aufgenommen. Nichtsdestotrotz hoffen wir, daß das Buch durch Beschränkung auf das Wesentliche seinen ursprünglichen Zielen weiterhin gerecht wird.

Unser Dank gilt insbesondere Professor G. Janossy, Dr. Marcella Contrerras, Dr. R. Dick, Dr. J. M. Faed, Dr. P. B. A. Kernoff und Dr. E. G. D. Tuddenham für ihre Ratschläge bei der Überarbeitung verschiedener Abschnitte des Manuskriptes sowie Frau J. Allaway, Frau M. Evans und Frau B. Elliot für das Tippen des neuen Manuskriptes. Dankbar sind wir auch dem Verlag, insbesondere Peter Saugman und Jony Russell für ihre engagierte Unterstützung und Hilfe.

A. V. Hoffbrand
J. E. Pettit

Inhaltsverzeichnis

Normalwerte

		SI-Einheiten
Hämoglobin		
Männer	$13,5 - 17,5$ g/100 ml	$135 - 175$ g/l
Frauen	$11,5 - 15,5$ g/100 ml	$115 - 155$ g/l
Erythrozyten		
Männer	$4,5 - 6,5 \times 10^6/mm^3$	$4,5 - 6,5 \times 10^{12}/l$
Frauen	$3,9 - 5,6 \times 10^6/mm^3$	$3,9 - 5,6 \times 10^{12}/l$
Hämatokrit		
Männer	$40 - 52\%$	$0,4 - 0,52$
Frauen	$36 - 48\%$	$0,36 - 0,48$
MCV		$80 - 95$ fl
MCH $(= Hb_E)$	$27 - 34$ pg	$1,7 - 2,0$ fmol
MCHC	$30 - 35$ g/100 ml	$300 - 350$ g/l
Leukozyten	$4,0 - 11,0 \times 10^3/mm^3$	$4,0 - 11,0 \times 10^9/l$
Neutrophile	$60 - 70\%$	$2,5 - 7,5 \times 10^9/l$
Lymphozyten	$20 - 30\%$	$1,5 - 3,5 \times 10^9/l$
Monozyten	$2 - 6\%$	$0,2 - 0,8 \times 10^9/l$
Eosinophile	$1 - 5\%$	$0,04 - 0,44 \times 10^9/l$
Basophile	$< 1\%$	$0,01 - 0,1 \times 10^9/l$
Thrombozyten	$150 - 400 \times 10^3/mm^3$	$150 - 400 \times 10^9/l$
Erythrozytenmasse		
Männer		30 ± 5 ml/kg
Frauen		25 ± 5 ml/kg
Plasmavolumen		45 ± 5 ml/kg
Serumeisen	$50 - 150$ µg/100 ml	$9 - 27$ µmol/l
Eisenbindungskapazität (total)	$250 - 410$ µg/100 ml	$45 - 73$ µmol/l
Serumferritin		
Männer		$40 - 340$ µg/l
Frauen		$14 - 150$ µg/l
Serumvitamin B_{12}		$160 - 925$ ng/l
Serumfolsäure		$3 - 15$ µg/l
Erythrozytenfolsäure		$160 - 640$ µg/l
Bilirubin		
gesamt	bis 1 mg/100 ml	$< 17,0$ µmol/l
direkt	bis 0,25 mg/100 ml	$< 4,3$ µmol/l
Harnsäure	$2,0 - 7,0$ mg/100 ml	$120 - 420$ µmol/l
LDH		bis 195 U/l
Gesamtprotein	$6,6 - 8,6$ g/100 ml	$66 - 86$ g/l
Albumin	$55 - 72\%$	40 ± 4 g/l

		SI-Einheiten
α_1-Globuline	1,3 − 4,5%	3 ± 1 g/l
α_2-Globuline	3,5 − 9,5%	6 ± 1,5 g/l
β-Globuline	8,3 − 13%	7,5 ± 2,0 g/l
γ-Globuline	13,5 − 22%	12,5 ± 3,2 g/l
Immunglobuline		
IgG	600 − 1200 mg/100 ml	6 − 12 g/l
IgA	150 − 250 mg/100 ml	1,5 − 2,5 g/l
IgM	120 − 200 mg/100 ml	1,2 − 2 g/l
Blutgerinnungszeit	3 − 8 min	
PTT	30 − 40 s	
Thromboplastinzeit		
(Quick)	(10 − 14 s) 70 − 100%	
Thrombinzeit	10 − 12 s	
Blutungszeit	2 − 7 min	

Kapitel 1
Bildung der Blutzellen
(Hämatopoese)

Das erste Kapitel behandelt hauptsächlich die Bildung und den Stoffwechsel der Erythrozyten sowie einige allgemeine Aspekte zum Thema Anämie. Da die Erythrozyten nach zahlreichen Zellteilungen aus denselben Stammzellen entstehen, aus welchen auch alle anderen Blutzellen hervorgehen, ist es jedoch wichtig, zunächst einige generelle Gesichtspunkte der Blutzellbildung zu besprechen.

Blutbildungsstätten

Während der ersten Schwangerschaftswochen findet die embryonale Hämatopoese hauptsächlich im Dottersack statt. Von der 6. Woche bis zum 6. bis 7. Fetalmonat stellen Leber und Milz die wichtigsten blutbildenden Organe dar, wobei sie diese Funktion bis etwa zwei Wochen nach der Geburt weiter ausüben (Tabelle 1.1). Das Knochenmark wird vom 6. bis 7. Fetalmonat an zur wichtigsten Blutbildungsstätte und bleibt unter normalen Bedingungen sowohl beim Kind als auch beim Erwachsenen die einzige Quelle neugebildeter Blutzellen. Die heranreifenden Zellen liegen zunächst außerhalb der Knochenmarksinus, um dann in ausgereiftem Zustand in das Sinusinnere zu gelangen und von dort über die medulläre Mikrozirkulation in den Blutstrom.

Tabelle 1.1   Blutbildungsstätten

Embryonal- und Fetalperiode	0 –2. Monat – Dottersack 2.–7. Monat – Leber, Milz 5.–9. Monat – Knochenmark
Kleinkinder	Knochenmark (in nahezu allen Knochen)
Erwachsene	Wirbel, Rippen, Sternum, Schädel, Sacrum und Becken, proximale Femurenden

Bei Kleinkindern beteiligt sich noch die Gesamtmasse des Knochenmarkes an der Blutbildung, aber schon während der Kindheit wird das blutbildende (rote) Knochenmark sämtlicher langer Röhrenknochen durch Fettgewebe ersetzt (gelbes Knochenmark), so daß beim Erwachsenen das blutbildende Mark auf die zentralen Skelettanteile begrenzt ist (Tabelle 1.1). Selbst in diesen blutbildenden Bezirken

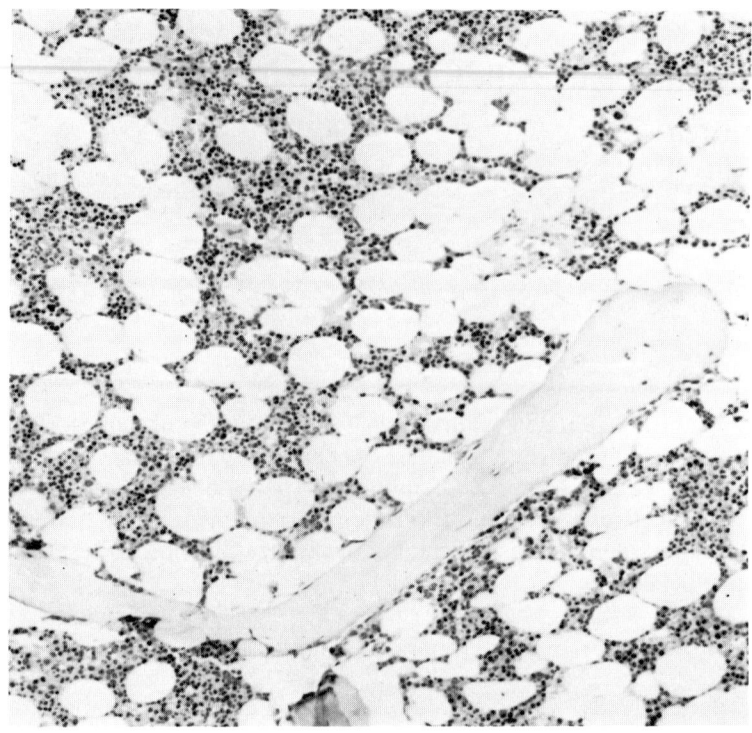

Abb. 1.1 Normales Knochenmark einer Beckenkammstanzbiopsie; Hämatoxylin-Eosin-Färbung. Ungefähr 50% des zwischen den Knochenbälkchen gelegenen Gewebes bestehen aus blutbildendem Gewebe und 50% aus Fettzellen

besteht ungefähr 50% des Markes aus Fettgewebe (Abb. 1.1). Das übrige gelbe Knochenmark ist in der Lage, auf seine blutbildenden Potenzen zurückzugreifen, so daß sich bei vielen Krankheiten die Blutbildung sogar wieder bis in die langen Röhrenknochen ausdehnen kann. Darüber hinaus können auch Leber und Milz ihre fetalen blutbildenden Funktionen wiederaufnehmen (sogenannte extramedulläre Hämatopoese).

Blutstammzellen

Es wird heute angenommen, daß eine gemeinsame pluripotente Stammzelle nach mehreren Zellteilungen und Differenzierungsschritten eine Anzahl von Vorläufer- zellen für die drei Hauptzellreihen der medullären Hämatopoese hervorbringt: a) erythrozytäre, b) granulozytäre und monozytäre sowie c) megakaryozytäre Vorläuferzellen. Daneben geht aus dieser Zelle eine gemeinsame lymphatische Stammzelle hervor (Abb. 1.2). Obwohl das Erscheinungsbild der pluripotenten Stammzellen wahrscheinlich demjenigen kleiner oder mittelgroßer Lymphozyten gleicht, kann man ihre Existenz indirekt mit Hilfe von bestimmten Zellkulturverfah- ren demonstrieren.

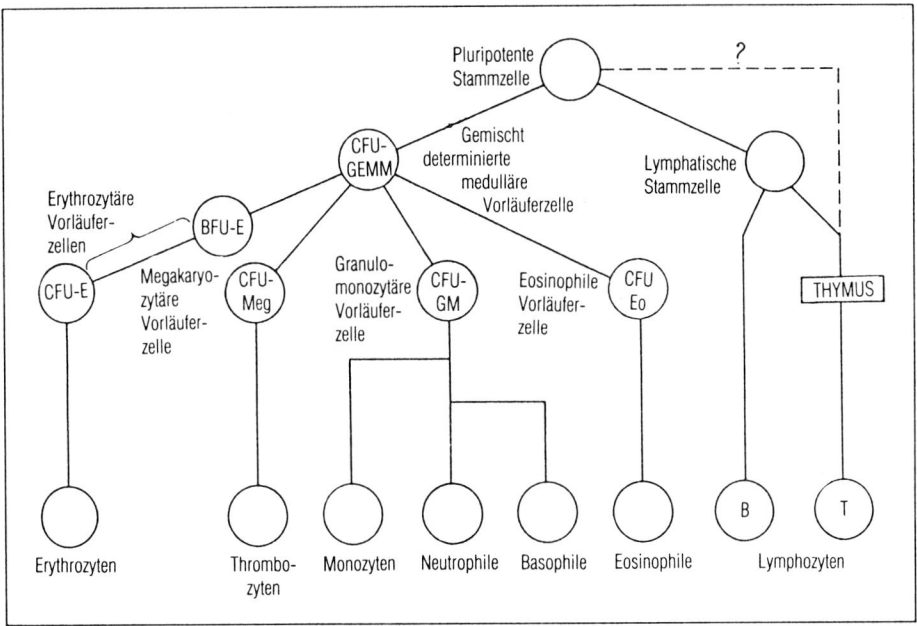

Abb. 1.2 Schematische Darstellung einer pluripotenten Stammzelle des Knochenmarkes und der aus ihr hervorgehenden Zellreihen. Die verschiedenen Vorläuferzellen können heute mit Hilfe von Zellkulturen in halbfesten Nährmedien durch den jeweiligen Kolonietyp, den sie bilden, identifiziert werden
CFU = „colony forming unit" = koloniebildende Einheit; GEMM = gemischt determiniert: granulozytär, erythrozytär, monozytär und megakaryozytär; E = erythrozytär; GM = granulozytär/monozytär; Eo = eosinophil; Meg = megakaryozytär; BFU-E = erythropoetische „burst forming unit".

Auch die Existenz der verschiedenen Vorläuferzellen der drei Zellreihen wurde in vitro anhand von Zellkulturen nachgewiesen. Die am frühesten nachweisbare medulläre Vorläuferzelle bringt Granulozyten, Erythroblasten, Monozyten und Megakaryozyten hervor und wird als CFU_{GEMM} bezeichnet (CFU = colony forming unit = koloniebildende Einheit im Kulturmedium, Abb. 1.2). Reifere und spezialisiertere Vorläuferzellen werden als CFU_{GM} bezeichnet (GM = granulozytär und monozytär) sowie als CFU_{Eo} (Eo = eosinophil), CFU_E (E = erythrozytär) und CFU_{Meg} (Meg = megakaryozytär). BFU_E (erythropoetische „burst forming unit") bezeichnet eine frühere Vorläuferzelle als CFU_E (siehe Abb. 1.2). Trotz ständiger Proliferation und Differenzierung besitzt die Stammzelle darüber hinaus auch die Fähigkeit zur Selbsterneuerung, so daß ihr Gesamtbestand normalerweise in einem steten Fließgleichgewicht bleibt. Durch hormonelle Steuerungsmechanismen und auf verschiedene andere Reize hin sind die einzelnen Vorläuferzellen jedoch in der Lage, mit gesteigerter Proliferation der einen oder anderen Zellreihe zu reagieren, falls dies erforderlich wird.

Das Knochenmark stellt die geeignete Umgebung für das Wachstum und die Entwicklung der Stammzellen dar und besteht aus retikulärem Bindegewebe,

Fettzellen und einem Maschenwerk feinster Blutgefäße. Wenn beispielsweise hämatopoetische Stammzellen auf intravenösem Wege einem entsprechend vorbereiteten Empfänger infundiert werden, gehen sie im Knochenmark erfolgreich an, nicht jedoch an anderen Stellen des Körpers. Auf dieser Grundlage werden heute bei einer Anzahl von schweren Knochenmarkerkrankungen Knochenmarktransplantationen durchgeführt.

Ferner ist das Knochenmark beim Menschen der primäre Ursprungsort der Lymphozyten (Kapitel 6), wobei sich für das hämatopoetische und das lymphopoetische System eine gemeinsame Vorläuferzelle nachweisen läßt. Aus den hämatopoetischen Stammzellen gehen auch die Osteoklasten hervor, welche zum monozytärphagozytären System gezählt werden. Auf die Entwicklung der reifen Zellen, nämlich der Granulozyten, Monozyten, Megakaryozyten und Lymphozyten wird an anderen Stellen des Buches näher eingegangen. Im folgenden soll die Erythropoese besprochen werden.

Erythropoese

Die erste der erythropoetischen Reihe zuzuordnende Zelle des Knochenmarks ist der Proerythroblast. In den üblichen Färbungen (z. B. nach May-Grünwald, Giemsa, Pappenheim, Romanowsky, Leishman oder Wright) stellt er sich als große Zelle mit dunkelblauem Zytoplasma, einem zentralen Kern mit Nucleoli und leicht verklumptem Chromatin dar. Nach mehreren Zellteilungen entsteht aus ihm eine Reihe von nach und nach kleineren Erythroblasten (= Normoblasten). Diese zeichnen sich durch einen zunehmenden Gehalt an zytoplasmatischem Hämoglobin aus (welches sich rosa anfärben läßt), während die Blaufärbung des Zytoplasmas allmählich durch den Verlust von RNA und endoplasmatischem Retikulum verblaßt. Das Kernchromatin verdichtet sich im Laufe dieses Prozesses zunehmend (Abb. 1.3a und b). Schließlich wird bei der Spätform der Erythroblasten noch innerhalb des Knochenmarks der Zellkern aus der Zelle ausgestoßen, wodurch das Retikulozytenstadium erreicht wird, in welchem die Zellen noch einige ribosomale RNA (Substantia granulo-filamentosa) enthalten und weiterhin zur Hämoglobinsynthese fähig sind (Abb. 1.4 und 1.5). Der Retikulozyt verbleibt 1–2 Tage im Knochenmark und zirkuliert weitere 1–2 Tage im peripheren Blut, bevor er – hauptsächlich in der Milz – durch den vollständigen Verlust von RNA zum sich völlig rosa anfärbenden kernlosen bikonkaven Erythrozyten (= Normozyt) heranreift. Aus einem einzigen Proerythroblasten entstehen normalerweise 16 reife Erythrozyten (Abb. 1.4). Bei außerhalb des Knochenmarkes ablaufender Erythropoese (extramedullärer Erythropoese) erscheinen kernhaltige Erythrozytenvorstufen (Erythroblasten) im Blut, wie auch bei einigen Knochenmarkerkrankungen. Normalerweise werden im peripheren Blutausstrich des Menschen keine Erythroblasten angetroffen.

Erythropoetin

Die Vorgänge der Erythropoese werden durch das Hormon Erythropoetin reguliert, welches durch die Verbindung eines renalen Faktors mit einem Plasmaprotein

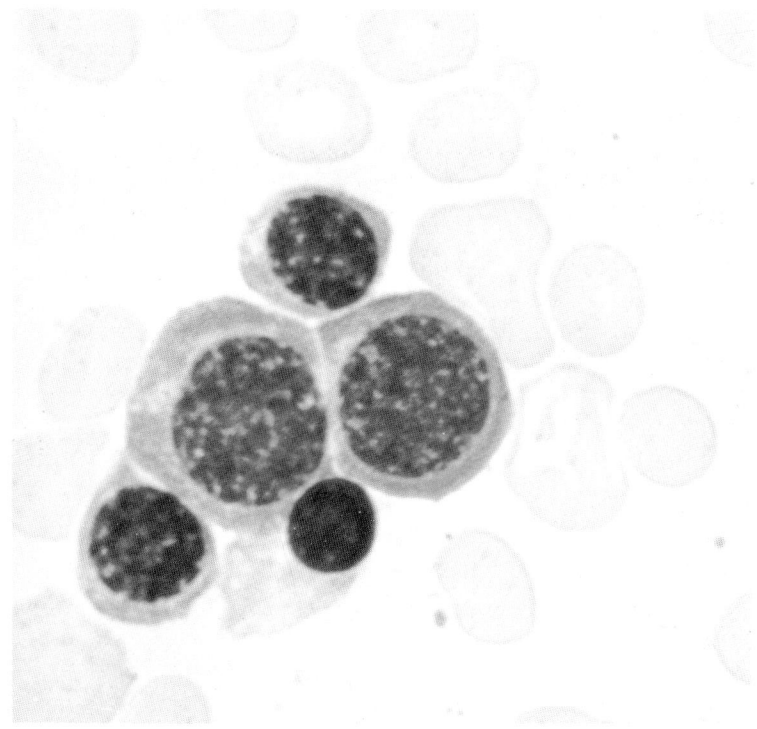

Abb. 1.3a Mikroskopische Darstellung erythropoetischer Vorläuferzellen (Erythroblasten) in normalem Knochenmark

entsteht. Der Reiz für die Erythropoetinbildung geht von der Sauerstoffspannung im Nierengewebe aus. Bei Auftreten einer Anämie oder bei Beeinträchtigung der O_2-Abgabe durch das Hämoglobin aufgrund einer metabolischen Störung steigt die Erythropoetinbildung an und stimuliert die Erythropoese durch:

1. Anstieg der Anzahl von erythropoetisch determinierten Stammzellen. Der Anteil der erythropoetischen Zellen im Mark nimmt zu, wodurch bei chronischem Verlauf eine anatomische Ausdehnung von erythropoetischem Gewebe bis in die langen Röhrenknochen und gelegentlich sogar bis in extramedulläre Bildungsstätten hinein stattfinden kann. Bei Kleinkindern kann die Markhöhle dabei die Kortikalis der entsprechenden Knochen arrodieren und zu Knochendeformitäten wie z. B. Stirnhöckern und Oberkieferprotrusionen führen (siehe Abb. 4.11).
2. Anstieg der Hämoglobinsynthese in erythrozytären Vorstufen.
3. Verminderung der Reifungszeit der erythrozytären Vorstufen.
4. Vorzeitige Ausschwemmung medullärer Retikulozyten in das periphere Blut (Retikulozytenschub).

Ein erhöhtes O_2-Angebot durch eine vergrößerte Erythrozytenmasse oder durch erleichterte O_2-Abgabe aus dem Hämoglobin führt dagegen zu einer Abnahme der Erythropoetinbildung.

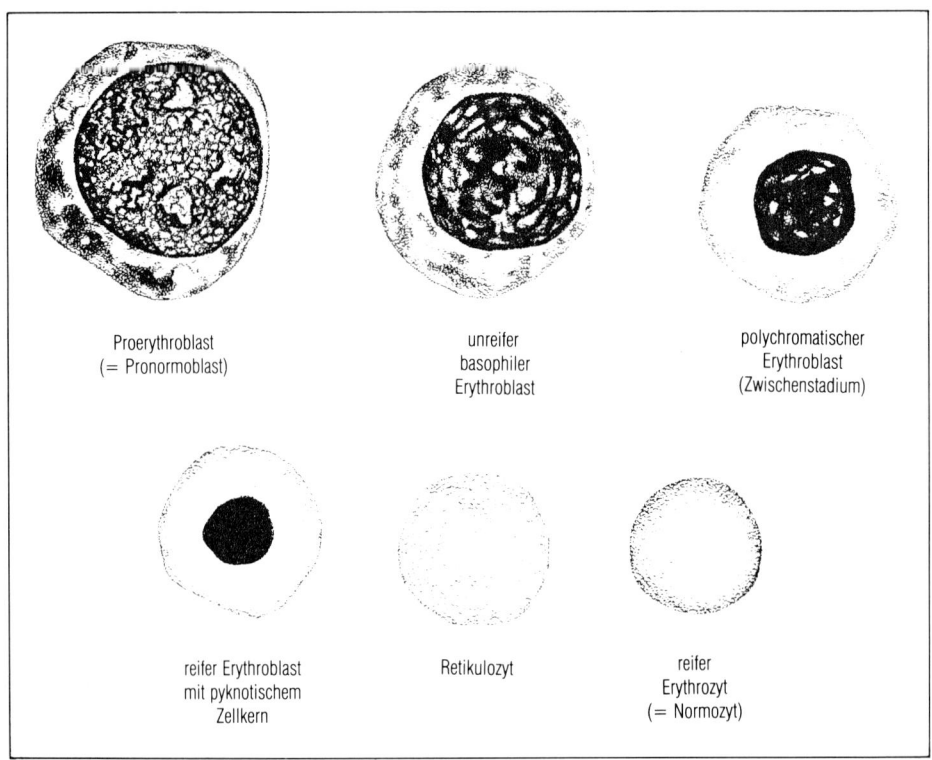

Abb 1.3b Schematische Darstellung der erythrozytären Entwicklungsreihe. Der sich in zunehmendem Maße verdichtende Zellkern wird schließlich bei der reifen Form des Erythroblasten ausgestoßen. Der RNA-Gehalt des Zytoplasmas sinkt stetig ab, während sein Hämoglobingehalt zunimmt

Bausteine der Erythropoese

Wegen der sehr großen Zahl täglich produzierter Erythrozyten benötigt das Knochenmark viele Vorläuferzellen, um dem hohen Bedarf an Hämoglobin und neuen Zellen gerecht zu werden. Darüber hinaus sind folgende Substanzgruppen für die Erythropoese erforderlich:

1. *Metalle:* Eisen, Mangan, Kobalt.
2. *Vitamine:* Vitamin B_{12} (B_{12}), Folsäure, Vitamin C, Vitamin E, Vitamin B_6 (Pyridoxin), Thiamin, Riboflavin, Pantothensäure.
3. *Aminosäuren.*
4. *Hormone:* Erythropoetin, Androgene, Thyroxin.

Eisen-, B_{12}- oder Folsäuremangel als Ursachen von Anämien sind hinlänglich bekannt. Jedoch auch bei Aminosäuren-(Protein-), Thyroxin- oder Androgenmangel entstehen Anämien. Hierbei mögen allerdings Anpassungsvorgänge an den

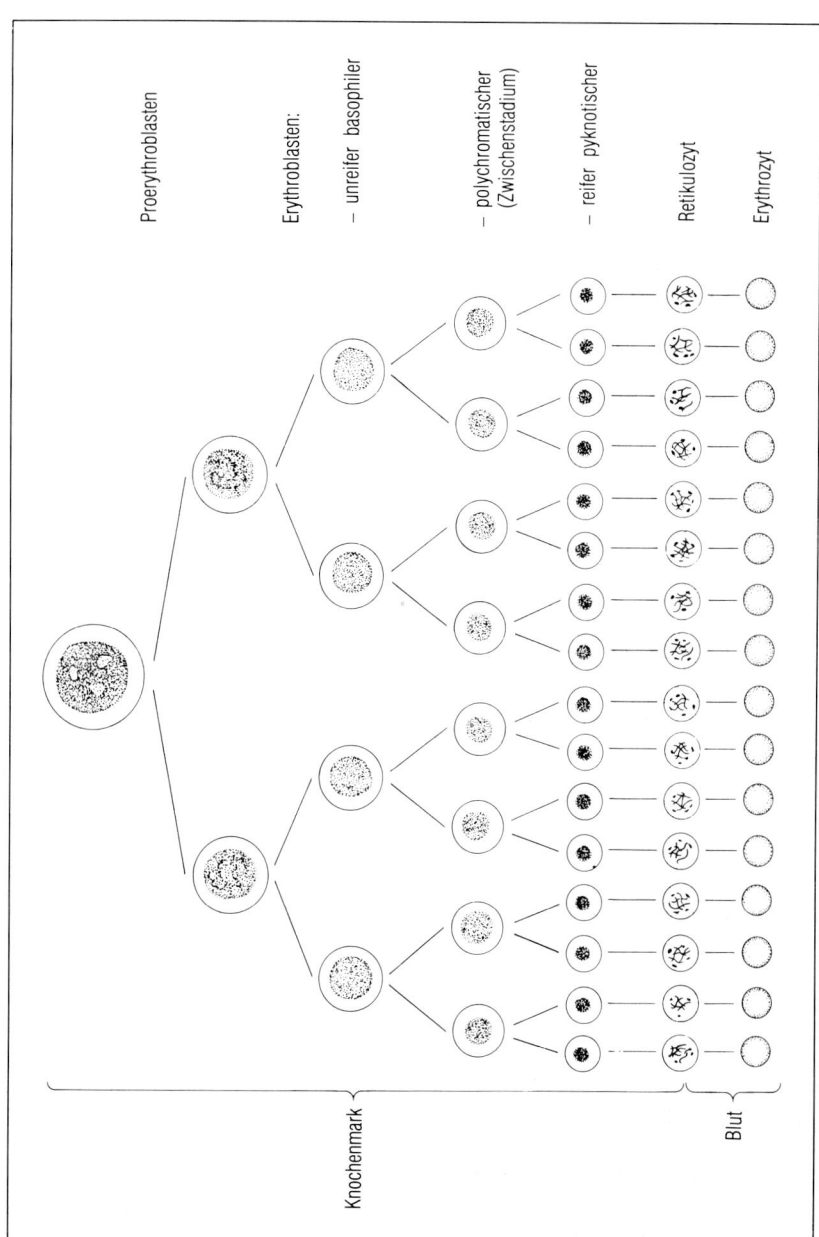

Abb. 1.4 Schematische Darstellung der verschiedenen Vermehrungs- und Reifestadien bei der Entwicklung reifer Erythrozyten, ausgehend vom Proerythroblasten

7

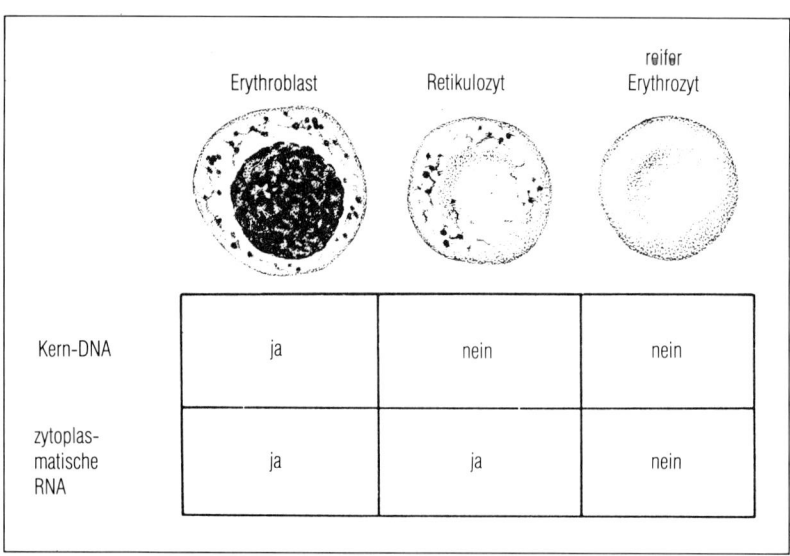

	Erythroblast	Retikulozyt	reifer Erythrozyt
Kern-DNA	ja	nein	nein
zytoplasmatische RNA	ja	ja	nein

Abb. 1.5 Vergleich des DNA- und RNA-Gehaltes von Erythroblasten, Retikulozyten und reifen Erythrozyten

erniedrigten O_2-Verbrauch durch das Gewebe eher eine Rolle spielen als eine direkte Auswirkung dieser Mangelzustände auf die Erythropoese. Anämien treten weiterhin bei Mangel an Vitamin C (bei Skorbut), Vitamin E und Riboflavin auf. Auch hier ist jedoch nicht geklärt, ob diese Anämien einzig und allein auf die Auswirkungen dieser Mangelzustände auf die Erythropoese zurückzuführen sind. Auch Anämien, die auf eine Vitamin-B_6-Therapie ansprechen, kommen vor (siehe S. 44), doch sind diese üblicherweise nicht auf einen Vitamin-B_6-Mangel zurückzuführen.

Hämoglobinsynthese

Die Hauptaufgabe der Erythrozyten ist der Sauerstofftransport in das Gewebe und der Rücktransport von Kohlendioxyd aus dem Gewebe in die Lunge. Zum Zwecke dieses Gasaustausches enthalten sie ein dafür spezialisiertes Protein, das Hämoglobin (Hb). Jedes rote Blutkörperchen besitzt ca. 640 Millionen Hämoglobinmoleküle, und jedes Molekül besteht beim Hämoglobin des Erwachsenen (HbA) aus zwei Polypeptidkettenpaaren, $\alpha_2\beta_2$, von denen jede Kette mit einer eigenen Hämgruppe ausgestattet ist. Das Molekulargewicht von HbA beträgt 68000. Normales Erwachsenenblut enthält daneben geringe Mengen von zwei weiteren Hämoglobintypen, HbF und HbA_2, welche ebenfalls ein α-Kettenpaar besitzen, anstatt der β-Ketten jedoch γ- bzw. δ-Ketten (Tabelle 1.2). Während der Embryonal- und Fetalentwicklung herrschen je nach Entwicklungsstadium die Hb-Typen Gower 1, Gower 2, Portland oder fetales Hb (HbF) vor. Die Strukturgene dieser Globinketten sind in zwei Gruppen von Genloci angeordnet, die Gruppe für die β-,

δ-, γ- und ε-Ketten auf Chromosom 11 und die der α- und ζ-Ketten auf Chromosom 16 (Abb. 1.6). Die eigentliche Umstellung von fetalem zu adultem Hämoglobin findet drei bis sechs Monate nach der Geburt statt. 65% des Hämoglobins wird im Erythroblastenstadium und 35% im Retikulozytenstadium synthetisiert.

Tabelle 1.2 In normalem Erwachsenenblut vorkommende Hämoglobintypen

Hämoglobintyp	HbA	HbF	HbA$_2$
Struktur	$\alpha_2\beta_2$	$\alpha_2\gamma_2$	$\alpha_2\delta_2$
normaler Anteil (%)	96–98	0,5–0,8	1,5–3,2

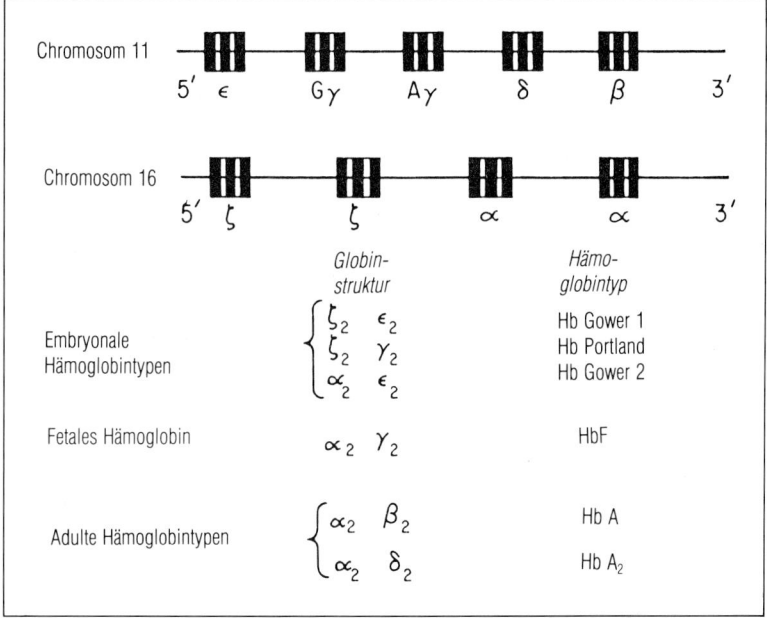

Abb. 1.6 Die Anordnung der Globin-Genloci auf den Chromosomen 11 und 16.
5′ und 3′ bezeichnen die Richtung der Desoxyribose-Zuckerbindung. Die Gene der Globinketten ζ, α, β, γ, δ und ε besitzen als „Extrons" bezeichnete Kodierungssequenzen, die hier als schwarze Balken dargestellt sind. Dazwischengeschaltet sind als „Introns" bezeichnete nichtkodierende Nukleotidsequenzen, hier als offene Balken dargestellt. Die Kombinationen dieser Gene, die die Strukturcodes für die verschiedenen tetrameren Hämoglobinmoleküle liefern, welche in embryonalem, fetalem und adultem Blut angetroffen werden, sind darunter wiedergegeben. Aγ und Gγ bezeichnen zwei unterschiedliche Typen von fetalen Globinketten mit Glycin bzw. Alanin in Position 136

Die Hämsynthese erfolgt weitgehend in den Mitochondrien durch eine Reihe von biochemischen Reaktionsschritten, beginnend mit der Kondensation von Glycin und Succinyl-CoA zu delta-Aminolävulinsäure (δ-ALS) unter Mitwirkung des

Enzyms δ-ALS-Synthetase (Abb. 1.7). Pyridoxalphosphat (Vitamin B_6) fungiert bei dieser Reaktion, welche durch Erythropoetin beschleunigt und durch Häm gehemmt wird, als Coenzym. Am Ende dieser Reaktionskette wird durch die Einführung von Eisen in einen Protoporphyrinring die Hämsynthese vollendet (Abb. 1.8). Jedes Hämmolekül verbindet sich sodann mit einer Globinkette, welche an Ribosomen synthetisiert wurde (Abb. 1.7). Das Hämoglobinmolekül entsteht schließlich durch die Bildung eines Tetramers aus vier Globinketten, jede mit ihrer in einer „Tasche" gelegenen Hämgruppe (Abb. 1.9).

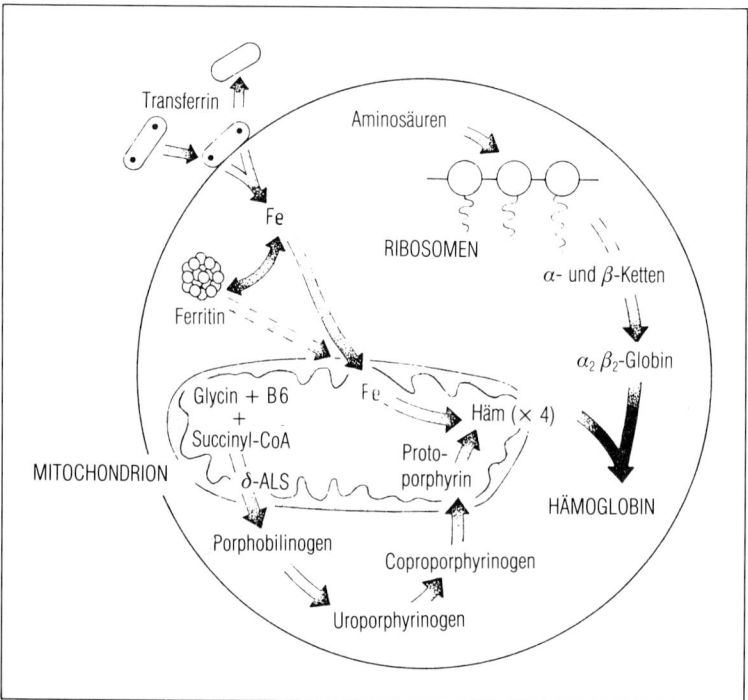

Abb. 1.7 Hämoglobinsynthese im heranreifenden Erythrozyten. Die Mitochondrien sind der wichtigste Ort der Protoporphyrinsynthese, Eisen wird durch zirkulierendes Transferrin bereitgestellt, die Globinketten werden an den Ribosomen synthetisiert. δ-ALS = delta-Aminolävulinsäure

Funktion des Hämoglobins

Die Erythrozyten im arteriellen Schenkel des Blutkreislaufes transportieren Sauerstoff von der Lunge ins Gewebe und kehren im venösen Schenkel zusammen mit Kohlendioxyd in die Lunge zurück. Bei der Aufnahme und Abgabe von O_2 verändern die Globinketten des Hämoglobinmoleküls ihre Lage zueinander (Abb. 1.9). Bei der Sauerstoffabgabe werden die β-Ketten auseinandergezogen, so daß das Stoffwechselprodukt 2,3-Diphosphoglycerat (2,3-DPG) eindringen kann und die O_2-Affinität des Moleküls herabgesetzt wird. Diese intramolekularen Bewegungen

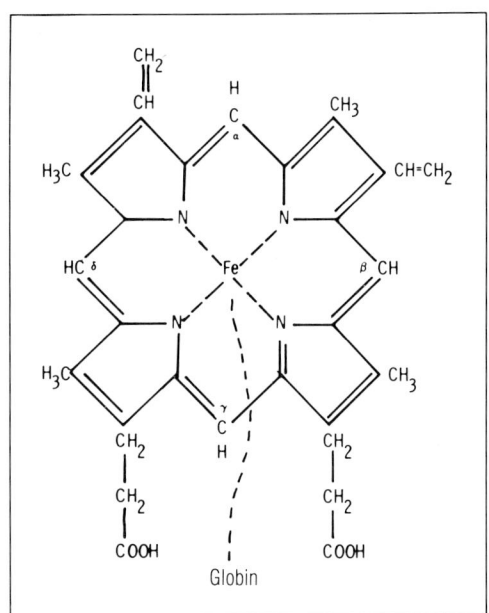

Abb. 1.8 Die Struktur des Häms

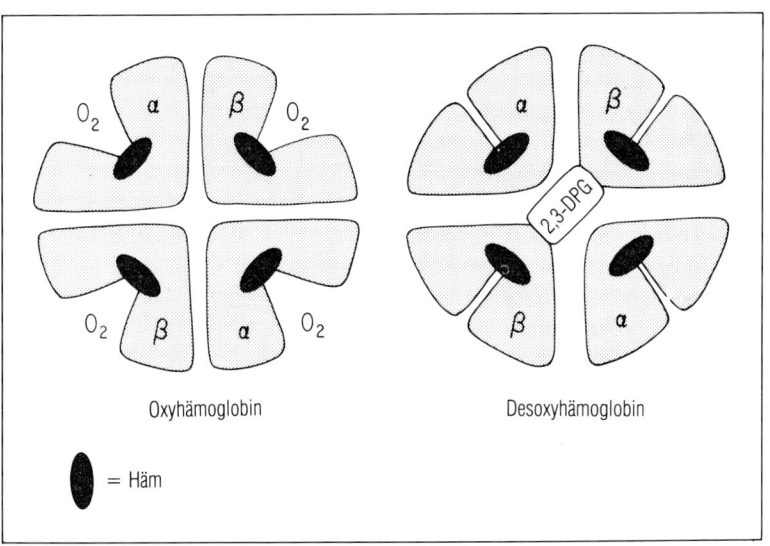

Abb. 1.9 Das oxygenierte und desoxygenierte Hämoglobinmolekül. 2,3-DPG = 2,3-Diphosphoglyce-rat, α und β = Globinketten von normalem adultem Hämoglobin (HbA)

sind für den S-förmigen Verlauf der Sauerstoffbindungskurve des Hämoglobins verantwortlich (Abb. 1.10). Der Wert von P_{50} (d. h. der O_2-Partialdruck, bei dem die Hälfte des Hämoglobins mit O_2 gesättigt ist) beträgt bei normalem Blut 26,6 mmHg. Mit vermehrter O_2-Affinität bewegt sich die Kurve nach links (d. h. der Wert von P_{50} sinkt), wogegen sie sich mit verminderter O_2-Affinität nach rechts verschiebt (d. h. der Wert von P_{50} steigt an).

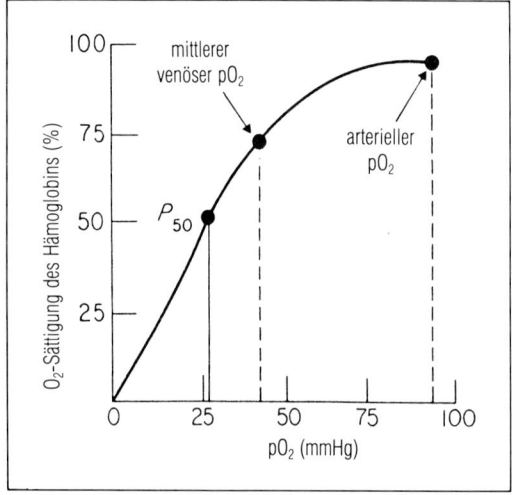

Abb. 1.10 Die Sauerstoffbindungskurve des Hämoglobins; pO_2 = Sauerstoffpartialdruck

Beim gesunden Menschen spielt sich der O_2-Austausch in Sättigungsbereichen zwischen 95% (arterielles Blut) und 70% (venöses Blut) ab. Der mittlere arterielle O_2-Partialdruck beträgt dabei 95 mmHg und der mittlere venöse pO_2 40 mmHg.

Die Lage der Bindungskurve hängt von der Konzentration von 2,3-DPG, H^+-Ionen und CO_2 in den Erythrozyten ab sowie von der Struktur des Hämoglobinmoleküls. Bei hohen Kozentrationen von 2,3-DPG, H^+ oder CO_2 sowie bei bestimmten Hämoglobintypen, z. B. Sichelzell-Hämoglobin (HbS), verschiebt sich die Kurve nach rechts. Fetales Hämoglobin (HbF) – welches 2,3-DPG nicht binden kann – und bestimmte andere seltene atypische Hb-Typen in Verbindung mit bestimmten Formen von Polyglobulie lassen die Kurve dagegen nach links wandern, da sie O_2 weniger bereitwillig abgeben.

Der Erythrozyt

Um das Hämoglobin in engen Kontakt mit dem Gewebe zu bringen und zur Erzielung eines effektiven Gasaustausches muß der Erythrozyt mit seinem Durchmesser von 8 μm in der Lage sein, Kapillaren mit kleinsten Durchmessern von 3,5 μm wiederholt zu passieren, das Hämoglobin in reduziertem Zustand zu erhalten und trotz der hohen Proteinkonzentration im Zellinneren (durch Hämoglobin) das osmotische Gleichgewicht aufrechtzuerhalten. Die Gesamtstrecke, die er bei einer Lebensdauer von ca. 120 Tagen zurücklegt, ist auf 480 km geschätzt worden. Um all diese Aufgaben erfüllen zu können, besitzt er die Form einer flexiblen bikonkaven Scheibe (Abb. 1.11). Über den Weg der anaeroben Glykolyse

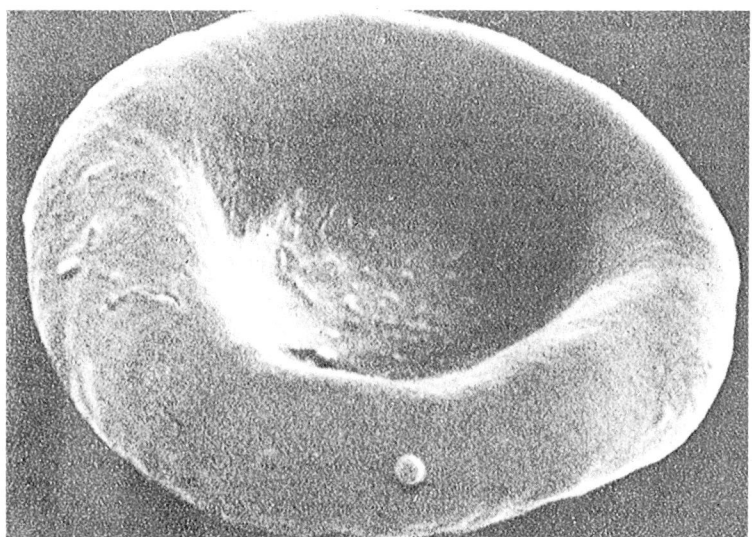

Abb. 1.11   Rasterelektronenmikroskopische Darstellung eines normalen Erythrozyten

(Embden-Meyerhof-Weg, Abb. 1.12) ist der Erythrozyt in der Lage, Energie in Form von ATP zu erzeugen. Die Bereitstellung von Reduktionspotentialen in Form von NADH erfolgt auf demgleichen Wege und in Form von NADPH über den Pentosephosphatzyklus (Abb. 1.14).

Stoffwechsel der Erythrozyten

Die anaerobe Glykolyse (Embden-Meyerhof-Weg)

In dieser biochemischen Reaktionskette wird Glucose zu Lactat metabolisiert (Abb. 1.12). Für jedes verbrauchte Glucosemolekül werden zwei Moleküle ATP und somit zwei energiereiche Phosphatbindungen erzeugt. Mit diesem ATP wird Energie für die Aufrechterhaltung von Volumen, Form und Flexibilität der Erythrozyten geliefert. Der osmotische Druck im Innern der Erythrozyten ist fünfmal höher als der des Plasmas, wodurch es in Verbindung mit der relativ hohen Durchlässigkeit der Erythrozytenmembranen zu kontinuierlichen Na^+- und K^+-Verschiebungen kommt. Daher befinden sich in den Membranen ATPase-Natriumpumpen, die für jedes verbrauchte ATP-Molekül drei Natriumionen aus der Zelle heraus- und zwei Kaliumionen hineinbefördern.

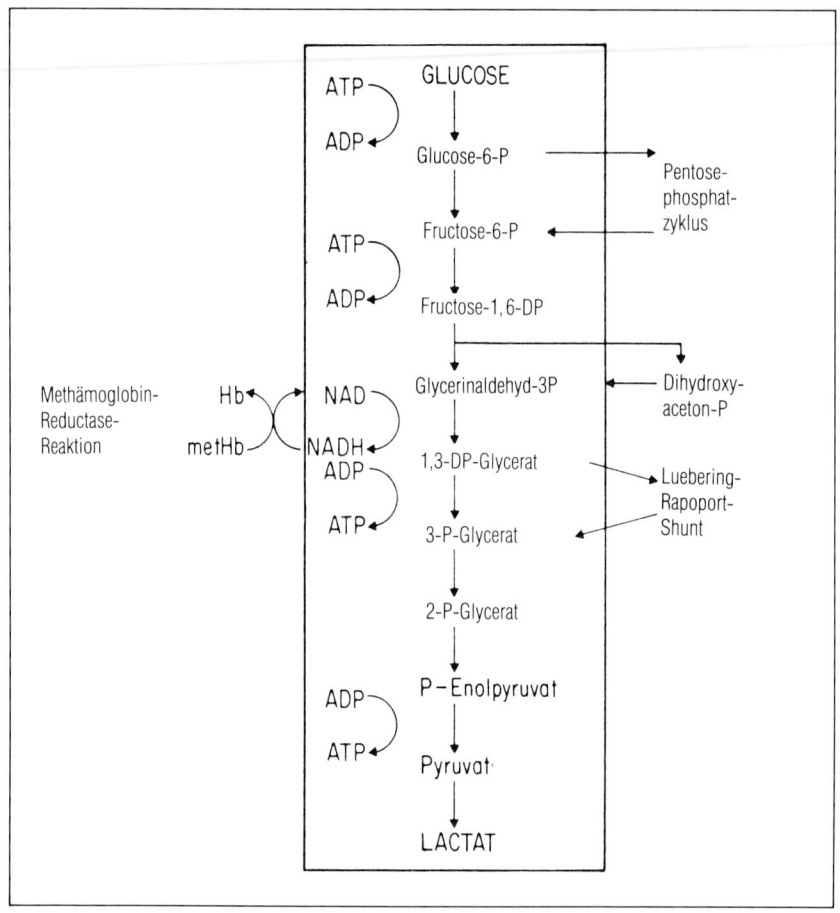

Abb. 1.12 Die anaerobe Glykose (Embden-Meyerhof-Weg)

Das im Verlauf der anaeroben Glykolyse freigesetzte NADH wird von dem Enzym Methämoglobin-Reductase benötigt, um das funktionell inaktive Methämoglobin (oxidiertes Hämoglobin), welches dreiwertiges Eisen ($Fe^{+++}OH$) enthält, wieder in funktionell aktives reduziertes Hämoglobin (mit zweiwertigem Eisen, Fe^{++}) umzuwandeln. Die ungefähr 3% des täglich spontan zu MetHb oxidierten Hämoglobins können auf diese Weise wieder vollständig dem Körper nutzbar gemacht werden. 2,3-DPG, welches über eine Seitenreaktionskette (Luebering-Rapoport-Shunt, Abb. 1.13) ebenfalls aus der anaeroben Glykolyse hervorgeht, bildet zusammen mit Hämoglobin einen Komplex im Verhältnis 1:1 und ist, wie bereits oben erwähnt, bei der Regulation der Sauerstoffaffinität des Hämoglobins von Bedeutung.

14

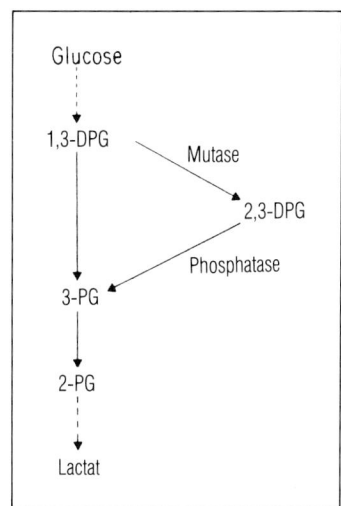

Abb. 1.13 Der Luebering-Rapoport-Shunt, durch den die Konzentration von 2,3-DPG (2,3-Diphosphoglycerat) im Erythrozyten reguliert wird

Der Pentosephosphatzyklus (Hexose-Monophosphat-Shunt)

Ungefähr 5% der Glykolyse erfolgt über diese oxidative Reaktionskette, bei welcher Glucose-6-phosphat in Gluconsäure-6-phosphat umgewandelt wird und weiter in Ribulose-5-phosphat (Abb. 1.14). Das hierbei freiwerdende NADPH verbindet sich mit Glutathion, welches für die Intakthaltung der Sulfhydryl-(SH-)Gruppen innerhalb der Zelle von Bedeutung ist, einschließlich der SH-Gruppen im Hämoglobin und in der Erythrozytenmembran. Daneben wird NADPH auch von einer zweiten Methämoglobin-Reductase benötigt, um das Hämoglobin-Eisen in seinem funktionell aktiven Fe^{++}-Zustand zu erhalten. Bei einer der häufigsten erblichen Erythrozytenanomalien, dem Glucose-6-phosphat-Dehydrogenase-(G-6-PD-)Mangel, unterliegen die Erythrozyten in sehr starkem Ausmaße „oxidativem Streß" (vgl. S. 71).

Membran der Erythrozyten

Diese besteht aus einer bipolaren Lipidschicht, in welche Strukturproteine, kontraktile Proteine sowie zahlreiche Enzyme und Oberflächenantigene eingebettet sind (Abb. 1.15). Ungefähr 50% der Membransubstanz besteht aus Proteinen, 40% aus Fetten und bis zu 10% aus Kohlenhydraten. Die Lipide setzen sich zu 60% aus Phospholipiden, zu 30% aus Neutralfetten und Steroiden (insbesondere Cholesterin) und zu 10% aus Glycolipiden zusammen. Die Phospho- und Glycolipide sind Membranbausteine mit polaren Gruppen an der äußeren und inneren Oberfläche und nichtpolaren Gruppen im Zentrum der Membran. Kohlenhydrate befinden sich nur an der äußeren Oberfläche der Membran, während die Proteine wahrscheinlich entweder außen auf der Membran oder in die Lipid-Doppelschicht eingebettet vorkommen. Eines der Proteine (Spectrin) wird als Strukturelement auf der inneren

15

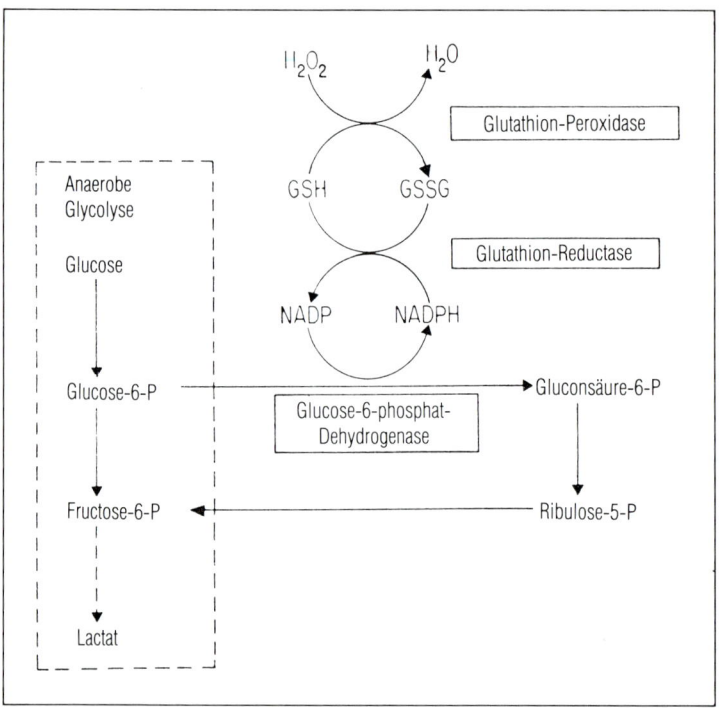

Abb. 1.14 Der Pentosephosphatzyklus (Hexosemonophosphat-Shunt)

Membranoberfläche angesehen, welches zur Aufrechterhaltung der bikonkaven Form dient. Defekte dieses Proteins können zur Erklärung einiger Formanomalien der Erythrozytenmembran herangezogen werden, z. B. bei der hereditären Sphärozytose und Elliptozytose (siehe Kapitel 4). Veränderungen der Lipidzusammensetzung durch angeborene oder erworbene Anomalien des Plasma-Cholesterins oder der Plasma-Phospholipide können ebenfalls mit verschiedenen Membrananomalien assoziiert sein. So ist z. B. der Anstieg von Cholesterin und Phospholipiden im Plasma als eine Ursache für Targetzellen diskutiert worden, wohingegen ein starker isolierter Cholesterinanstieg die Bildung von Akanthozyten zur Folge haben kann (siehe Abb. 1.17 a).

Abbau der Erythrozyten

Dieser findet nach einer mittleren Lebensdauer von 120 Tagen statt, wobei die Erythrozyten extravaskulär durch Makrophagen des retikuloendothelialen Systems (RES) im Knochenmark sowie in Leber und Milz beseitigt werden. Die erythrozytären Stoffwechselleistungen verschlechtern sich allmählich, da verbrauchte Enzyme nicht ersetzt werden, so daß die Zellen schließlich nicht mehr lebensfähig sind. Die genauen Ursachen für den Erythrozytenuntergang liegen jedoch immer noch im

16

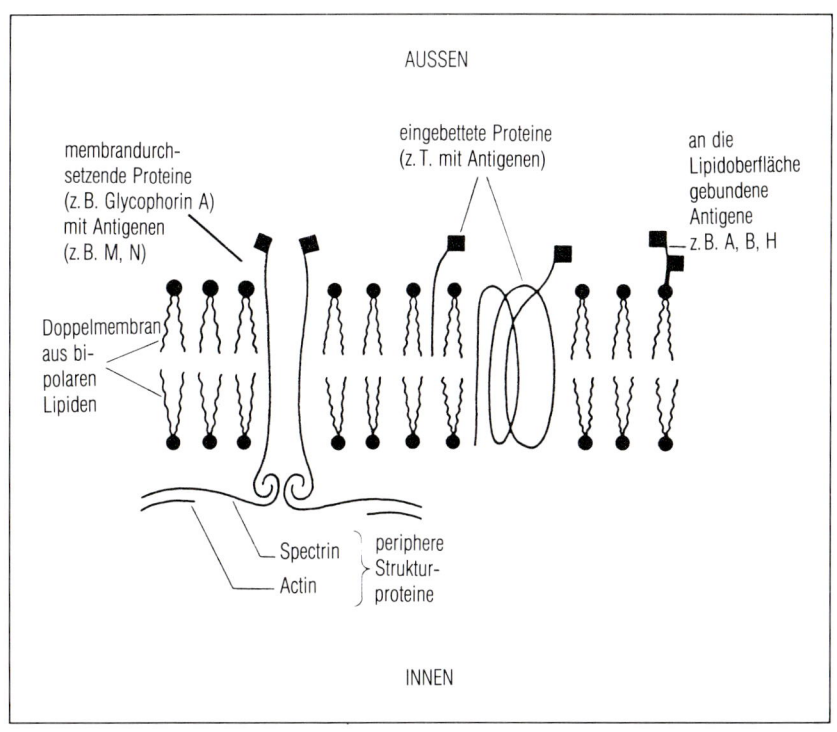

Abb. 1.15 Vereinfachtes Schema der Protein- und Lipidstruktur der Erythrozytenmembranen

Dunkeln. Beim Abbau der Erythrozyten wird Eisen freigesetzt, welches über Plasma-Transferrin wieder den Erythroblasten des Knochenmarkes verfügbar gemacht wird, sowie Protoporphyrin, welches zu Bilirubin abgebaut wird. Dieses gelangt über den Blutkreislauf in die Leber, wo es mit Glucuronsäure konjugiert wird, sodann über die Galle in den Darm, wo es sich zu Stercobilinogen und Stercobilin umwandelt und wird schließlich im Stuhl ausgeschieden (Abb. 1.16). Stercobilinogen und Stercobilin werden teilweise rückresorbiert und im Urin als Urobilinogen und Urobilin ausgeschieden. Ein kleiner Anteil von Protoporphyrin wandelt sich zu Kohlenmonoxyd (CO) um und wird über die Lunge abgeatmet. Die Globinketten werden zu Aminosäuren aufgespalten und können so für die allgemeine Proteinsynthese im Körper wiederverwendet werden. Die intravaskuläre Hämolyse (Erythrozytenabbau innerhalb der Blutgefäße) spielt beim normalen Erythrozytenuntergang kaum eine oder gar keine Rolle.

Anämie

Von einer Anämie spricht man normalerweise bei Hämoglobinkonzentrationen im Blut, die bei erwachsenen Männern unter 13,5 g/dl und bei erwachsenen Frauen unter 11,5 g/dl liegen. Manche Autoren bezeichnen allerdings 14,0 g/dl bzw. 12,0 g/

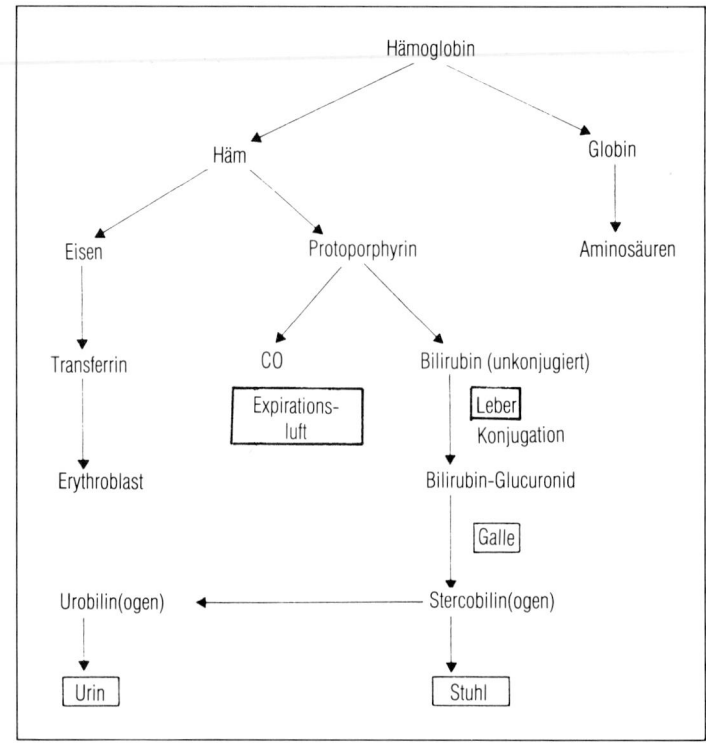

Abb. 1.16 Der physiologische Erythrozytenabbau. Dieser findet extravaskulär in den Makrophagen des retikuloendothelialen Systems (RES) statt

dl als die jeweiligen unteren Normgrenzen beim Erwachsenen. Im Alter zwischen drei Monaten und der Pubertät zeigen Werte unter 11,0 g/dl eine Anämie an. Da Neugeborene über einen hohen Hämoglobinspiegel verfügen, werden bei der Geburt 15,0 g/dl als Untergrenze angesehen (Tabelle 1.3). Ein Abfall der Hämoglobinkonzentration wird gewöhnlich von einer Verminderung der Erythrozytenzahl und des Hämatokrits begleitet; bei Patienten mit subnormalen Hämoglobinspiegeln

Tabelle 1.3 Normalwerte der Erythrozyten beim Erwachsenen

	männlich	weiblich
Hämoglobin (Hb)* (g/dl)	13,5–17,5	11,5–15,5
Hämatokrit (Ht) (%)	40–52	36–48
Erythrozytenzahl (× 10^{12}/l)	4,5–6,5	3,9–5,6
Mittl. Zellhämoglobin (MCH) (pg)	27–34	
Mittl. Zellvolumen (MCV) (fl)	80–95	
Mittl. Zell-Hb-Konzentration (MCHC) (g/dl)	30–35	

* Kinder: Neugeborene   Hb 15,0–21,0 g/dl
　　　　3 Monate   Hb 9,5–12,5 g/dl
　　　　1 Jahr bis Pubertät   Hb 11,0–13,5 g/dl

(und daher definitionsgemäß mit einer Anämie) können diese Werte jedoch noch im Normbereich liegen. Veränderungen des gesamten zirkulierenden Plasmavolumens sowie der Gesamtmasse des zirkulierenden Hämoglobins sind für das Vorliegen einer Anämie entscheidend. Eine Reduktion des Plasmavolumens (wie etwa bei Dehydratation) kann eine Anämie maskieren; ein Anstieg des Plasmavolumens (wie z. B. bei Splenomegalie) kann dagegen eine Anämie vortäuschen, selbst wenn die Gesamtmasse von zirkulierenden Erythrozyten und Hämoglobin im Normbereich liegt.

Nach akuten schweren Blutverlusten treten die Zeichen einer Anämie aufgrund der Verringerung des gesamten Blutvolumens nicht sofort auf. Viemehr dauert es bis zu einem Tag, bevor das verlorengegangene Plasmavolumen ersetzt ist und das Ausmaß der Anämie voll in Erscheinung tritt. Für die Regeneration der Hämoglobinmasse wird ein wesentlich längerer Zeitraum benötigt. Das klinische Bild nach größeren Blutverlusten wird daher anfänglich eher von der Hypovolämie bestimmt als von der Anämie.

Klinisches Bild

Schwere Anämien können manchmal völlig asymptomatisch verlaufen, während Patienten mit einer leichten Anämie unter Umständen gesundheitlich ernsthaft beeinträchtigt sind. Die Ausprägung der klinischen Zeichen hängt im wesentlichen von folgenden vier Faktoren ab: 1. der Geschwindigkeit des Eintretens der Anämie, 2. dem Ausmaß der Anämie, 3. dem Alter des Patienten und 4. der Sauerstoffbindungskurve des Hämoglobins.

1. Bei schnell fortschreitendem Verlauf verursacht eine Anämie mehr Symptome als bei schleichendem Verlauf, da für Anpassungsvorgänge sowohl im Herz-Kreislauf-System als auch hinsichtlich der Sauerstoffbindungskurve des Hämoglobins weniger Zeit zur Verfügung steht.
2. Leichte Formen von Anämie rufen oft überhaupt keine Symptome hervor. Im allgemeinen stellen sich diese jedoch ein, wenn die Hämoglobinkonzentration unter 9–10 g/dl absinkt. Selbst schwere Anämien (mit Hämoglobinkonzentrationen um 6 g/dl) können jedoch mit einer bemerkenswert leichten Symptomatik einhergehen, wenn es sich um einen jungen ansonsten gesunden Menschen handelt und der Verlauf der Anämie schleichend ist.
3. Ältere Menschen tolerieren eine Anämie weniger gut als junge, da sich bei eingeschränkter kardiovaskulärer Kompensationsfähigkeit (Vergrößerung des Herzzeitvolumens durch erhöhtes Schlagvolumen und höhere Schlagfrequenz) der Sauerstoffmangel folgenschwerer auf den Organismus auswirkt.
4. Im allgemeinen gehen Anämien mit einem Anstieg von 2,3-DPG in den Erythrozyten und einer Verschiebung der O_2-Bindungskurve nach rechts einher, so daß die Abgabe von Sauerstoff ins Gewebe leichter vonstatten geht. Dieser Anpassungsvorgang ist bei einigen Anämieformen besonders ausgeprägt, bei denen entweder der Erythrozytenstoffwechsel unmittelbar gestört ist, z. B. bei der Anämie durch Pyruvat-Kinase-Mangel (welcher zu einem Anstieg der 2,3-DPG-Konzentration in den Erythrozyten führt) oder bei denen ein Hämoglobintyp mit geringer O_2-Affinität vorliegt (z. B. HbS bei Sicherzellanämie).

Subjektive Beschwerden: Falls die Patienten überhaupt Beschwerden haben, handelt es sich gewöhnlich um Kurzatmigkeit (insbesondere bei Belastung), Schwäche, Schläfrigkeit, Herzklopfen und Kopfschmerzen. Ältere Personen können Symptome einer Herzinsuffizienz, Angina pectoris, Claudicatio intermittens oder von Verwirrtheit aufweisen. Sehstörungen durch Netzhautblutungen zählen zu den Komplikationen sehr schwerer Anämien, insbesondere bei akutem Verlauf.

Symptome: Diese können in allgemeine und spezifische Symptome unterteilt werden. Zu den allgemeinen Anämiezeichen zählt die Blässe der Schleimhäute, welche bei Absinken des Hämoglobinspiegels unter 9–10 g/dl auftritt. Hautblässe dagegen ist kein sicheres Anämiezeichen, da die Hautfarbe stärker durch die Hautdurchblutung beeinflußt wird als durch den Hämoglobinspiegel des Blutes. Ferner werden bei Anämie Zeichen einer hyperdynamen Blutzirkulation beobachtet wie z. B. Tachykardie, hohe Blutdruckamplituden, Kardiomegalie und systolische Geräusche – meistens über der Herzspitze. Besonders bei älteren Patienten können Stauungszeichen durch Herzinsuffizienz auftreten. Netzhautblutungen sind selten. Spezifische Anämiezeichen stehen in Verbindung mit besonderen Anämien, z. B. Koilonychie (Hohl- oder Löffelnägel) bei Eisenmangelanämie, Ikterus bei hämolytischen oder megaloblastären Anämien, Unterschenkelulzera bei Sichelzellanämie und anderen hämolytischen Anämien sowie Knochendeformitäten bei Thalassaemia major und anderen schweren angeborenen hämolytischen Anämien.

Einteilung der Anämien und Laborbefunde

Erythrozytenindices (MCV, MCH, MCHC)

Obwohl die Einteilung der Anämien nach ihren Ursachen – z. B. verminderte Erythrozytenneubildung oder übermäßiger Verlust bzw. Untergang von Erythrozyten – immer noch üblich ist, orientiert sich die brauchbarste Klassifizierung an den Erythrozytenindices. Diese beruhen auf Parametern der Erythrozytengröße sowie ihres Hämoglobingehaltes und lassen sich heute durch moderne elektronische Vorrichtungen leicht ermitteln (Tabelle 1.4). Die Einteilung der Anämien nach diesen Kriterien besitzt folgende zwei Vorteile:

1. Die Art der Anämie (je nach Größe der Erythrozyten und ihrem Hämoglobingehalt) erlaubt Rückschlüsse auf den zugrundeliegenden Defekt, wodurch bereits weiterführende Untersuchungen indiziert sind, die zur Bestätigung der jeweiligen Verdachtsdiagnose erforderlich sind.
2. Pathologische Erythrozytenindices weisen oft bereits auf bestimmte Grundkrankheiten hin, bevor sich eine Anämie nach der oben gegebenen Definition entwickelt hat, z. B. eine Makrozytose (Vergrößerung der Erythrozyten) im Frühstadium eines B_{12}- oder Folsäuremangels. Indices außerhalb der Normgrenzen können ferner Anzeichen einer schweren Erkrankung sein, welche sich nicht notwendigerweise mit einer Anämie manifestiert, z. B. bei einigen Fällen von Thalassaemia minor mit sehr kleinen (mikrozytären) Erythrozyten, bei denen die Hämoglobinkonzentration im Blut wegen der erhöhten Erythrozytenzahl normal bleibt.

Tabelle 1.4 Einteilung der Anämien aufgrund von Erythrozytenindices

Mikrozytär, hypochrom	MCV, MCH verringert (MCV < 80 fl) (MCH < 27 pg) z. B. Eisenmangelanämie und Thalassämie (siehe Kapitel 2 und 4).
Normozytär, normochrom	(MCV 80–95 fl) (MCH 27–34 pg) z. B. nach akuten Hämorrhagien, bei vielen hämolytischen und sekundären Anämien sowie Knochenmarkinsuffizienz (siehe Kapitel 2 und 4).
Makrozytär	MCV erhöht (> 95 fl) z. B. megaloblastäre Anämien (siehe Kapitel 3).

In zwei häufigen physiologischen Situationen kann das mittlere Erythrozytenvolumen (MCV) außerhalb der Normgrenzen des Erwachsenen liegen: Neugeborene weisen einige Wochen lang ein erhöhtes MCV auf. Beim Kleinkind sinkt es dann auf niedrige Werte ab (z. B. auf 70 fl im Alter von einem Jahr), um dann während der Kindheit langsam den Normbereich der Erwachsenen zu erreichen. Daneben ist auch während einer normalen Schwangerschaft ein leichter MCV-Anstieg zu verzeichnen, selbst wenn keine andere Ursache für eine Makrozytose wie z. B. Folsäuremangel vorliegt.

Andere wichtige Laborbefunde bei Anämie

Obwohl die Erythrozytenindices bereits wichtige Hinweise auf die Art der Anämie liefern, können aus der ersten Blutprobe weitere brauchbare Informationen gewonnen werden.

Leukozyten- und Thrombozytenzahl. Die Bestimmung dieser Werte kann zur Unterscheidung einer „reinen" Anämie von einer „Panzytopenie" (einer zahlenmäßigen Verminderung von Erythrozyten, Granulozyten und Thrombozyten) herangezogen werden. Letztere weist auf einen ausgedehnten Knochenmarkdefekt hin, z. B. auf eine Knochenmarkhypoplasie, Infiltrationen oder allgemeinen Zelluntergang (wie z. B. bei Hypersplenismus). Bei hämolyse- oder blutungsbedingten Anämien ist die Zahl der neutrophilen Granulozyten und der Thrombozyten oft erhöht, doch auch Infektionen und Leukämien manifestieren sich häufig durch hohe Leukozytenzahlen, eventuell in Verbindung mit qualitativen Leukozytenanomalien.

Retikulozytenzahl. (Normalwerte: 0,5–2,0%; absoluter Wert: $25–75 \times 10^9/l$). Diese Werte sollten um so höher ansteigen je stärker ausgeprägt die Anämie ist, insbesondere, wenn genügend Zeit für einen Proliferationsreiz der erythrozytären Reihe im Knochenmark vorhanden war, wie z. B. bei chronischer Hämolyse. Nach einer schwereren akuten Hämorrhagie tritt eine solche erythropoetische Antwort erst nach sechs Stunden ein. Ein Anstieg der Retikulozytenzahl ist nach zwei bis drei Tagen zu beobachten; sie erreicht nach sechs bis zehn Tagen ihr Maximum und bleibt bis zum Erreichen eines normalen Hämoglobinspiegels erhöht, vorausgesetzt, daß kein Eisenmangel oder eine andere zusätzliche Ursache für eine Anämie besteht. Das Ausbleiben der Retikulozytose bei einem anämischen Patienten weist auf eine Beeinträchtigung der Knochenmarkfunktion oder auf eine mangelhafte Stimulierung der Erythropoese durch Erythropoetin hin (Tabelle 1.5).

Tabelle 1.5 Faktoren, die zur Beeinträchtigung der normalen Retikulozytenantwort bei Anämien führen können

1. Erkrankungen des Knochenmarkes, z. B. Aplasie, Infiltrationen
2. Eisen-, Vitamin-B_{12}-, Folsäuremangel
3. Erythropoetinmangel, z. B. bei Nierenerkrankungen
4. Verminderter Sauerstoffverbrauch im Gewebe, z. B. bei Myxödem, Proteinmangel
5. Ineffektive Erythropoese, z. B. Thalassaemia major, megaloblastäre Anämien
6. Chronische Entzündungen oder maligne Krankheiten

Blutausstrich. Es ist sehr wichtig, in allen Fällen von Anämie eine Untersuchung des Blutausstriches vorzunehmen. Morphologische Erythrozytenanomalien (Abb. 1.17a) oder Erythrozyteneinschlüsse (Abb. 1.17b) können zur Diagnose bestimmter Krankheiten führen. Wenn Ursachen sowohl für eine Mikrozytose als auch für eine Makrozytose vorhanden sind, z. B. bei kombiniertem Eisen- und Folsäure- bzw. Vitamin-B_{12}-Mangel, können die Erythrozytenindices im Normbereich liegen,

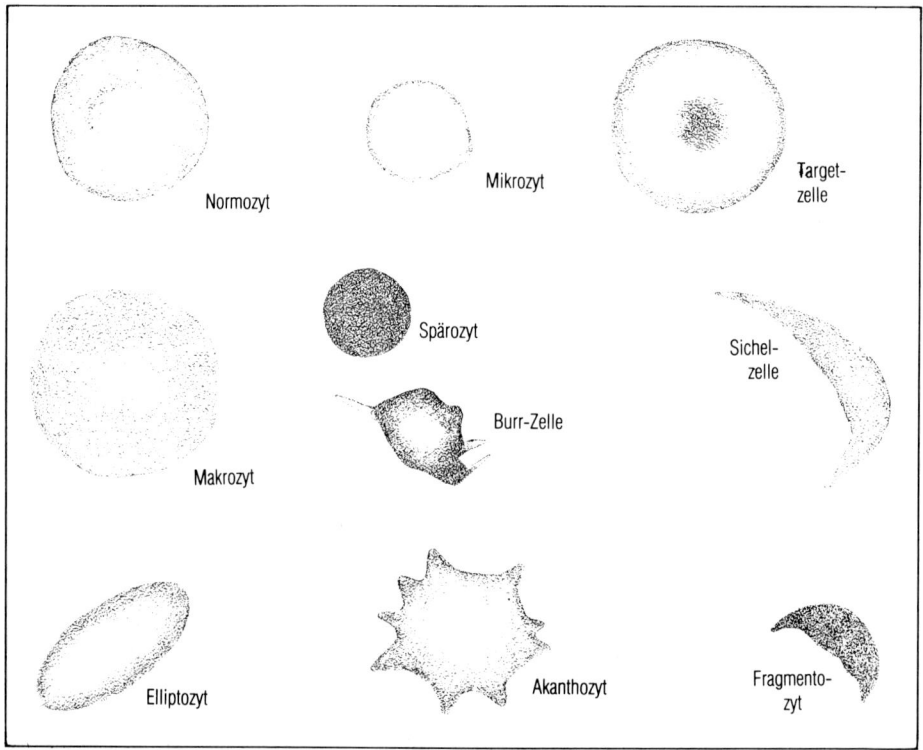

Abb. 1.17a Einige der häufigeren Variationen von Größe (Anisozytose) und Form (Poikilozytose) der Erythrozyten, welche bei verschiedenen Anämieformen auftreten

22

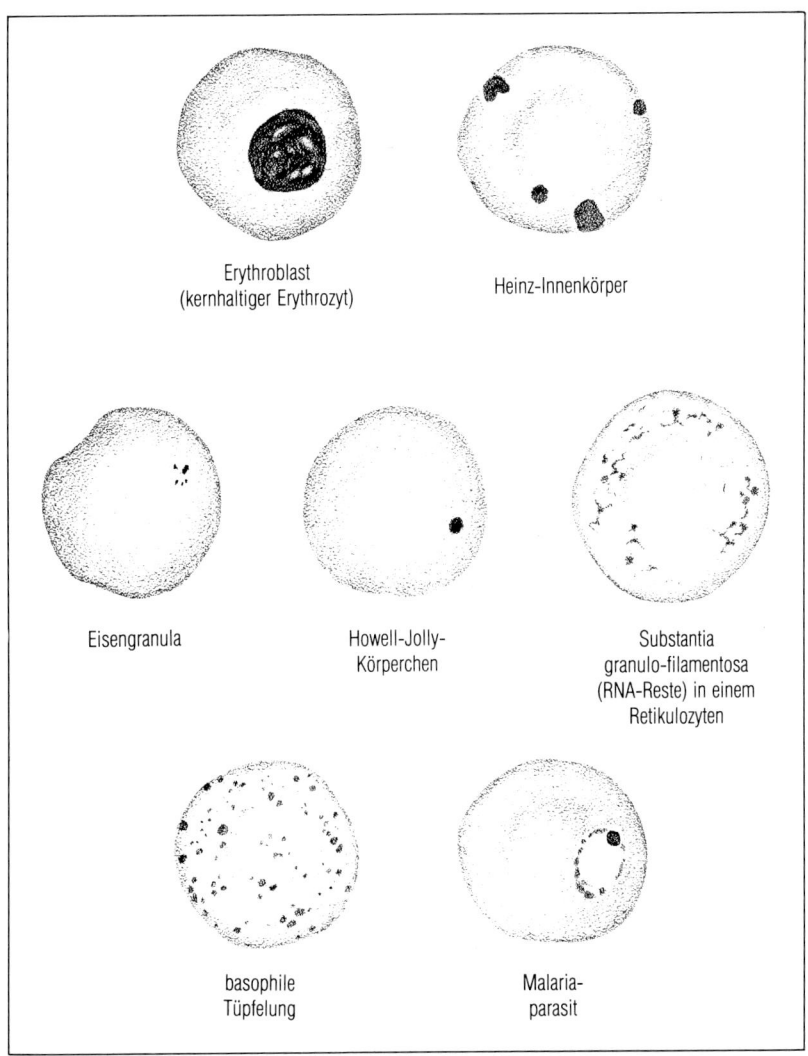

Erythroblast
(kernhaltiger Erythrozyt)

Heinz-Innenkörper

Eisengranula

Howell-Jolly-
Körperchen

Substantia
granulo-filamentosa
(RNA-Reste) in einem
Retikulozyten

basophile
Tüpfelung

Malaria-
parasit

Abb. 1.17b Erythrozyteneinschlüsse, wie sie unter verschiedenen Bedingungen im peripheren Blutausstrich zu beobachten sind. Retikulozytäre RNA und Heinz-Innenkörper lassen sich nur durch
Supravitalfärbung darstellen, z. B. mit Brillantkresylblau. Heinz-Innenkörper bestehen aus oxydiertem
denaturiertem Hämoglobin. Eisengranula in Siderozyten enthalten nicht-Häm-Eisen. Howell-Jolly-
Körperchen sind DNA-Reste. Basophile Tüpfelung entsteht durch denaturierte RNA

während der Blutausstrich ein „dimorphes" Erscheinungsbild liefert (d. h. eine
Doppelpopulation von großen hyperchromen Zellen und kleinen hypochromen
Zellen). Bei der Untersuchung des Blutausstriches kann ferner ein Differentialblutbild der Leukozyten ausgezählt, die Anzahl und Morphologie der Thrombozyten
beurteilt und eventuell das Auftreten von pathologischen Zellen (z. B. von Erythroblasten, granulozytären Vorstufen oder Plasmazellen) registriert werden.

Untersuchung des Knochenmarkes. Diese kann durch Aspiration oder durch eine Stanzbiopsie vorgenommen werden (Abb. 1.18).

Mit dem durch *Aspiration* gewonnenen Knochenmarkmaterial läßt sich ein Ausstrich anfertigen, in dem Einzelheiten der heranreifenden Zellen untersucht werden können (z.B. Erythroblasten und Megaloblasten). Ferner kann hierbei das Zahlenverhältnis der unterschiedlichen Zellreihen zueinander festgestellt werden (z.B. das Verhältnis myelopoetische Zellreihe zu erythropoetischer Zellreihe) sowie die Anwesenheit nichtmedullärer Zellen (z.B. Karzinommetastasen). Wenn bei der Aspiration einige Markbröckel gewonnen werden, ist auch eine Beurteilung des Zellverbands innerhalb des Knochenmarkes möglich. Die Knochenmarkausstriche werden normalerweise nach Pappenheim angefärbt. Zusätzlich sollte routinemäßig eine Eisenfärbung durchgeführt werden, so daß der Eisengehalt der retikuloendothelialen Speichermakrophagen sowie in Form von feinen Eiseneinschlüssen (Eisengranula) in den heranreifenden Erythroblasten (Sideroblasten) beurteilt werden kann.

Bei einigen Fällen von Anämie ist die Durchführung einer Knochenmarkaspiration nicht erfoderlich, z.B. in klaren Fällen von Eisenmangelanämie. Hier können einfachere weiterführende Untersuchungen die mit Hilfe des peripheren Blutbildes gestellte Verdachtsdiagnose bestätigen. In vielen anderen Fällen von Anämie, sowohl im Rahmen von hämatologischen als auch von systemischen Krankheiten, stellt die Knochenmarkaspiration jedoch ein wertvolles diagnostisches Mittel dar.

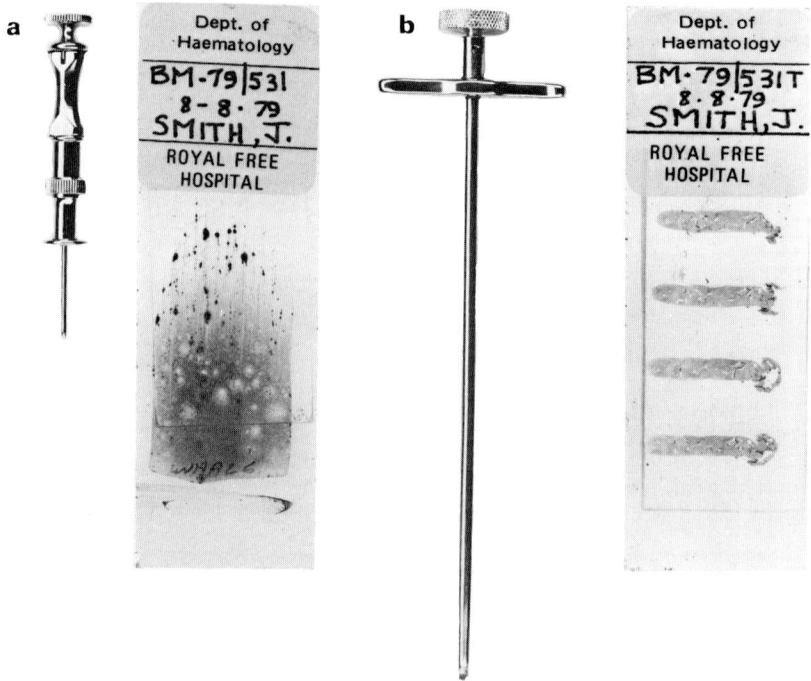

Abb. 1.18 Links: Salah-Nadel zur Knochenmarkaspiration und ein Ausstrichpräparat von aspiriertem Knochenmark. Rechts: Jamshidi-Nadel zur Knochenmarkstanzbiopsie sowie ein histologisches Präparat der aufbereiteten Stanze

Unter bestimmten Umständen kann das gewonnene Zellmaterial auch für eingehendere Spezialuntersuchungen herangezogen werden (Tabelle 1.6).

Stanzbiopsie. Hierbei wird eine Knochenstanze einschließlich Knochenmark gewonnen und nach Fixierung in Formalin, Entkalkung und Anfertigung von Schnitten histologisch untersucht. Seit der Einführung einfacher zuverlässiger Stanzbestecke (z. B. Jamshidi-Nadel) werden Stanzbiopsien mit zunehmender Häufigkeit durchgeführt. Sie sind weniger brauchbar als die Knochenmarkaspiration, wenn es darum geht, einzelne Zellen im Detail zu untersuchen (z. B. zur Diagnose einer megaloblastären Anämie oder einer akuten Leukämie). Sie liefern jedoch ein umfassendes Bild des Knochenmarkes, mit dessen Hilfe die Markarchitektur, der Zellverband und das Vorhandensein pathologischer Infiltrate zuverlässig zu beurteilen ist.

Tabelle 1.6 Vergleich zwischen Knochenmarkaspiration und Stanzbiopsie

	Aspiration	Stanzbiopsie
Ort	Hinterer Beckenkamm (im 1. Lebensjahr: Tibia)	Hinterer Beckenkamm
Färbungen	Pappenheim, Berliner Blau (zur Eisenfärbung)	Hämatoxylin-Eosin
Ergebnis verfügbar nach	1–2 Stunden	1–7 Tagen (je nach Entkalkungsmethode)
Hauptindikationen	Anämie, Panzytopenie. Verdacht auf Leukämie, Plasmozytom, Neutropenie, Thrombozytopenie, Polyzythämie etc.	Zusätzlich bei: Verdacht auf Osteomyelofibrose und andere myeloproliferative Erkrankungen, Panmyelopathie, malignen Lymphomen, Karzinommetastasen, Fällen von Splenomegalie oder unklarem Fieber. In jedem Falle einer Punctio sicca.
Spezialuntersuchungen	Chromosomenanalyse, mikrobiologische Kulturen, biochemische Analysen, immunologische und zytochemische Marker.	

Quantitative Aspekte der Erythropoese

Der Wirkungsgrad der Erythropoese ist unvollkommen, da ungefähr 10–15% der Blutbildung ineffektiv vonstatten geht; d. h. die heranreifenden Erythroblasten sterben noch innerhalb des Knochenmarkes ab und werden einschließlich ihres Hämoglobins von den Markmakrophagen phagozytiert. Diese ineffektive Erythropoese oder „intramedulläre Hämolyse" ist bei einer Anzahl von chronischen Anämien wesentlich verstärkt. Die wichtigsten Beispiele sind megaloblastäre Anämien, Myelofibrose und Thalassaemia major. Es lassen sich Untersuchungen mit radioaktivem Eisen (^{59}Fe) in Verbindung mit Retikulozytenauszählung und Knochenmarkuntersuchungen durchführen, um das Ausmaß von effektiver und ineffektiver Erythropoese zu bestimmen. Indirektes Bilirubin (unkonjugiertes

Bilirubin aus dem Abbau von Hämoglobin) und Lactat-Dehydrogenase (LDH, aus untergegangenen Zellen) weisen bei vermehrter ineffektiver Erythropoese im allgemeinen erhöhte Serumkonzentrationen auf.

Es gibt eine Reihe von Untersuchungsverfahren zur Beurteilung der Gesamterythropoese, des Ausmaßes der effektiven Erythropoese mit Bildung von zirkulierenden Erythrozyten und der Lebensdauer der zirkulierenden Erythrozyten.

Untersuchungen der Gesamterythropoese

1. *Zellulärer Aufbau des Knochenmarkes und das Zahlenverhältnis Myelopoese: Erythropoese* (d. h. das Zahlenverhältnis zwischen granulozytären und erythrozytären Vorläuferzellen im Knochenmark; normal: 2,5:1 bis 12:1). Der Wert dieses Quotienten fällt bei selektiv erhöhter Gesamterythropoese ab.

2. *Umsatz von Plasma-Eisen.* Die Beurteilung des Ausmaßes der Erythropoese geschieht erstens durch Messung der Clearancerate von ^{59}Fe-markiertem Transferrin aus dem Plasma (Abb. 1.19a) und zweitens durch Berechnung des Plasma-Eisenumsatzes aus dem Clearancewert und dem Eisenspiegel des Plasmas. Da normalerweise der größte Anteil des Eisens, welcher das Plasma verläßt, von Erythroblasten und Retikulozyten aufgenommen wird, steht der Eisenumsatz in direktem Verhältnis zur Gesamtmasse des (effektiven und ineffektiven) erythropoetischen Gewebes. So läßt beispielsweise ein um das Dreifache erhöhter Plasma-Eisen-Umsatz auf eine dreifach erhöhte Erythropoese schließen. Niedrige Werte sind dagegen ein Anzeichen für eine Hypoplasie des erythropoetischen Gewebes.

3. *Kohlenmonoxydausscheidung* (wird nur zu speziellen Forschungszwecken durchgeführt).

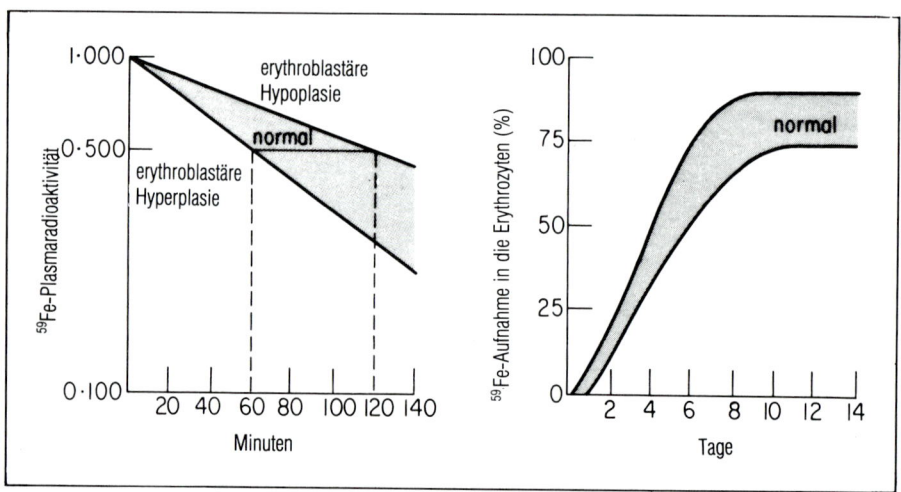

Abb. 1.19a Ferrokinetische Studie mit ^{59}Fe. Links: Anfängliche ^{59}Fe-Plasmaclearance. Diese erfolgt schnell mit einer normalen Halbwertzeit von 60–140 Minuten. Bei erythroblastärer Hypoplasie ist die Clearance verzögert, bei erythroblastärer Hyperplasie beschleunigt. Rechts: Verwertung bzw. Aufnahme von ^{59}Fe in die Erythrozyten. Beim Gesunden steigt sie nach 24 Stunden stetig an, um am 10. bis 14. Tag ein Maximum von 70–80% zu erreichen

26

Untersuchungen der effektiven Erythropoese

1. *Retikulozytenzahl.* Diese ist bei effektiver Erythropoese in gleichem Verhältnis wie das Ausmaß der Anämie erhöht. Sie ist jedoch erniedrigt bei ineffektiver Erythropoese oder bei Vorliegen eines pathologischen Geschehens, welches die physiologische reaktive Knochenmarkproliferation beeinträchtigt (Tabelle 1.5).

2. *Aufnahme von ^{59}Fe in zirkulierende Erythrozyten.* Das von Hämoglobin aufgenommene radioaktive Eisen, welches einen Tag nach Verabreichung wieder im Blutkreislauf erscheint, ist ein Maß für die effektive Erythropoese. Dieses Eisen wurde von Erythroblasten aufgenommen und an ihr Hämoglobin gebunden. Normalerweise werden 70–80% des injizierten ^{59}Fe auf diese Weise verwertet und erscheinen innerhalb von zehn Tagen wieder im peripheren Blut (Abb. 1.19a).

Die medullären und extramedullären Blutbildungsstätten werden durch Radioaktivitätsmessungen über dem Sacrum, der Leber, der Milz und dem Herzen lokalisiert (Abb. 1.19b).

Ineffektive Erythropoese. Sie kommt durch den Untergang kernhaltiger erythropoetischer Vorläuferzellen im Knochenmark zustande und ist besonders ausgeprägt bei megaloblastären Anämien, Thalassaemia major und Osteomyelofibrose. Sie ist charakterisiert durch erhöhte Bilirubinproduktion, zellreiches Knochenmark bei niedriger Retikulozytenzahl, erhöhte Serum-LDH und Hydroxybutyrat-Dehydrogenase, durch hohe Clearancewerte für injiziertes ^{59}Fe sowie durch geringe Aufnahme von ^{59}Fe in zirkulierende Erythrozyten.

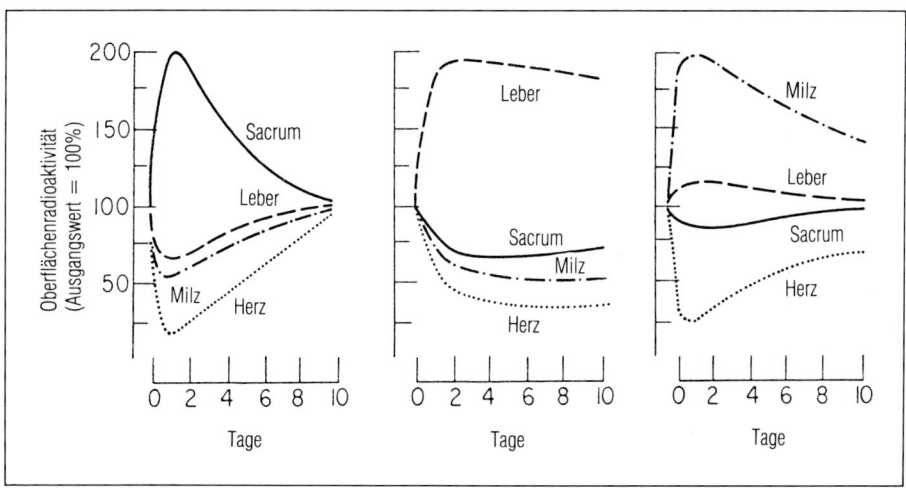

Abb. 1.19b Ferrokinetische Studie mit ^{59}Fe; Verlauf der gemessenen Oberflächenradioaktivität. Links: normal. Mitte: bei Panmyelopathie (beachte die fehlende Anreicherung im Knochenmark des Sakrums). Rechts: bei Osteomyelofibrose (typischer Verlauf bei extramedullärer Erythropoese in Leber und Milz)

Lebensdauer der Erythrozyten

Diese wird durch Messung der Überlebenszeit von ^{51}Cr-markierten Erythrozyten bestimmt. Eine Blutprobe des zu untersuchenden Patienten wird dazu mit ^{51}Cr inkubiert, welches sich dabei fest an das Hämoglobin bindet. Anschließend werden die markierten Zellen in den Blutkreislauf reinjiziert. Die allmähliche Elimination von ^{51}Cr aus dem Blut wird während der darauffolgenden drei Wochen regelmäßig gemessen. Die Orte des Erythrozytenabbaus können durch Messung der Oberflächenradioaktivität über Milz, Leber und Herz (letzteres als Maß für die Blutradioaktivität) lokalisiert werden. Typische Befunde bei hämolytischer Anämie werden in Abb. 4.1 wiedergegeben. Abb. 1.20 zeigt schematisch die typischen Veränderungen der medullären Erythropoese und der zirkulierenden Erythrozytenmasse bei einigen verschiedenen Arten von Anämie.

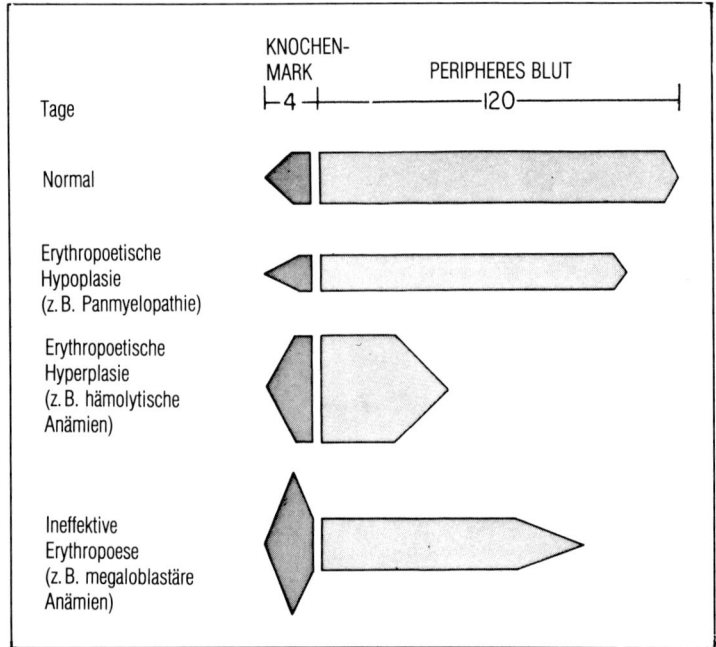

Abb. 1.20   Relative Anteile von medullärer Erythroblastenradioaktivität, zirkulierender Erythrozytenmasse und Lebensdauer der Erythrozyten beim Gesunden und bei drei Arten von Anämie

Ausgewählte Literatur

Begemann H. (1982) Praktische Hämatologie, 8. Auflage. Georg Thieme Verlag, Stuttgart, New York.

Brown E. B. (ed.) (1979, 1981, 1983) Progress in Hematology, XI, XII, XIII. Grune and Stratton, New York.

Clinics in Haematology (1981) vol. 10.3, Haematology in Tropical Areas. Ed. L. Luzzatto. W. B. Saunders, Philadelphia.

Dacie J. V. & Lewis S. M. (1984) Practical Haematology, 6th edition. Churchill Livingstone, Edinburgh.

Fairbanks V. F. (ed.) (1983) Current Hematology, vol. 2. Wiley Medical, New York.

Hann I. M., Rankin A., Lake B. D. & Pritchard J. (1983) Colour Atlas of Paediatric Haematology and Oncology. Oxford Medical Publications, Oxford.

Hardisty R. M. & Weatherall D. J. (eds.) (1982) Blood and Its Disorders, 2nd edition. Blackwell Scientific Publications, Oxford.

Harris J. W. & Kellermeyer R. W. (1970) The Red Cell. Harvard University Press, Cambridge, Mass.

Hayhoe F. G. T. & Flemans R. J. (1982) Haematological Cytology, 2nd edition. Wolfe Medical, London.

Hoffbrand A. V. (ed.) (1981) Recent Advances in Haematology 3. Churchill Livingstone, Edinburgh.

Hoffbrand A. V. & Lewis S. M. (eds.) (1981) Postgraduate Haematology. Heinemann Medical, London.

Kleihauer E. (Hrsg.) (1978) Hämatologie. Springer-Verlag, Berlin, Heidelberg, New York.

MacDonald G. A., Dodds T. C. & Cruickshank B. (1978) Atlas of Haematology. Churchill Livingstone, Edinburgh.

Miller et al. (eds.) (1979) Smith's Blood Diseases of Infancy and Childhood, 4th edition. C. V. Mosby, St. Louis.

Nathan D. G. & Oski F. (1981) Hematology of Infancy and Childhood, 2nd edition. W. B. Saunders, Philadelphia.

Oski F. & Naiman J. L. (1979) Hematological Problems in the Newborn, 2nd edition. W. B. Saunders, Philadelphia.

Penington D. et al. (1978) de Gruchy's Clinical Haematology in Medical Practice, 4th edition. Blackwell Scientific Publications, Oxford.

Wickramasinghe S. N. (1975) Human Bone Marrow. Blackwell Scientific Publictions, Oxford.

Williams W. J. et al. (eds.) (1983) Hematology, 3rd edition. McGraw-Hill, New York.

Willoughby M. L. N. (1977) Paediatric Haematology. Churchill Livingstone, Edinburgh.

Wintrobe M. M. (ed.) (1980) Blood Pure and Eloquent. McGraw-Hill, New York.

Wintrobe M. M. et al. (eds.) (1981) Clinical Hematology, 8th edition. Lea & Febiger, Philadelphia.

Zucker Franklyn D. et al. (1981) Atlas of Blood Cells. Lea & Febiger, Philadelphia.

Kapitel 2
Eisenmangelanämie und andere hypochrome Anämien

Eisenmangel ist in allen Ländern der Erde die häufigste Anämieursache. Er stellt die wichtigste, aber nicht alleinige Ursache von mikrozytären hypochromen Anämien dar, die mit einer Abnahme aller drei Erythrozytenindices (MCV, MCH und MCHC) einhergehen und bei denen im Blutausstrich mikrozytäre hypochrome Erythrozyten nachzuweisen sind. Dieser Befund ist auf eine Störung der Hämoglobinsynthese zurückzuführen (Abb. 2.1). Die verschiedenen Formen der Thalassämie, bei denen eine Beeinträchtigung der Globinsynthese vorliegt, werden in

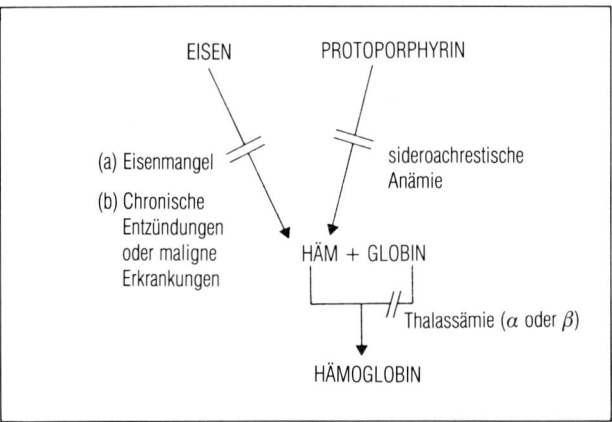

Abb. 2.1 Die Ursachen von hypochromen mikrozytären Anämien. Hierzu zählen Eisenmangel, ungenügende Eisenabgabe aus den Makrophagen ins Serum (Anämien im Rahmen von chronischen Entzündungen oder malignen Erkrankungen), Störungen der Protoporphyrinsynthese (sideroachrestische Anämie) oder der Globinsynthese (α- oder β-Thalassämie). Auch Blei hemmt die Synthese von Häm und Globin

Kapitel 4 behandelt. In diesem Kapitel sollen der Eisenmangel und die hypochromen Anämien mit Ausnahme der Thalassämie besprochen werden sowie das diagnostische Vorgehen bei Patienten mit einer hypochromen Anämie.

Eisen

Ernährung und Stoffwechsel

Obwohl Eisen zu den verbreitetsten Elementen der Erdkruste zählt, stellt der Eisenmangel die häufigste Anämieursache dar. Diese Tatsache beruht einerseits auf der begrenzten Fähigkeit des Körpers, Eisen zu resorbieren und andererseits auf der Häufigkeit größerer Eisenverluste durch Blutungen.

Verteilung des Eisens im Körper

Ungefähr zwei Drittel des im Körper enthaltenen Eisens ist an Hämoglobin gebunden (Tabelle 2.1). Mit Hilfe von Plasma-Transferrin wird es zu den heranreifenden Erythroblasten im Knochenmark und den Retikulozyten transportiert (Abb. 2.2). Das an Transferrin gebundene Eisen stammt größtenteils aus den Makrophagen des retikuloendothelialen Systems (RES). Nur ein geringer Anteil des Eisens gelangt direkt durch Resorption von Nahrungseisen in Duodenum und Jejunum in das Plasma. Nach Ablauf ihrer Lebenszeit werden die Erythrozyten in den Makrophagen des RES abgebaut und ihr Eisen anschließend in das Plasma abgegeben. Daneben wird auch eine bestimmte Eisenmenge in den Zellen des RES in Form von Hämosiderin und Ferritin gespeichert, deren Gesamtmenge je nach Umfang der vorhandenen Körpereisenvorräte starken Schwankungen unterliegt. *Ferritin* ist ein wasserlöslicher Eisen-Proteinkomplex mit einem Molekulargewicht von 465000; es setzt sich aus einem Kern von Eisen^{+++}-Phosphat bzw. -Hydroxyd zusammen, der von Apoferritin umgeben wird, einem äußeren Proteinmantel aus 22 Untereinheiten. Sein Eisengehalt beträgt bis zu 20% seines Gewichtes, doch ist er lichtmikroskopisch nicht sichtbar. Jedes Molekül Apoferritin kann bis zu 4000–5000 Eisenatome binden, wobei die Anwesenheit von Eisen einen Synthesereiz darstellt. *Hämosiderin* ist ein wasserunlöslicher Eisen-Proteinkomplex von wechselnder Zusammensetzung mit einem Eisengehalt von ca. 37 Gewichtsprozent. Es entsteht wahrscheinlich durch den partiellen lysosomalen Abbau von Ferritinmoleküleaggregaten und wird durch die Berliner-Blau-Reaktion lichtmikroskopisch sichtbar. Im Ferritin liegt das Eisen in dreiwertiger Form vor. Durch Reduktion zur zweiwertigen Form unter Mitwirkung von Vitamin C kann es mobilisiert werden. Caeruloplasmin,

Tabelle 2.1 Die Verteilung von Eisen im Körper

	durchschnittliche Eisenmenge beim Erwachsenen		
	männlich (g)	weiblich (g)	% der Gesamtmenge
Hämoglobin	2,4	1,7	65
Ferritin und Hämosiderin	1,0 (0,3–1,5)	0,3 (0–1,0)	30
Myoglobin	0,15	0,12	3,5
Hämhaltige Enzyme (z.B. Zytochrome, Katalase, Peroxidase, Flavoproteine)	0,02	0,015	0,5
Transferrin-gebundenes Eisen	0,004	0,003	0,1

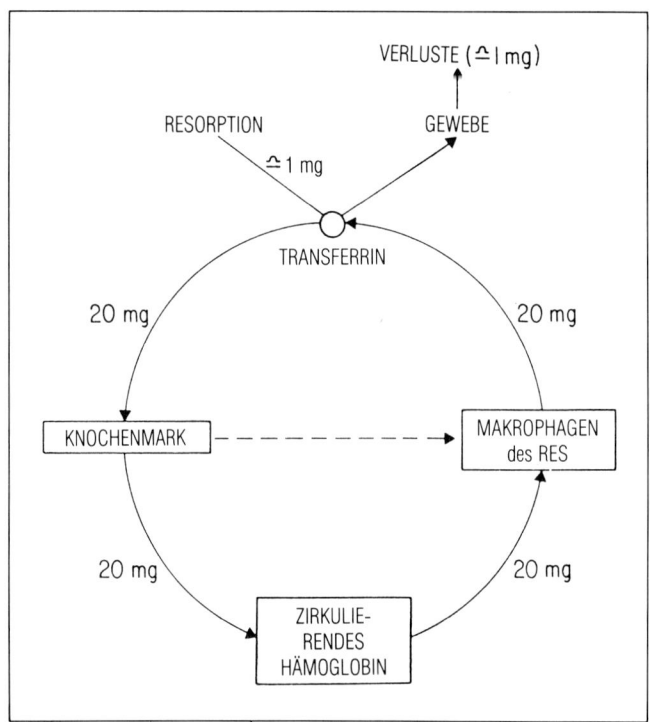

Abb. 2.2 Der Eisentageszyklus. Das Körpereisen ist zum größten Teil im zirkulierenden Hämoglobin gebunden und wird nach dem Untergang der Erythrozyten zur Hämoglobinsynthese wiederverwertet. Von den Makrophagen wird das Eisen durch Plasma-Transferrin in die Knochenmark-Erythroblasten übertragen. Normalerweise reicht die Eisenresorption gerade zur Deckung der Eisenverluste aus. Gestrichelte Linie: Ineffektive Erythropoese

ein kupferhaltiges Enzym, katalysiert wiederum die Oxydation von Eisen (II) zur dreiwertigen Form, wodurch es an Plasma-Transferrin gebunden werden kann.

Eisen kommt auch im Myoglobin des Muskelgewebes vor sowie in den meisten Zellen des Körpers in Form von eisenhaltigen Enzymen, z.B. Zytochrome, Succinat-Dehydrogenase, Katalase usw. (Tabelle 2.1). Bei Eisenmangelzuständen erschöpfen sich diese Gewebseisenvorräte weniger leicht als Hämosiderin, Ferritin und Hämoglobin. Schwerer chronischer Eisenmangel kann jedoch in gewissem Ausmaß auch die Menge dieser hämhaltigen Enzyme reduzieren.

Eisenzufuhr durch die Nahrung

Eisen kommt in der Nahrung in Form von Fe (III)-Hydroxyden, Fe (III)-Protein-komplexen und Häm-Proteinkomplexen vor. Sowohl der Eisengehalt als auch der Anteil von resorbierbarem Eisen variiert bei unterschiedlichen Nahrungsmitteln beträchtlich. Fleisch im allgemeinen und Leber insbesondere sind bessere Eisenlie-feranten als pflanzliche Produkte, Eier und Molkereiprodukte. Bei durchschnittli-cher Ernährungsweise beträgt die tägliche Eisenzufuhr 10–15 mg (1,8–2,7 μmol), wovon normalerweise nur 5–10% resorbiert werden. Bei Eisenmangel oder in der

Schwangerschaft kann dieser Anteil auf 20–30% ansteigen (Tabelle 2.2), doch bleibt selbst unter diesen Bedingungen das Nahrungseisen zum größten Teil ungenutzt.

Tabelle 2.2 Eisenresorption

Begünstigende Faktoren	Hemmende Faktoren
1. Zweiwertige (Fe^{++}) Form	1. Dreiwertige (Fe^{+++}) Form
2. Anorganisches Eisen	2. Organisches Eisen
3. Säuren: HCl, Vitamin C	3. Basen: Antazida, Pankreassekrete
4. Lösungsvermittelnde Substanzen, z.B. Zucker, Aminosäuren	4. Ausfällende Substanzen, z.B. Phytinsäuren, Phosphate
5. Eisenmangel	5. Eisenüberschuß
6. Verstärkung der Erythropoese	6. Verminderung der Erythropoese
7. Schwangerschaft	7. Infektionen
8. Primäre Hämochromatose	8. Schwarzer Tee
	9. Desferrioxamin

Eisenresorption

Diese erfolgt im Duodenum sowie in geringerem Umfang auch im Jejunum und wird begünstigt durch Faktoren wie saure und reduzierende Substanzen, die das Eisen in löslichem Zustand erhalten, insbesondere durch Aufrechterhaltung des Eisens in seiner zweiwertigen Form (Tabelle 2.2). Organisch gebundenes Eisen wird teilweise zu anorganischem Eisen abgebaut. Es kann jedoch auch in Form von Häm durch die Mukosazellen aufgenommen werden, um anschließend im Zellinneren aufgespalten zu werden. Die in das Pfortaderblut abgegebene Eisenmenge wird teilweise im Bereich des Bürstensaumes kontrolliert, der die in die Zelle eindringende Menge steuert, aber auch im Zellinneren, indem überschüssiges Eisen mit Apoferritin zu Ferritin kombiniert wird, welches in das Darmlumen abgestoßen wird, sobald die Mukosazelle im Zuge der physiologischen Zellmauserung die Zottenspitze erreicht hat. Bei Eisenmangel vergrößert sich die durch die Zellen resorbierte Eisenmenge, und ein größerer Anteil dieses intramukösen Eisens wird in das Pfortaderblut abgegeben. Im Zustand einer Eisenüberladung dagegen verringert sich die von den Zellen aufgenommene Eisenmenge und vergrößert sich der Anteil, welcher wieder ins Darmlumen zurückgegeben wird. Eisen gelangt in seiner dreiwertigen Form in das Plasma und wird dort, außer in seltenen Fällen von Eisenüberladung, aber nicht in freier Form angetroffen, da es sich bereits in der Pfortader mit Transferrin verbindet.

Eisentransport

Der größte Teil der inneren Eisenverlagerungen geschieht zum Zwecke der Eisenversorgung des blutbildenden Knochenmarkes (Abb. 2.2). Der Transport im Plasma erfolgt durch Bindung des Eisens an Transferrin (Siderophilin), ein β-Globulin mit einem Molekulargewicht von 80000. Dieses Protein wird in der Leber synthetisiert, hat eine Halbwertszeit von 8–10 Tagen und kann je Molekül zwei Eisenatome binden. Nach der Abgabe des Eisens wird es weiterverwendet. Normalerweise ist es zu einem Drittel abgesättigt, wobei jedoch Tagesschwankungen des

Serumeisens mit Höchstwerten am Morgen und niedrigsten Werten am Abend zu berücksichtigen sind. Transferrin bezieht sein Eisen hauptsächlich aus den Makrophagen des RES. Die Tagesschwankungen ihrer Eisenabgabe ist für den Tageszyklus der Serum-Eisenkonzentration verantwortlich. Erythroblasten und Retikulozyten (sowie das Plazentagewebe) erhalten Eisen aus dem Transferrin, da sie über spezifische Rezeptoren für dieses Protein verfügen (siehe Abb. 1.7). Täglich werden 6 g Hämoglobin synthetisiert, wofür ungefähr 20 mg (3,6 μmol) Eisen erforderlich sind (Abb. 2.2). Auch nicht zum erythropoetischen System gehörende Zellen verbrauchen geringe Eisenmengen, so daß die Gesamtmenge des Plasmaeisens von nur 4 mg (0,7 μmol) täglich schätzungsweise sieben Mal umgesetzt wird.

Bei einem Anstieg des Plasmaeisens und einer vollständigen Absättigung des Transferrins wird Eisen in bestimmten Parenchymzellen abgelagert, z. B. in der Leber, den endokrinen Organen und dem Pankreas sowie im erythropoetischen Gewebe.

Eisenbedarf

Die Eisenmenge, die täglich zur Deckung von Verlusten aus dem Körper und des Wachstumsbedarfs erforderlich ist, hängt vom Alter und Geschlecht ab. Sie liegt am höchsten bei jungen menstruierenden Frauen und bei Schwangeren (Tabelle 2.3). Bei diesen Personengruppen besteht eine besonders ausgeprägte Tendenz, in einen Eisenmangelzustand zu geraten, wenn zusätzliche Eisenverluste oder eine längerfristig verminderte Eisenzufuhr hinzutritt.

Tabelle 2.3   Geschätzter täglicher Eisenbedarf (mg/Tag)

	Urin, Schweiß, Stuhl	Menses	Schwanger- schaft	Wachs- tum	Insge- samt
Erwachsener Mann	0,5–1				0,5–1
Frau in der Postmenopause	0,5–1				0,5–1
Menstruierende Frau*	0,5–1	0,5–1			1–2
Frau während der Schwangerschaft*	0,5–1		1–2		1,5–3
Kinder (Durchschnittswerte)	0,5			0,6	1
Junges Mädchen* (12–15 Jahre alt)	0,5–1	0,5–1		0,6	1–2,5

* Diese Personengruppen leiden besonders häufig an Eisenmangel.

Eisenmangel

Klinik

Bei der Entwicklung eines Eisenmangels werden zunächst die retikuloendothelialen Eisendepots (in Form von Hämosiderin und Ferritin) vollkommen aufgebraucht, bevor es zur Manifestation einer Anämie kommt (Abb. 2.3).

Im Frühstadium treten gewöhnlich keine klinischen Besonderheiten auf. Es kann im weiteren Verlauf jedoch zur Entwicklung allgemeiner Anämiezeichen kommen sowie zum Auftreten einer schmerzlosen Glossitis, von Mundwinkelrhagaden, von

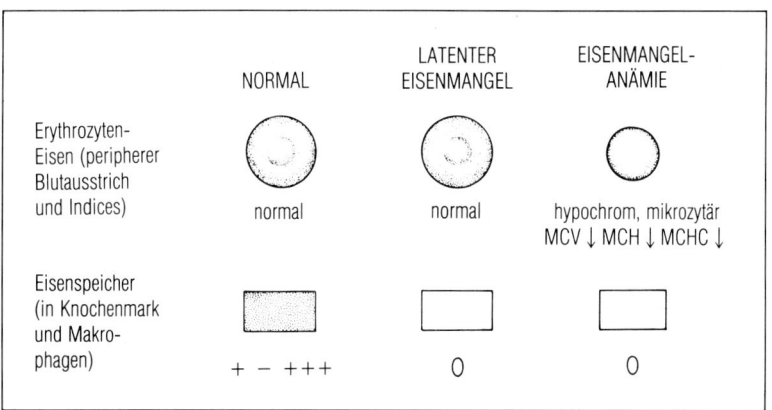

	NORMAL	LATENTER EISENMANGEL	EISENMANGEL-ANÄMIE
Erythrozyten-Eisen (peripherer Blutausstrich und Indices)	normal	normal	hypochrom, mikrozytär MCV ↓ MCH ↓ MCHC ↓
Eisenspeicher (in Knochenmark und Makrophagen)	+ – +++	0	0

Abb. 2.3 Die Entstehung einer Eisenmangelanämie. Vor der Manifestation der Anämie kommt es zu einem vollständigen Verlust des retikuloendothelial (in den Phagozyten) gespeicherten Eisens

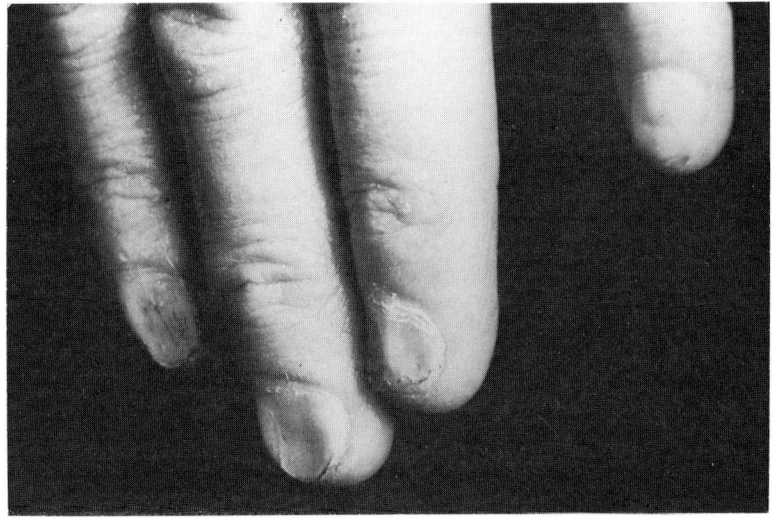

Abb. 2.4 Koilonychie: Ein solches typisches Erscheinungsbild von Hohlnägeln wird manchmal bei chronischem Eisenmangel beobachtet

brüchigen Nägeln mit Rillenbildung oder Hohlnägeln (Koilonychie) (Abb. 2.4), zu einer Dysphagie durch Einziehungen der Pharynx- und Oesophagusschleimhaut (Paterson-Kelly- oder Plummer-Vinson-Syndrom) und zu ungewöhnlichen Nahrungsgelüsten (Pica). Bei manchen Patienten wird eine atrophische Gastritis mit verminderter Magensekretion angetroffen, die sich unter Eisentherapie als reversibel erweist. Die Ursachen dieser Epithelzellveränderungen sind nicht geklärt; sie dürften jedoch mit einer Verminderung der eisenhaltigen Enzyme zusammenhängen.

Ursachen

Chronische Blutverluste, besonders aus Uterus und Gastrointestinaltrakt, stellen die weitaus häufigste Ursache des Eisenmangels dar (Tabelle 2.4). 500 ml Vollblut enthalten ca. 250 mg (45 μmol) Eisen, so daß bei chronischen Blutverlusten trotz vermehrter Eisenresorption aus der Nahrung bereits im Frühstadium des Eisenmangels eine negative Eisenbilanz die Regel ist. Ein erhöhter Bedarf in der Kindheit und Jugend sowie während Schwangerschaft, Laktation und bei menstruierenden Frauen erklärt die Häufigkeit von latentem Eisenmangel (abgebaute Eisenspeicher ohne Anämie) und daher das hohe Anämierisiko gerade dieses Personenkreises. Neugeborene besitzen durch den Abbau überschüssiger Erythrozyten gut aufgefüllte Eisenreserven. Die Wachstumsvorgänge zwischen dem 3. und 6. Monat führen jedoch häufig zu einer Negativierung der Eisenbilanz. Zur Vorbeugung von Eisenmangel empfiehlt sich gemischte Kost, insbesondere mit eisenangereicherten Nahrungsmitteln.

Tabelle 2.4 Ursachen des Eisenmangels

---

1. BLUTVERLUSTE
Uterine Blutungen
Gastrointestinale Blutungen, z.B. bei Oesophagusvarizen, Ulcus pepticum, Einnahme von Aspirin, Magenteilresektion, Magen-, Blinddarm-, Colon- oder Rektumkarzinomen, Hakenwürmern, Gefäßmißbildungen, Colitiden, Hämorrhoiden, Divertikulose etc.
Selten: Hämaturie, Hämoglobinurie, pulmonale Hämosiderose, selbstverursachte Blutverluste.

2. ERHÖHTER EISENBEDARF (siehe auch Tabelle 2.3)
Körperliche Frühreife
Wachstum
Schwangerschaft

3. MALABSORPTION
z.B. bei Gastrektomie, Zöliakie

4. MANGELERNÄHRUNG
In vielen Ländern ein zusätzlicher Faktor aber selten die alleinige Ursache

---

Während der Schwangerschaft ist eine erhöhte Eisenzufuhr erforderlich wegen einer Vermehrung der mütterlichen Erythrozytenmasse um ca. 35%, einer Übertragung von 300 mg (54 μmol) Eisen auf den Fetus und wegen Blutverlusten bei der Entbindung. Obwohl es auch hier zu einer erhöhten Eisenresorptionsrate kommt, sollte heute routinemäßig eine prophylaktische Eisentherapie durchgeführt werden.

Menorrhagien (Blutverluste von 80 ml und mehr bei jeder Monatsblutung) sind klinisch schwer zu beurteilen, obwohl der Abgang von Koageln, der Verbrauch einer großen Anzahl von Vorlagen oder Tampons sowie eine Verlängerung der Regelblutungen bereits Hinweise auf übermäßige Blutverluste sind.

Bei einem gesunden erwachsenen Mann dauert es schätzungsweise acht Jahre, bis sich bei Malabsorption und eisenarmer Diät allein durch die vollkommene Unterbrechung der Eisenaufnahme eine Eisenmangelanämie entwickelt; in der klinischen Praxis sind ungenügende Eisenzufuhr oder Malabsorption jedoch selten die alleinige Ursache für eine Eisenmangelanämie. Die Zöliakie, eine partielle oder totale Gastrektomie sowie eine atrophische Gastritis können jedoch prädisponierende

Faktoren für einen Eisenmangel sein. Daneben gibt es auch Anhaltspunkte dafür, daß Eisenmangel eine atrophische Gastritis verursachen oder ihr Auftreten begünstigen kann. Die qualitativ schlechte Ernährungsweise, hauptsächlich mit Nahrungsmitteln pflanzlicher Herkunft, liefert in vielen unterentwickelten Ländern die Grundlage eines latenten Eisenmangels, auf den sich Hakenwurmbefall, wiederholte Schwangerschaften und verlängerte Laktationsperioden als zusätzliche Belastungsmomente aufpfropfen können.

Laborbefunde

Diese werden in Tabelle 2.10 zusammengefaßt und den Befunden bei anderen hypochromen Anämien gegenübergestellt.

Erythrozytenindices und Blutausstrich. Schon vor dem Auftreten einer Anämie kommt es zu einem Abfall der Erythrozytenindices, welcher sich mit Auftreten und Verschlechterung der Anämie zunehmend ausprägt. Der Blutausstrich zeigt hypochrome mikrozytäre Erythrozyten mit gelegentlichen Targetzellen und bleistiftförmigen Poikilozyten (Abb. 2.5). Die Retikulozytenzahl ist niedrig im Vergleich zum Ausmaß der Anämie. Eisenmangel in Kombination mit einem schweren Folsäure- oder Vitamin-B_{12}-Mangel führt zu dem Befund eines „dimorphen" Blutausstriches mit zwei Erythrozytenpopulationen, von denen die eine makrozytär und die andere mikrozytär und hypochrom ist; die Erythrozytenindices können dabei im Normbereich liegen. Die Thrombozytenzahl ist bei Eisenmangel oft mäßig erhöht, insbesondere bei Fortdauer der Blutungen.

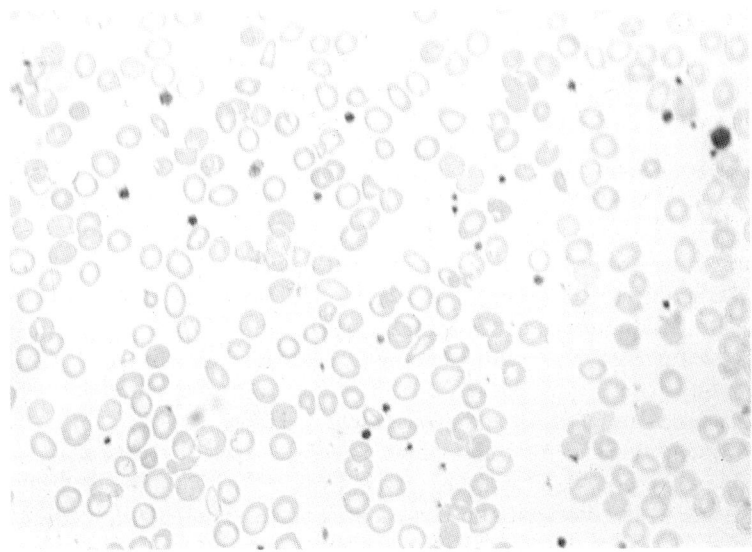

Abb. 2.5 Peripherer Blutausstrich bei schwerer Eisenmangelanämie. Mikrozytäre hypochrome Erythrozyten mit vereinzelten Targetzellen

Serumeisen und totale Eisenbindungskapazität. Es kommt zu einem Abfall des Serum-Eisenspiegels und zu einem kompensatorischen Anstieg der totalen Eisenbindungskapazität (TEBK), so daß der Sättigungsgrad unter 10% sinkt (Abb. 2.6). Im Gegensatz dazu weisen Anämien im Rahmen von chronischen Erkrankungen (siehe unten) eine Verringerung sowohl des Serumeisens als auch der TEBK auf, während bei anderen hypochromen Anämien die Werte des Serumeisens normal oder sogar erhöht sind.

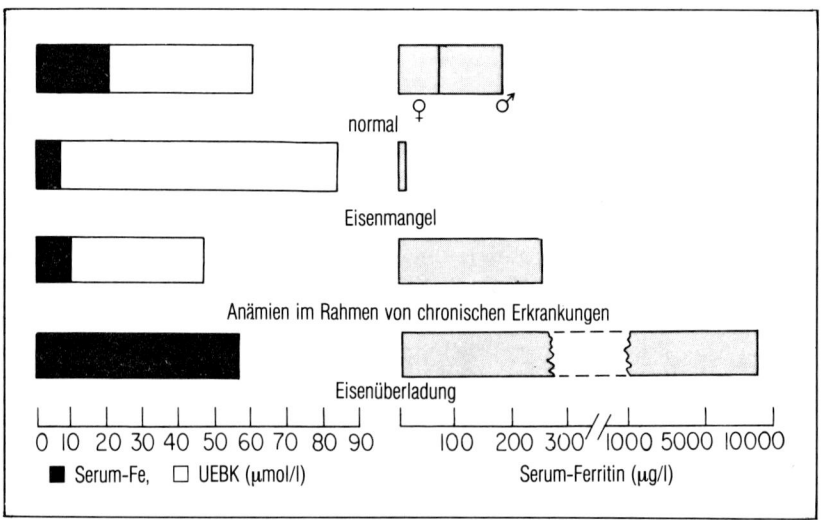

Abb. 2.6 Das Serumeisen, die ungesättigte Serumeisenbindungskapazität (UEBK) und das Serum-Ferritin bei gesunden Personen sowie bei Patienten mit Eisenmangel, Anämien im Rahmen von chronischen Erkrankungen und mit Eisenüberladung. Die totale Eisenbindungskapazität (TEBK) errechnet sich aus dem Serumeisen und der UEBK. In einigen Laboratorien wird der Transferringehalt des Serums direkt durch Immundiffusion bestimmt statt mit Hilfe seiner eisenbindenden Eigenschaften und wird mit der Einheit g/l angegeben. Normales Serum enthält dann 2–4 g/l Transferrin (1 g/l Transferrin entspricht 20 µmol/l Eisenbindungskapazität)

Knochenmark-Eisen. Außer bei komplizierten Fällen ist eine Knochenmarkuntersuchung zur Beurteilung der Eisenspeicher nicht unbedingt erforderlich; bei allen, aus irgendwelchen Gründen durchgeführten Knochenmarkpunktionen wird jedoch routinemäßig eine Eisenfärbung vorgenommen. Eine Eisenmangelanämie zeichnet sich durch das vollständige Fehlen von Eisen in den Speichern (Makrophagen) aus sowie durch das Fehlen von Eiseneinschlüssen in den heranreifenden Erythroblasten. Die Erythroblasten sind vielmehr klein und besitzen eine unruhige Zytoplasmastruktur.

Serum-Ferritin. Ein kleiner Anteil des im Körper vorhandenen Ferritins befindet sich im Serum, wobei die Serumkonzentration in direktem Verhältnis zur Menge des im Gewebe, insbesondere im RES, gespeicherten Eisens steht. Die normale Schwankungsbreite liegt beim Mann höher als bei der Frau (Tabelle 2.5). Beim Vorliegen einer Eisenmangelanämie sind die Werte des Serum-Ferritins stark verringert, während erhöhte Serumkonzentrationen auf eine Eisenüberladung bzw. auf eine übermäßige Ferritinfreisetzung aus geschädigtem Gewebe, z. B. bei akuter Hepatitis, hinweist. Anämien im Rahmen von chronischen Erkrankungen weisen normale bis erhöhte Serum-Ferritinwerte auf.

Tabelle 2.5 Serum-Ferritin (µg/l)

Normalbereich	
bei Männern	40–340
bei Frauen	14–150
bei Kindern	7–140
Eisenmangel	0– 12
Eisenüberladung	340–> 20 000

Freies Erythrozytenprotoporphyrin (FEP). Dieses steigt bereits im Frühstadium eines Eisenmangels an, vor der Manifestation einer Anämie. Erhöhte FEP-Werte werden jedoch auch bei Bleivergiftung, manchen Fällen von sideroachrestischen Anämien sowie erythropoetischen Formen der Porphyrie beobachtet.

Untersuchung der Ursache eines Eisenmangels (vgl. auch Tabelle 2.4)

Bei Männern und bei Frauen in der Postmenopause sollte zuerst nach gastrointestinalen Blutungsquellen gefahndet werden. Die wichtigsten Untersuchungen hierbei sind Anamnese, körperliche, insbesondere rektale Untersuchung, Stuhluntersuchung auf okkultes Blut sowie Endoskopie und Röntgenuntersuchungen von Oesophagus, Magen, Dünn- und Dickdarm (Abb. 2.7). Eine Stuhluntersuchung auf Hakenwurmeier sollte bei Personen aus entsprechend verseuchten Gebieten erfolgen.

Stuhluntersuchungen auf okkultes Blut basieren auf dem chemischen Nachweis des intakten Hämringes mit Hilfe von Guajak-Harz oder des Pseudoperoxidase-Tests. Die verschiedenen Testverfahren besitzen eine unterschiedliche Empfindlichkeit. Bei den empfindlicheren Tests (z. B. täglicher Blutverlust bis zu 2–3 ml) ist zur Vermeidung falsch-positiver Ergebnisse eine vorhergehende Diät frei von tierischen Hämoproteinen erforderlich, während die weniger empfindlichen Tests (z. B. tägl. Blutverlust bis zu 10–12 ml) falsch-negative Ergebnisse liefern können. Die Markierung von Erythrozyten mit ^{51}Cr und das anschließende Sammeln des Stuhls über fünf Tage stellt eine exaktere Methode zur Beurteilung fäkaler Blutverluste dar.

Bei negativem Ausfall dieser Tests und Ausschluß von intermittierenden gastrointestinalen Blutungen müssen Eisenverluste über den Urin in Form von Hämaturie oder Hämosiderinurie in Erwägung gezogen werden. Mit Hilfe einer Thorax-Röntgenaufnahme kann der seltene Befund einer pulmonalen Hämosiderose ausgeschlossen werden. Selbstverursachte Blutungen werden häufiger bei Personen beobachtet, die im medizinischen Bereich tätig sind, gleichzeitig aber psychische Störungen aufweisen. Zum Nachweis des Verlustes von ^{51}Cr-markierten Erythrozyten ohne Blutverluste über den Urin oder Stuhl ist die Durchführung einer Ganzkörperszintigraphie zweckmäßig. Chronische Eisenmangelernährung oder ein

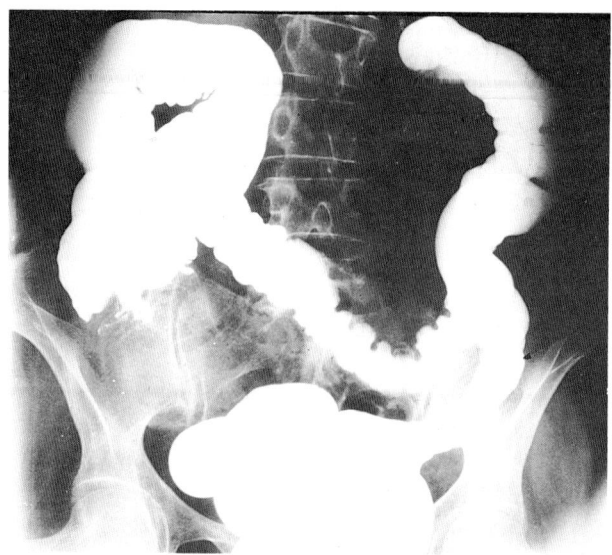

Abb. 2.7 Bariumkontrastmitteleinlauf bei einem 63jährigen Patienten mit den Zeichen einer Eisenmangelanämie. Füllungsdefekt im Bereich des Blinddarms und Ausbleiben der Kontrastmittelfüllung des terminalen Ileums. Bei der Laparatomie wurde ein Zökumkarzinom diagnostiziert

Malabsorptionszustand sollten in Betracht gezogen werden, dürften aber selten als alleinige Ursache eines Eisenmangels in Frage kommen.

Behandlung

Zunächst sollte die auslösende Ursache so weit wie möglich behandelt werden. Hinzu kommen Eisengaben zur Therapie der Anämie und zur Wiederauffüllung der Eisenspeicher.

Behebung des Eisenmangels mit oralen Eisenpräparaten. Das beste Präparat ist Eisen(II)-Sulfat (FeSO$_4$), da es billig ist und in einer Tablette von 200 mg (in dehydrierter Form) 67 mg (12 μmol) Eisen enthält. Zwischen den verabreichten Dosen sollten Intervalle von mindestens 6 Stunden liegen, da die Eisenresorption durch das Duodenum während einiger Stunden nach einer Einzeldosis refraktär bleibt. Eine optimale Resorption erfolgt bei Eisengaben in nüchternem Zustand. Sollten dabei jedoch unerwünschte Nebenwirkungen auftreten, z.B. Übelkeit, Bauchschmerzen, Obstipation oder Diarrhoe, so können diese durch die Verabreichung von Eisen zusammen mit den Mahlzeiten verringert werden oder durch den Gebrauch von Präparaten mit niedrigerem Eisengehalt, z.B. von Eisen(II)-Gluconat, welches ebenfalls billig ist aber nur 37 mg (6,6 μmol) Eisen je 300-mg-Tablette enthält. Eisen(II)-Succinat, -Laktat und -Fumarat stellen ähnlich gute, aber teurere Präparate dar. Für Kinder sind entsprechende Säfte erhältlich. Kombinationspräparate mit Eisen und Vitaminen sind wegen der höheren Kosten abzulehnen (außer vielleicht die Kombination Eisen + Folsäure in der Schwangerschaft). Präparate mit verzögerter Eisenabgabe haben lediglich den Effekt, daß der größte Anteil des Eisens erst im Ileum freigesetzt wird, wo es nicht mehr resorbiert werden kann.

Für eine wirksame Behandlung der Anämie sollte die orale Eisentherapie so lange dauern, daß auch die Eisenspeicher wiederaufgefüllt werden. Hierzu sind in der Regel 4–6 Monate erforderlich. Der Hämoglobinspiegel sollte alle drei Wochen um etwa 2 g/dl (20 g/l) ansteigen. Als Zeichen der Erythrozytenregeneration kommt es unter der Therapie zu einem Anstieg der Retikulozytenzahl, der dem Ausmaß der Anämie entspricht. Bleibt nach der oralen Eisentherapie eine Besserung aus, so kommen dafür mehrere Ursachen in Frage (Tabelle 2.6), die sämtlich in Betracht gezogen werden sollten, bevor man zur parenteralen Gabe von Eisen schreitet.

Tabelle 2.6   Ursachen für das Versagen einer oralen Eisentherapie

1. Fortdauer der Blutungen
2. Unterlassung der Tabletteneinnahme
3. Falsche Diagnose – insbesondere bei Thalassaemia minor oder sideroachrestischer Anämie
4. Kombinierter Mangelzustand – zusätzlicher Folsäure- oder Vitamin-B$_{12}$-Mangel
5. Andere Anämieursachen – z.B. Malignome oder Entzündungen
6. Zustand bei Malabsorption – dieser muß jedoch sehr stark ausgeprägt sein
7. Einnahme von Präparaten mit verzögerter Eisenfreisetzung

Prophylaktische Eisengabe. Diese ist während der gesamten Schwangerschaft indiziert, oft in Form einer täglichen Eingabe in Kombination mit einem Folsäurepräparat. Patienten, die sich regelmäßig einer Hämodialyse unterziehen müssen, sowie frühgeborene Kinder sollten ebenso prophylaktische Eisengaben erhalten.

Parenterale Eisengaben. Diese können als Gesamtdosisinfusion von Eisendextran verabreicht werden oder durch wiederholte Injektion von Ferri-Sorbitol-Zitratkomplexen (Jectofer). Da hierbei anaphylaktoide oder Überempfindlichkeitsreaktionen auftreten können, wird eine parenterale Eisentherapie nur durchgeführt, wenn eine schnelle Auffüllung der Eisenspeicher als notwendig erachtet wird, z.B. in der späten Schwangerschaft oder bei ineffektiver oraler Eisentherapie (z.B. beim schweren Malabsorptionssyndrom) bzw. bei nicht durchführbarer oraler Eisentherapie (z.B. bei schweren entzündlichen gastrointestinalen Erkrankungen). Die hämatologischen Regenerationsvorgänge laufen bei parenteraler Eisengabe nicht schneller als bei einer richtig dosierten oralen Eisentherapie, doch werden die Eisenspeicher viel schneller aufgefüllt.

Eisenüberladung

Eine eingehende Besprechung von Ursachen, Klinik und Laborbefunden der Eisenüberladung würde den Rahmen dieses Buches sprengen. Wiederholte Bluttransfusionen bei Patienten mit chronischen therapieresistenten Anämien sind eine der wichtigsten Ursachen einer Eisenüberladung (Transfusionshämosiderose). Sie wird am häufigsten bei Kindern mit β-Thalassaemia major oder mit anderen schweren kongenitalen therapieresistenten Anämien beobachtet. Bei Erwachsenen mit erworbener sideroachrestischer Anämie, Panmyelopathie und anderen seltenen Anämien, die regelmäßige Bluttransfusionen erforderlich machen, kann der normale Eisengehalt des Körpers so weit ansteigen, daß es zu Schädigungen von Leber, endokrinen Organen und des Herzens durch pathologische Eisenablagerungen kommt. Bei einigen therapieresistenten Anämien mit Erhöhung der ineffektiven Erythropoese treten ebenfalls nach vielen Jahren durch exzessive Eisenresorption derartige Organmanifestationen auf, auch ohne die Durchführung von Bluttransfusionen. Dies ist z. B. bei einigen Formen der Thalassaemia intermedia und der sideroachrestischen Anämie der Fall. Die Methoden zur Beurteilung der Eisenspeicher sowie von Gewebeschädigungen durch Eisenablagerungen werden in Tabelle 2.7 zusammengefaßt. Die Behandlung eines solchen lebensbedrohlichen Zustandes wird auf Seite 85 besprochen.

Tabelle 2.7   Eisenüberladung

Methoden zur Beurteilung der Eisenspeicher
Serumferritin
Serumeisen und prozentuale Sättigung von Transferrin (Eisenbindungskapazität)
Knochenmarkbiopsie (retikuloendotheliale Speicher)
Leberbiopsie (parenchymatöse und retikuloendotheliale Speicher)
Leber-CT
Desferrioxamin-Exkretionstest (in Chelatform überführbares Eisen)
Wiederholte Aderlässe bis zum Auftreten von Eisenmangel

Beurteilung der Gewebsschädigung durch Eisenablagerungen
Herz: Klinik, Thorax-Röntgenaufnahme, EKG, Echokardiographie
Leber: Leberfunktionstests, Leberbiopsie
Endokrine Organe: Glucosetoleranztest, Hypophysenstimulationstests mit Releasing-Hormonen etc.

Anämien bei chronischen Erkrankungen

Eine der häufigsten Anämieformen tritt bei Patienten mit verschiedenen chronisch entzündlichen und malignen Erkrankungen auf (Tabelle 2.8). Charakteristische Befunde sind:
1. normochrome, normozytäre bis leicht hypochrome Erythrozytenindices und Zellmorphologie;
2. leichte, nicht progrediente Anämie (Hb selten unter 9,0 g/dl bzw. 90 g/l) – das Ausmaß hängt von der Schwere der Grundkrankheit ab;
3. Abnahme des Serumeisens und der TEBK;
4. das Serum-Ferritin ist im Normbereich bis erhöht und
5. die im RES des Knochenmarkes gespeicherte Eisenmenge ist normal, in den Erythroblasten jedoch reduziert (s. Tabelle 2.10).

Die Pathogenese dieser Anämien scheint mit der verminderten Eisenabgabe aus den Makrophagen ins Plasma zusammenzuhängen sowie mit einer verminderten Lebensdauer der Erythrozyten und einer ungenügenden Erythropoetinsynthese als Antwort auf die Anämie. Diese Anämieform ist nur durch eine erfolgreiche Behandlung der Grundkrankheit zu heilen und reagiert trotz niedriger Serumeisen-

Tabelle 2.8   Ursachen für Anämien bei chronischen Erkrankungen

---

1. Chronisch entzündliche Erkrankungen
   a) infektiös, z. B. Lungenabszeß, Tuberkulose, Osteomyelitis, Pneumonie, bakterielle Endokarditis
   b) nichtinfektiös, z. B. rheumatoide Arthritis, L. E. und andere Kollagenosen, Sarkoidose, M. Crohn
2. Maligne Erkrankungen
   z. B. Karzinome, Lymphome, Sarkome

---

werte nicht auf eine Eisentherapie. In vielen Fällen werden diese Anämien noch durch weitere Anämieursachen kompliziert, z. B. durch Eisen-, Vitamin-B_{12}- oder Folsäuremangel, Nierenversagen, Knochenmarkinsuffizienz, Hypersplenismus, endokrine Erkrankungen etc. (siehe Seite 101).

Sideroachrestische Anämien

Diese auch als sideroblastische Anämien bezeichneten therapieresistenten Erkrankungen sind charakterisiert durch hypochrome Erythrozyten im peripheren Blut und durch einen erhöhten Eisengehalt des Knochenmarkes mit zahlreichen Ringsideroblasten in der Knochenmarkbiopsie (Abb. 2.8). Dabei handelt es sich um

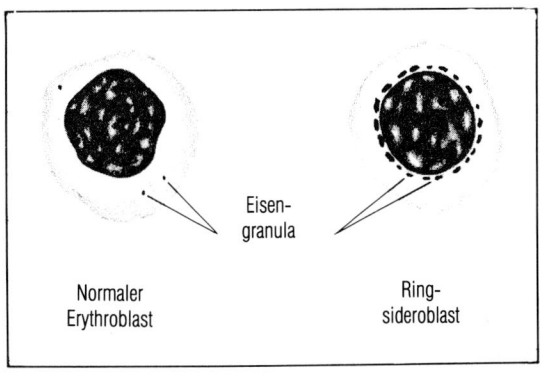

Abb. 2.8   Ein normaler Erythroblast und ein Ringsideroblast nach Eisenfärbung. Der normale Erythroblast enthält lediglich 2–3 zufällig verteilte Einschlüsse. Im Ringsideroblasten sind zahlreiche Eisengranula um den Zellkern herum angeordnet

pathologische Erythroblasten mit zahlreichen ring- oder perlschnurartig um den Zellkern angeordneten Eisengranula anstatt der vereinzelten zufällig verstreuten Eiseneinschlüsse, die bei Eisenfärbung in normalen Erythroblasten beobachtet werden können. Die sideroachrestische Anämie wird in verschiedene Formen eingeteilt (Tabelle 2.9). Sie sind vermutlich in allen Fällen auf eine Störung der Hämsynthese zurückzuführen. Die erblichen Formen zeichnen sich durch ein ausgeprägt hypochromes und mikrozytäres Blutbild aus, welches auf einem angeborenen Enzymdefekt basiert, z. B. von δ-Aminolävulinsäure-Synthetase oder Häm-Synthetase. Die primär erworbene Form kommt bei beiden Geschlechtern, hauptsächlich im mittleren bis höheren Lebensalter vor und geht auf eine somatische Mutation von erythropoetischen Vorläuferzellen zurück. In der Folge treten nicht nur Hämsynthesestörungen auf, sondern auch DNA-Synthesestörungen mit megaloblastären und anderen dyserythropoetischen Erscheinungsformen sowie häufig einem erhöhten MCV. Bei dieser Form ist manchmal nach vielen Jahren ein Übergang in eine akute myeloische Leukämie zu beobachten, weshalb sie zu den myelodysplastischen Syndromen gezählt wird (S. 162).

Tabelle 2.9 Einteilung der sideroachrestischen Anämien

Erblich	meistens bei Männern; Frauen sind Überträger und nur in seltenen Fällen Merkmalsträger
Erworben	a) primär
	b) symptomatisch bei malignen Knochenmarkerkrankungen: z.B. myelodysplastische Syndrome, Osteomyelofibrose, myeloische Leukämie, Plasmozytom
	c) sekundär-toxisch: z.B. Tuberkulostatika (Isoniazid, Cycloserin), Alkohol, Blei

Bei der erblichen und der primär erworbenen Form sind über 50% der Knochenmarkerythroblasten Ringsideroblasten. Ringsideroblasten treten mit geringerer Häufigkeit auch bei anderen Knochenmarkerkrankungen auf, insbesondere bei myeloproliferativen Erkrankungen und myelodysplastischen Syndromen (siehe S. 162 und 195) sowie beim Plasmozytom. Auch nach Einnahme bestimmter Medikamente, Alkoholabusus oder Bleivergiftung können sie im Knochenmark nachgewiesen werden (Tabelle 2.9). Vitamin-B_6-(Pyridoxin-)Mangel oder Vitamin-B_6-Antagonisten (z.B. Isoniazid) sind weitere seltene Ursachen. Bei manchen Patienten tritt unter einer Pyridoxin-Therapie eine Besserung ein. Auch Folsäuremangel kommt in Frage, weshalb der Versuch einer Folsäuretherapie unternommen werden sollte. In vielen schweren Fällen sind jedoch wiederholte Bluttransfusionen die einzige Methode zur Aufrechterhaltung einer befriedigenden Hämoglobinkonzentration, womit wieder das große Problem der Eisenüberladung in den Vordergrund tritt.

Bleivergiftung

Blei hemmt sowohl die Häm- als auch die Globinsynthese auf mehreren Reaktionsstufen. Zusätzlich interferiert es mit dem RNA-Abbau durch Hemmung des Enzyms Pyrimidin-5-Nucleotidase mit der Folge einer Anreicherung von denaturierter RNA in den Erythrozyten, die bei der normalen Färbung (Pappenheim) als sogenannte basophile Tüpfelung in Erscheinung tritt (Abb. 1.17b). Die Anämie kann von hypochromer oder vorwiegend hämolytischer Natur sein mit dem Nachweis von Ringsideroblasten in der Knochenmarkbiopsie. Das freie Erythrozytenprotoporphyrin ist erhöht.

Differentialdiagnose hypochromer Anämien

In Tabelle 2.10 werden weiterführende Laboruntersuchungen aufgelistet. Die Anamnese ist besonders wichtig, da sie zur Aufdeckung einer Blutung mit Folge eines Eisenmangels oder zur Diagnose einer chronischen Grunderkrankung beitragen kann. Das Herkunftsland des Patienten und seine Familienanamnese können unter Umständen bei der Diagnose einer Thalassämie oder einer anderen Hämoglo-

Tabelle 2.10 Laborbefunde bei hypochromen Anämien

	Eisenmangel	Chronische Ent-zündungen oder maligne Erkran-kungen	Thalassaemia minor (α oder β)	Sidero-achrestische Anämie
MCV MCH MCHC*	Alle Werte verrin-gert im Verhältnis zum Ausmaß der Anämie	An der Unter-grenze oder leicht verringert	Alle Werte im Verhältnis zum Ausmaß der An-ämie stark verrin-gert	Bei der angebore-nen Form sehr niedrig, MCV bei der erworbenen Form jedoch oft erhöht
Serumeisen	verringert	verringert	normal	erhöht
TEBK	erhöht	verringert	normal	normal
Serum-Ferritin	verringert	normal	normal	erhöht
Eisenspeicher im Knochen-mark	fehlend	vorhanden	vorhanden	vorhanden
Eisenein-schlüsse in den Erythrobla-sten	fehlend	fehlend	vorhanden	ringförmig ange-ordnet
Hämoglobin-Elektro-phorese	normal	normal	HbA$_2$ bei der β-Form erhöht**	normal

* Mit modernen elektronischen Zählgeräten ist der MCHC kein zuverlässiger Index für eine hypo-chrome Anämie

** Andere Formen einschließlich major-Form siehe Kapitel 4

binopathie von Bedeutung sein. Bei der körperlichen Untersuchung lassen sich unter Umständen Blutungsquellen nachweisen sowie Anzeichen einer chronisch-entzündlichen oder malignen Krankheit. Als weitere wichtige Zeichen gelten die Koilonychie bei Eisenmangel sowie Splenomegalie und Knochendeformitäten bei einigen Hämoglobinopathien.

Zu den Merkmalen der Thalassaemia minor zählen besonders kleine Erythrozy-ten, oft mit einem MCV von 60 fl und weniger, obwohl die Anämie sehr leicht ausgeprägt sein kann mit Erythrozytenzahlen von über $5,0 \times 10^6/mm^3$ ($5,0 \times 10^{12}/l$). Bei der Eisenmangelanämie dagegen ist mit zunehmendem Ausmaß der Anämie eine Verringerung der Erythrozytenindices (MCV, MCH, MCHC) festzustellen. Falls die Anämie nur schwach ausgeprägt ist, liegen die Indices oft nur leicht unterhalb der Normgrenze (z. B. MCV 75–80 fl). Auch bei Anämien im Rahmen von chronischen Erkrankungen liegen die Indices mit einem MCV zwischen 75 und 82 fl oft noch im unteren Normbereich.

Zur Absicherung der Diagnose eines Eisenmangels sollte eine Untersuchung des Serumeisens und der TEBK erfolgen, bzw. eine Messung des Serum-Ferritins. Bei Verdacht auf Thalassämie oder eine andere Hämoglobinopathie aufgrund von Familienanamnese, Herkunftsland sowie pathologischen Erythrozytenindices und

Blutausstrich ist eine Hämoglobinelektrophorese mit Beurteilung von HbA_2 und HbF indiziert. Natürlich muß bei diesen Personen auch ein Eisenmangel oder eine Anämie im Rahmen von chronischen Erkrankungen in Erwägung gezogen werden. Die β-Thalassaemia minor zeichnet sich durch einen erhöhten HbA_2-Anteil von über 3,5% aus. Bei der α-Thalassaemia minor können dagegen mit Hilfe von einfachen Hämoglobinuntersuchungen keine pathologischen Befunde erhoben werden. Die Diagnose wird daher in der Regel durch den Ausschluß aller anderen Ursachen von hypochromen Erythrozyten sowie durch die Untersuchung der Globinkettensynthese gestellt. Bei einigen Patienten lassen sich jedoch in Retikulo- zytenpräparaten Ablagerungen von HbH (β^4) in vereinzelten Erythrozyten nach- weisen. Bei Verdacht auf eine sideroachrestische Anämie ist eine Knochenmark- biopsie von größter Bedeutung, während sie zur Diagnose anderer hypochromer Anämien normalerweise nicht erforderlich ist.

Mit dem Nachweis eines Eisenmangels ist die Untersuchung einer hypochomen Anämie noch nicht vollständig. In diesen Fällen ist es unbedingt erforderlich, die Ursachen des Eisenmangels zu finden – in fast allen Fällen eine chronische Blutung. Bei Frauen im gebärfähigen Alter sind uterine Blutungen eine häufige Ursache; bei Männern sowie bei Frauen in der Postmenopause ist jedoch der Gastrointestinal- trakt der häufigste Sitz von Blutungsquellen. Zur Blutungslokalisation können hierbei Stuhluntersuchungen auf okkultes Blut, endoskopische Untersuchungen, Barium-Breischluck, Magen-Darm-Passagen und Kontrastmitteleinläufe, Unter- suchungen auf Hakenwürmer sowie in seltenen Fällen Angiographien im Bereich der Bauchorgane erforderlich sein. Zur Quantifizierung von Blutverlusten über den Magen-Darm-Trakt können ^{51}Cr-markierte Erythrozyten zur Hilfe genommen werden.

Ausgewählte Literatur

Beris P., Graf J. & Micscher P. A. (1983) Primary acquired sideroblastic and primary acquired refractory anemia. Seminar in Hematology, 20: 101–13.
Bothwell T. H., Charlton R. W., Cook J. D. & Finch C. A. (1980) Iron Metabolism in Man. Blackwell Scientific Publications, Oxford.
Charlton R. W. & Bothwell T. H. (1983) Iron absorption. Annual Review of Medicine 34: 55–68.
Clinics in Haematology (1982) vol. 11.2, Disorders of Iron Metabolism. Ed. A. Jacobs. W. B. Saunders, Philadelphia.
Jacobs A. (1981) Disorders of iron metabolism. In: Recent Advances in Haematology 3, ed. A. V. Hoffbrand. Churchill Livingstone, Edinburgh.
Jacobs A. & Worwood M. (eds.) (1980) Iron in Biochemistry and Medicine, 2nd edition. Academic Press, London.
Lee G. R. (1983) The anemia of chronic disease. Seminars in hematology, 20: 61–8
Methods in haematology (1980) Iron, vol. 1, ed. J. D. Cook. Churchill Livingstone, Edinburgh.
Hämatologische Lehrbücher: siehe Kapitel 1.

Kapitel 3
Megaloblastäre Anämien und andere makrozytäre Anämien

Megaloblastäre Anämien durch Folsäure- und Vitamin-B$_{12}$-Mangel

Diese Gruppe von Anämien mit ihren charakteristischen Veränderungen der Knochenmarkerythroblasten zeichnet sich durch eine verzögerte Zellkernreifung gemessen am jeweiligen Reifestadium des Zytoplasmas aus. Trotz einer normalen Hämoglobinbildung im Verlauf der Erythroblastenreifung behält das Kernchromatin sein offenes, punktiertes, unregelmäßig begrenztes Erscheinungsbild. Die Ursache dieser asynchronen Zellkernreifung liegt in einer DNA-Synthesestörung, welche gewöhnlich auf einen Vitamin-B$_{12}$- oder Folsäuremangel zurückzuführen ist. In Ausnahmefällen können jedoch auch Stoffwechselstörungen dieser Vitamine oder andere DNA-Synthesestörungen ein identisches hämatologisches Bild hervorrufen (Tabelle 3.1). Vor der Besprechung der megaloblastären Anämien sollen hier kurz einige Gesichtspunkte zur Ernährungsphysiologie und zum Stoffwechsel der beiden oben erwähnten Vitamine angesprochen werden.

Tabelle 3.1 Ursachen für megaloblastäre Anämien

1. Vitamin-B$_{12}$-Mangel
2. Folsäuremangel
3. Störungen des Vitamin-B$_{12}$- oder Folsäurestoffwechsels
4. Andere DNA-Synthesestörungen
    a) angeborener Enzymmangel
    b) erworbene, z.B. durch Behandlung mit Hydroxyharnstoff oder Cytosin-Arabinosid

Vitamin B$_{12}$

Dieses Vitamin wird in der Natur von Mikroorganismen synthetisiert. Bei Tieren erfolgt die Zufuhr durch Aufnahme von Nahrung tierischen Ursprungs, mit Hilfe von Darmbakterien (nicht beim Menschen) oder durch die Aufnahme von bakteriell kontaminierter Nahrung. Das Vitamin umfaßt einige chemische Verbindungen, die Cobalamine, welche alle die gleiche Grundstruktur mit einem Kobaltatom im Zentrum eines Corrinringes aufweisen, an das ein Nukleotidrest gebunden ist (Abb. 3.1). In den beiden natürlich vorkommenden Hauptformen ist an das Kobaltatom zusätzlich eine Methyl- (CH$_3$-) bzw. eine Ado-(Desoxyadenosyl-)Gruppe gebunden, während bei den beiden stabileren pharmakologischen Formen an der gleichen Stelle eine Cyano- (CN-) bzw. eine Hydroxyl-(OH)-Gruppe angehängt ist (Abb. 3.1). Das Vitamin kommt in Nahrungsmitteln tierischen Ursprungs wie Leber, Fisch und Molkereiprodukten vor, nicht jedoch in Obst, Getreide oder Gemüse, falls es nicht mit Bakterien kontaminiert ist.

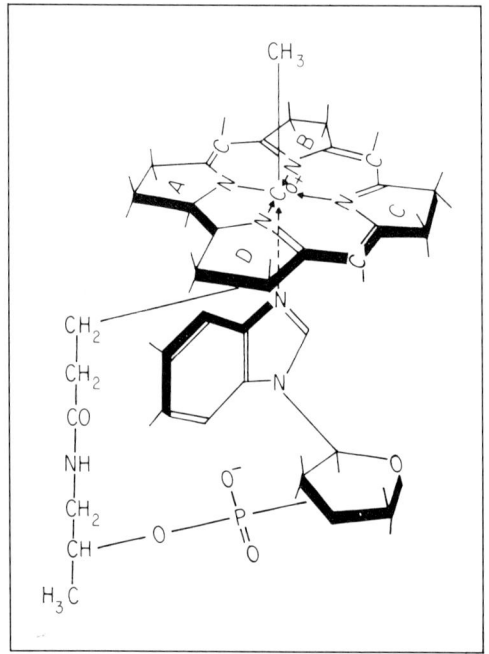

Abb. 3.1 Die Struktur von Methylcobalamin (Methyl-B$_{12}$), der Hauptform von Vitamin B$_{12}$ im menschlichen Plasma. Zu den anderen Formen zählen: Desoxyadenosylcobalamin (Ado-B$_{12}$), die Hauptform im menschlichen Gewebe; Hydroxocobalamin (Hydroxo-B$_{12}$), die wichtigste therapeutische Form; und Cyanocobalamin (Cyano-B$_{12}$), welches radioaktiv markiert (mit [57]Co oder [58]Co) für Untersuchungen der Resorption und des Stoffwechsels von Vitamin B$_{12}$ Verwendung findet

Im Vergleich zum täglichen Bedarf enthält die normale Nahrung einen großen Überschuß an Vitamin B$_{12}$ (B$_{12}$). Das in der Nahrung an Proteinkomplexe gebundene B$_{12}$ wird im Gastrointestinaltrakt freigesetzt, verbindet sich mit einem als „Intrinsic factor" (IF) bezeichneten Glycoprotein, welches in den Belegzellen der Magenschleimhaut gebildet wird, und heftet sich als Komplex an die Oberflächenrezeptoren des Ileums (Abb. 3.2). Anschließend wird es resorbiert und erscheint im Pfortaderblut gebunden an ein als „Transcobalamin II" (TC II) bezeichnetes Plasmaprotein, welches es ins Knochenmark und in andere Bereiche des Körpers transportiert. Der Intrinsic factor selbst wird nicht resorbiert. Zum größten Teil zirkuliert B$_{12}$ im Plasma jedoch fest an ein anderes Transportprotein, Transcobalamin I (TC I), gebunden, welches vermutlich hauptsächlich von Granulozyten synthetisiert wird. Bei myeloproliferativen Erkrankungen kommt es zu einem starken Anstieg der Granulozytenbildung und hierdurch oft zu einer beträchtlichen Erhöhung des TC I- und B$_{12}$-Spiegels im Serum. Das an TC I gebundene B$_{12}$ wird kaum an das Knochenmark abgegeben, wodurch es funktionell als „tot" bezeichnet werden kann.

48

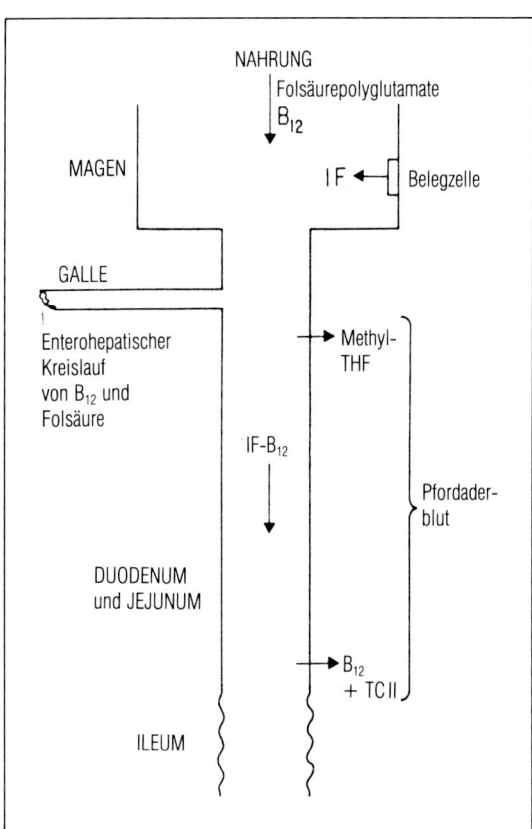

Abb. 3.2 Die Resorption von alimentär zugeführtem Vitamin B_{12} nach Kombination mit Intrinsic factor (IF) im Ileum. Die Folsäureresorption erfolgt im Duodenum und Jejunum nach Umwandlung aller durch die Nahrung zugeführter Formen zu Methyltetrahydrofolsäure (Methyl-THF). TC II = Transcobalamin II

Tabelle 3.2 Ernährungsphysiologie von Vitamin B_{12} und Folsäure

	Vitamin B_{12}	Folsäure
Normale tägl. Nahrungszufuhr	$7-30\ \mu g$	$600-1000\ \mu g$
Hauptvorkommen	nur in tierischen Produkten	insbesondere in Leber, grünen Blättern und Hefe
Kochen	geringe Auswirkungen	wird schnell zerstört
Tägl. Minimalbedarf	$1-2\ \mu g$	$100-200\ \mu g$
Körperreserven	$2-3$ mg (ausreichend für $2-4$ Jahre)	$10-12$ mg (ausreichend für 4 Monate)
Resorptionsort	Ileum	Duodenum und Jejunum
Resorptionsmechanismus	Intrinsic factor	Umwandlung zu Methyltetrahydrofolsäure
Maximal resorbierbare Menge	täglich $2-3\ \mu g$	$50-80\%$ des Nahrungsgehaltes
Physiologisch vorkommende intrazelluläre Hauptformen	Methyl- und Adenosylcobalamin	reduzierte Polyglutamatderivate
Normale therapeutische Form	Hydroxocobalamin	Folsäure (Pteroylglutaminsäure)

B_{12} dient im Körper bei zwei biochemischen Reaktionen als Coenzym: erstens als Methyl-B_{12} bei der Methylierung von Homocystein zu Methionin durch Methyl-Tetrahydrofolsäure (Methyl-THF, Abb. 3.3a) und zweitens als Adenosyl-B_{12} bei der Umwandlung von Methylmalonyl-CoA zu Succinyl-CoA (Abb. 3.3b).

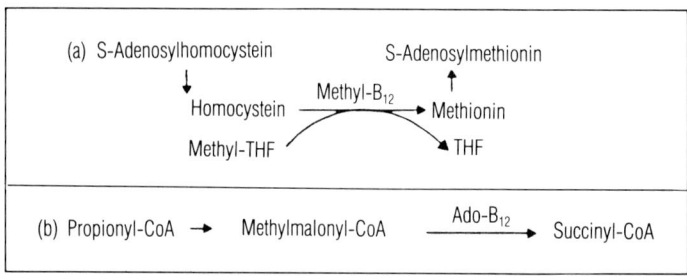

Abb. 3.3a und b   Die biochemischen Reaktionen von Vitamin B_{12} im menschlichen Körper

Folsäure

Die eigentliche Folsäure (auch als Pteroylglutaminsäure bezeichnet) ist eine gelbe, stabile, wasserlösliche Substanz. Als „Folsäure" wird jedoch auch eine große Gruppe von chemischen Verbindungen bezeichnet, die aus der eigentlichen Folsäure hervorgeht:

1. durch Hinzufügung weiterer Glutaminsäurereste (sogenannte Pteroyl- oder Folsäurepolyglutamate),
2. durch Reduktion zur Di- oder zur stoffwechselaktiven Tetrahydrofolsäure (THF) und
3. durch Hinzufügung von C_1-Kohlenstoffeinheiten, z. B. Methyl-(-CH$_3$), Formyl-(-CHO) oder Methylen-(=CH$_2$)-Gruppen (Abb. 3.4).

Da der menschliche Organismus nicht zur Biosynthese der Folsäure befähigt ist, benötigt er sie als Vitamin. Bakterien synthetisieren Folsäure aus Pteridin, p-Aminobenzoesäure und Glutaminsäure. Sulfonamide blockieren die Aufnahme von p-Aminobenzoesäure und hemmen somit die bakterielle Folsäuresynthese.

Folsäurepolyglutamate stellen die wichtigste intrazelluläre Form dar; der Transport der Folsäure erfolgt jedoch in der Form des Monoglutamates Methyl-THF, welches locker an Proteine gebunden ist. Während der Resorption im oberen Jejunum werden alle in der Nahrung vorkommenden Formen zu Methyl-THF umgewandelt (Abb. 3.5). Folsäure wird im Körper bei einer Vielzahl von biochemischen Reaktionen benötigt, bei denen es zu einer Übertragung von C_1-Kohlenstoffeinheiten kommt. Drei dieser Reaktionen sind Schlüsselreaktionen bei der DNA-Synthese: zwei bei der Synthese der Purine und die dritte bei der Synthese der Pyrimidine (Thymidylsäure-Synthese, Abb. 3.5). Die anderen folsäureabhängigen Reaktionen befassen sich hauptsächlich mit der Umwandlung von Aminosäuren untereinander.

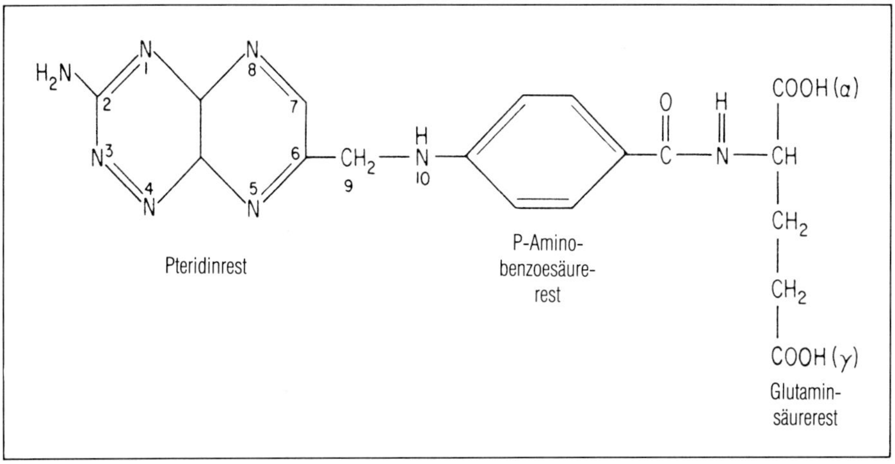

Abb. 3.4 Die Struktur von Pteroylglutaminsäure (Folsäure). Alimentäre Formen der Folsäure können enthalten: 1. zusätzliche Wasserstoffatome in den Positionen 7 und 8 (Dihydrofolsäure) bzw. 5, 6, 7 und 8 (Tetrahydrofolsäure); 2. eine Formylgruppe bei N_5 oder N_{10} bzw. eine Methylgruppe bei N_5; 3. zusätzliche Glutaminsäurereste an der Gamma-Carboxylgruppe des Glutaminsäurerestes

Biochemische Grundlagen für das Auftreten von megaloblastären Anämien

Die Ursache der megaloblastären Anämie bei Folsäuremangel liegt vermutlich in der Hemmung der Thymidylsäuresynthese, einem geschwindigkeitslimitierenden Reaktionsschritt der DNA-Synthese, bei dem Thymin, eine der beiden Pyrimidinbasen, synthetisiert wird (Abb. 3.5). Für diese Reaktion wird 5,10-Methylen-THF-Polyglutamat als Coenzym benötigt. Durch seine Rolle bei der Methylierung von Homocystein zu Methionin ist Vitamin B_{12} für die Umwandlung von Methyl-THF zu THF erforderlich, welches wahrscheinlich das Substrat für die Folsäurepolyglutamatsynthese ist. Die Folsäurepolyglutamate dienen als intrazelluläre Coenzyme. Hierzu zählt auch 5,10-Methylen-THF-Polyglutamat als diejenige Coenzymform der Folsäure, welche an der Thymidylsäure-Synthetase-Reaktion beteiligt ist (Abb. 3.5). Vitamin-B_{12}-Mangel hält daher Folsäure in seiner Transportform Methyl-THF zurück und schneidet die Zellen von der Zufuhr von 5,10-Methylen-THF-Polyglutamat ab, welche für die DNA-Synthese notwendig ist. Andere angeborene oder erworbene Ursachen für eine megaloblastäre Anämie (z.B. Behandlung mit Antimetaboliten) beruhen ebenso auf einer Hemmung der Purin- oder Pyrimidinsynthese bei unterschiedlichen Reaktionsschritten.

Während der Thymidylsäuresynthese wird Folsäure zu funktionell inaktivem Dihydrofolsäure-(DHF-)Polyglutamat oxidiert (Abb. 3.5). Für die Regenerierung von aktivem THF-Polyglutamat ist das Enzym Dihydrofolat-Reductase notwendig. Antagonisten dieses Enzyms (z.B. Methotrexat) hemmen daher die DNA-Synthese und werden als Antimetaboliten vornehmlich zur Behandlung maligner Krankheiten eingesetzt. Pyrimethamin, ein schwächerer Antagonist, findet in erster Linie Verwendung bei der Malariatherapie, während Trimethoprim mit seiner Wirkung gegen bakterielle DHF-Reduktase in der antibakteriellen Kombination mit einem

Sulfonamid als Co-Trimoxazol angewandt wird. Die toxische Wirkung von Methotrexat oder Pyrimethamin kann durch die Gabe von Folinsäure (5-Formyltetrahydrofolsäure), einer stabilen, vollständig reduzierten Form der Folsäure, aufgehoben werden.

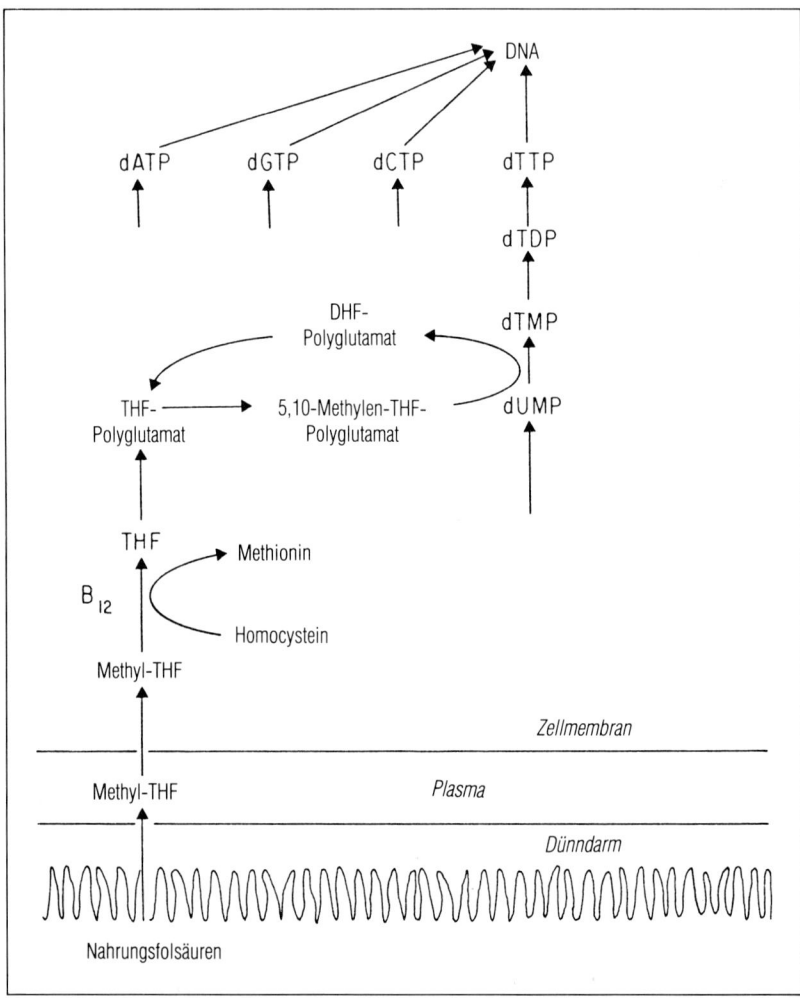

Abb. 3.5 Biochemische Grundlagen für megaloblastäre Anämien durch Vitamin-B$_{12}$- oder Folsäuremangel. Folsäure ist in seiner Coenzymform 5,10-Methylentetrahydrofolsäurepolyglutamat erforderlich bei der Synthese von Thymidinmonophosphat aus seiner Vorläufersubstanz Desoxyuridinmonophosphat. Vitamin B$_{12}$ ist notwendig für die Umwandlung von Methyltetrahydrofolsäure, welche aus dem Plasma in die Zellen eindringt, zu Tetrahydrofolsäure, aus der die Polyglutamate der Folsäure synthetisiert werden. Die aus der Nahrung stammenden Folsäuren werden alle im Dünndarm zu Methyltetrahydrofolsäure (einem Monoglutamat) umgewandelt. THF = Tetrahydrofolsäure, DHF = Dihydrofolsäure, B$_{12}$ = Vitamin B$_{12}$, d = Desoxyribose, U = Uracil, T = Thymin, C = Cytosin, G = Guanin, A = Adenin, MP = Monophosphat, DP = Diphosphat, TP = Triphosphat

Vitamin-B$_{12}$-Mangel

In den Industrieländern tritt der B$_{12}$-Mangel in der Regel als perniziöse Anämie (M. Biermer) in Folge eines Mangels an Intrinsic factor in Erscheinung (Tabelle 3.3). Seltenere Mangelursachen sind Vegetarismus mit ungenügender B$_{12}$-Zufuhr durch die Nahrung (häufig bei Hindus), Gastrektomie oder schwere Resorptionsstörungen im Bereich des Dünndarmes. Da es kein B$_{12}$-Mangelsyndrom durch erhöhten Bedarf oder Verlust des Vitamins gibt, dauert es zwangsläufig mindestens zwei Jahre bis zur ersten Manifestation des Vitamin-B$_{12}$-Mangels, d. h. bis zum vollständigen Verbrauch der im Körper gespeicherten B$_{12}$-Reserven bei einem täglichen Bedarf von $1-2$ µg und unter vollständiger Unterbrechung der B$_{12}$-Zufuhr durch die Nahrung. Durch Lachgas können die Vitamin B$_{12}$-Vorräte des Körpers jedoch schneller inaktiviert werden.

Tabelle 3.3 Ursachen des Vitamin-B$_{12}$-Mangels

1. Vegetarismus

2. Malabsorption

   Magenbedingte Ursachen
   Perniziöse Anämie des Erwachsenenalters (M. Biermer)
   Angeborener Mangel an Intrinsic factor
   Total- oder Teilresektion des Magens

   Intestinale Ursachen
   Syndrome der zuführenden Schlinge (Blind-loop-Syndrom, Stagnant-loop-Syndrom),
   Dünndarmdivertikulose, Strikturen etc.
   Chronisch tropische Sprue
   Ileumresektion und M. Crohn
   Kongenitale selektive Malabsorption mit Proteinurie

Anmerkung: Andere Ursachen für B$_{12}$-Malabsorption (z.B. Fischbandwurm, schwere Pankreatitis, Zöliakie, Behandlung mit Metformin oder Phenformin) führen i. d. R. nicht zu klinisch relevantem B$_{12}$-Mangel.

Perniziöse Anämie (PA)

Der häufigen Erwachsenenform liegt eine atrophische Gastritis, wahrscheinlich als Folge eines Autoimmunprozesses, zugrunde. Die Magenwand ist dünn und zeigt Plasmazell- sowie Lymphozyteninfiltrate der Lamina propria. Es besteht Anazidität mit fehlender oder fast fehlender Sekretion von Intrinsic factor (IF). Eine Behandlung mit Kortikosteroiden kann zu einer Besserung der Magenschleimhautveränderungen und zur Wiederherstellung der Säuresekretion führen. Wegen der unerwünschten Nebenwirkungen wird sie bei PA jedoch nicht durchgeführt.

Frauen sind häufiger betroffen als Männer (1,6 : 1) mit einem Erkrankungsgipfel um das 60. Lebensjahr. Gleichzeitig können andere Autoimmunkrankheiten auftreten wie Myxödem, Thyreoiditis, Nebennierenatrophie, Vitiligo, Hypoparathyreoidismus, Diabetes und Hypogammaglobulinämie. Die Krankheit tritt am häufigsten bei Nordeuropäern auf, wird aber auch bei anderen Rassen gefunden. Weiterhin ist sie gehäuft familiär anzutreffen sowie bei Menschen mit Blutgruppe A, blauen Augen und Neigung zu frühzeitigem Ergrauen. Bei Patienten mit PA besteht eine erhöhte Inzidenz von Magenkarzinomen (in ca. 2–3% der Fälle). Es konnte kein gehäuftes Auftreten bei bestimmten HLA-Antigenen festgestellt werden. Bei 90% der Patienten lassen sich im Serum Autoantikörper gegen Belegzellen und bei 50% Autoantikörper gegen IF (Typ I oder Blockade-Typ) mit Verhinderung der Bindung von IF an B_{12} nachweisen. 35% weisen eine zweite Art von Autoantikörpern gegen IF auf (Typ II oder Immunkomplex-Typ), welche die Bindung an die Rezeptoren im Ileum verhindern. Antikörper gegen IF sind zwar nahezu spezifisch für die perniziöse Anämie, jedoch nur bei der Hälfte aller Patienten im Serum nachweisbar, während die häufigeren Belegzellenantikörper weniger spezifisch und bei älteren Leuten weit verbreitet sind (z. B. bei 16% aller gesunden Frauen nach dem 60. Lebensjahr). Beide Formen von Autoantikörpern können auch im Magensaft vorkommen. IF-Antikörper im Magensaft hemmen die Funktion kleiner Mengen von verbleibendem IF, was zur Malabsorption von Vitamin B_{12} beitragen kann.

Die perniziöse Anämie im Kindesalter entsteht entweder auf dem Boden eines angeborenen Mangels bzw. einer angeborenen Anomalie des Intrinsic factors (bei ansonsten gesundem Magen und normaler Säuresektretion) oder durch frühzeitigen Ausbruch der adulten Autoimmunform. Ein angeborener IF-Mangel manifestiert sich normalerweise um das zweite Lebensjahr, wenn die pränatal aus dem mütterlichen Organismus stammenden B_{12}-Reserven aufgebraucht sind.

Folsäuremangel

Er entsteht am häufigsten allein durch eine unzureichende Folsäurezufuhr mit der Nahrung oder in Verbindung mit einem Zustand erhöhten Folsäurebedarfs bzw. von Malabsorption (Tabelle 3.4). Erhöhter Zellumsatz jeglicher Form, einschließlich der Schwangerschaft, ist die Hauptursache für einen erhöhten Folsäurebedarf. Über den Entstehungsmechanismus von Folsäuremangel durch Antikonvulsiva und Barbiturate herrschen noch unterschiedliche Ansichten.

Tabelle 3.4 Ursachen des Folsäuremangels

---

1. Ernährungsbedingt
   insbesondere im hohen Alter, bei Armut, Skorbut, Magenteilresektion, Ziegenmilchanämie etc.

2. Malabsorption
   tropische Sprue, Zöliakie (kindliche und Erwachsenenform). Zum Folsäuremangel beitragende Faktoren: Magenteilresektion, ausgedehnten Jejunumresektionen, M. Crohn

3. Erhöhter Bedarf
   a) *Physiologisch:* Schwangerschaft und Laktation, körperliche Frühreife
   b) *Pathologisch:* hämatologische Krankheiten (hämolytische Anämien, Osteomyelofibrose, maligne Krankheiten (Karzinome, Lymphome, Plasmozytom), entzündliche Krankheiten (M. Crohn, Tuberkulose, rheumatoide Arthritis, Psoriasis, Dermatitis exfoliativa)

4. Erhöhte Folsäureverluste über den Urin
   aktive Lebererkrankungen, Rechtsherzinsuffizienz mit Rückstau in den großen Kreislauf

5. Therapie mit Antiepileptika

6. Verschiedene
   Lebererkrankungen, Alkoholismus, Intensivpflege

Klinik der megaloblastären Anämien

Die Krankheit beginnt meistens schleichend mit allmählich fortschreitender Symptomatik einer Anämie (Kapitel 2). In manchen Fällen veranlaßt erst eine intermittierende Infektion die Patienten zum Aufsuchen des Arztes. Infolge des erhöhten Hämoglobinabbaus durch Verstärkung der ineffektiven Erythropoese und Verkürzung der Erythrozytenlebensdauer kann es zu einem leichten Ikterus (mit zitronengelbem Farbton) kommen. Eine atrophische Glossitis (Hunter-Glossitis mit glatter, roter, brennender Zunge von rindfleischartigem Aussehen, Abb. 3.6), Mundwinkelrhagaden sowie ein leichtes Malabsorptionssyndrom mit Gewichtsverlust können aufgrund allgemeiner Epithelschädigungen vorhanden sein. Eine thrombozytopenische Purpura und ausgedehnte Melaninpigmentierungen der Haut zählen in seltenen Fällen zum Erscheinungsbild der megaloblastären Anämie. Bei vielen asymptomatischen Patienten wird die Diagnose erst gestellt, nachdem anläßlich der Anfertigung eines Blutbildes aus irgendwelchen anderen Gründen eine Makrozytose festgestellt worden ist.

Funikuläre Spinalerkrankung (Vitamin-B$_{12}$-Neuropathie)

Schwerer Vitamin-B$_{12}$-Mangel kann eine fortschreitende Neuropathie verursachen mit Befall der peripheren sensiblen Nerven, der Hinterstränge, der Kleinhirnseitenstränge und der Pyramidenseitenstränge des Rückenmarks (Abb. 3.7). Die Erkrankung ist symmetrisch und ergreift die Beine in stärkerem Maße als die Arme. Die Patienten, häufiger Männer als Frauen, klagen über Kribbeln in den Füßen sowie Schwierigkeiten beim Gehen und fallen leicht in der Dunkelheit. Eine Optikusatrophie und schwere psychiatrische Symptome treten nur in seltenen Fällen auf. Die

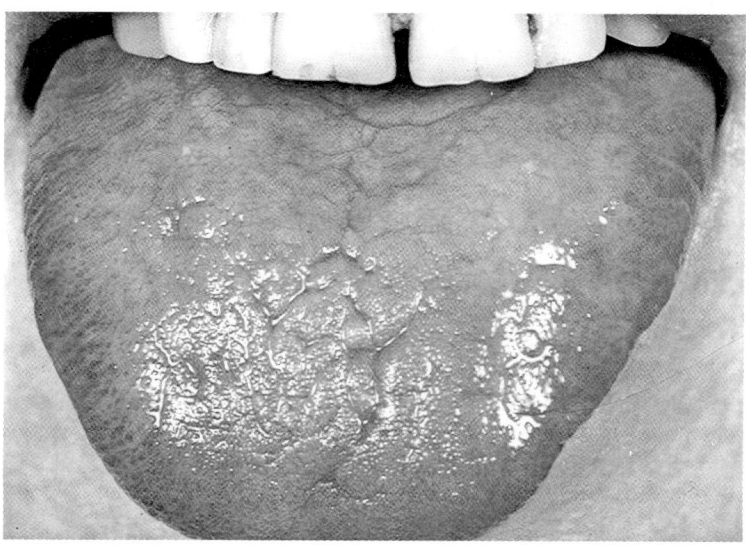

Abb. 3.6 Die Zunge eines Patienten mit Hunter-Glossitis bei megaloblastärer Anämie. Ihr Aussehen wird vielfach als „rindfleischartig" beschrieben

55

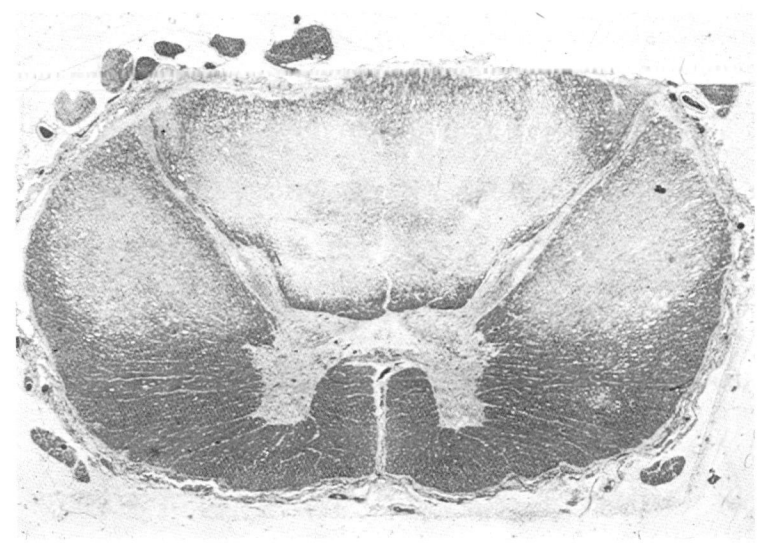

Abb. 3.7 Querschnitt durch das Rückenmark eines Patienten, der an den Folgen einer funikulären Spinalerkrankung starb (Weigert-Pal-Färbung). In den Hinter- und Seitensträngen ist es zu ausgedehntem Markscheidenschwund gekommen

Anämie kann schwer oder leicht ausgeprägt sein oder sogar gänzlich fehlen, wobei dann jedoch der Blutausstrich und die Knochenmarkbiopsie stets einen pathologischen Befund liefern. Neuere Arbeiten lassen darauf schließen, daß die funikuläre Spinalerkrankung auf einer Störung der S-Adenosylmethionin-Synthese beruht (siehe Abb. 3.3) und somit auf einer Störung der Methylierungsreaktionen, welche für die Myelinbildung notwendig sind.

Tabelle 3.5 Nachgewiesene Auswirkungen von Vitamin-B_{12}- oder Folsäuremangel

1. Megaloblastäre Anämien
2. Makrozytose epithelialer Zellen
3. Funikuläre Spinalerkrankung (nur bei B_{12}-Mangel)
4. Sterilität
5. Selten: reversible Melaninpigmentierungen der Haut

Laborbefunde bei megaloblastären Anämien

Die Anämie ist makrozytär (MCV > 95 fl, in schweren Fällen häufig im Bereich von 120–140 fl), wobei die Makrozyten eine typisch ovale Form aufweisen (Abb. 3.8). Die Retikulozytenzahl ist im Vergleich zum Ausmaß der Anämie erniedrigt; auch die Leukozyten- und Thrombozytenzahl kann, insbesondere bei schwer anämischen Patienten, mäßig verringert sein. Bei einem Teil der neutrophilen Granulozyten sind übersegmentierte Zellkerne mit 6 und mehr Segmenten nachzuweisen. Im gewöhnlich sehr zellreichen Knochenmark befinden sich große Erythroblasten

56

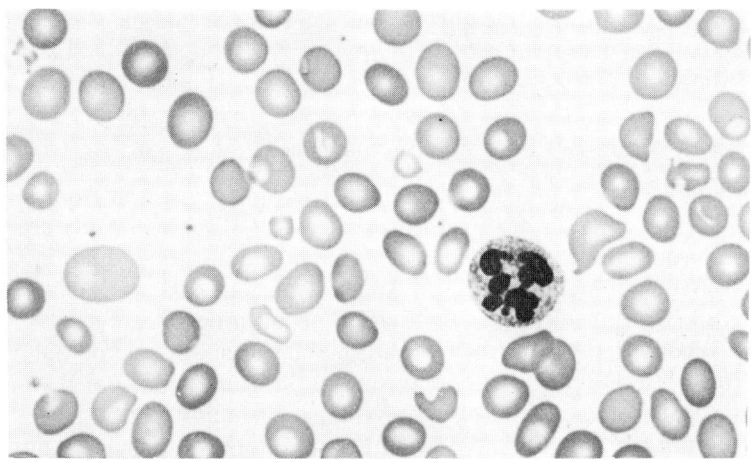

Abb. 3.8 Peripherer Blutausstrich bei schwerer megaloblastärer Anämie. Beachte die ovalen Makrozyten und den übersegmentierten neutrophilen Granulozyten

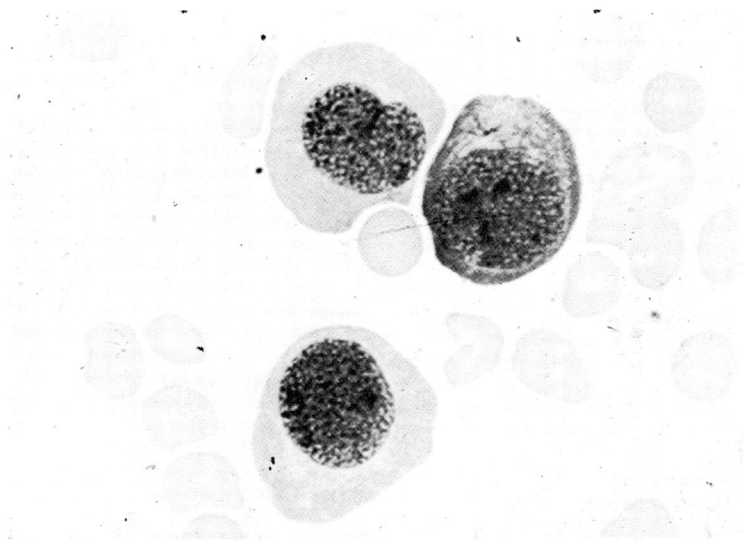

Abb. 3.9 Megaloblasten im Knochenmark eines Patienten mit schwerer megaloblastärer Anämie. Beachte das zarte, offene, punktierte (unreife) Erscheinungsbild des Kernchromatins selbst in älteren Zellen (Zytoplasma hell bzw. mit beginnender Hämoglobinbildung)

(Megaloblasten) mit den Zeichen einer Zellkernreifungsstörung unter Beibehaltung eines offenen, zarten, unreifen Chromatingerüstes bei ansonsten normaler Hämoglobinbildung (Abb. 3.9). Oft sind viele im Untergang begriffene Erythroblasten sichtbar; daneben finden sich auch pathologisch geformte Riesenmetamyelozyten. Da die Veränderungen mit der Schwere der Anämie korrelieren, sind die pathologischen Befunde bei leicht anämischen Patienten oft relativ schwer zu erkennen.

57

Indirektes Bilirubin, Hydroxybutyrat und LDH im Serum als Zeichen des medullären Zellunterganges sowie der ineffektiven Erythropoese und Leukopoese sind erhöht. Serumeisen und -ferritin können im Normbereich oder leicht erhöht sein.

Diagnose des Vitamin-B_{12}- oder Folsäuremangels

Heute wird die Diagnose meistens anhand des Serumspiegels von B_{12} und Folsäure sowie des Folsäuregehaltes der Erythrozyten gestellt (Tabelle 3.6). Hierzu werden entweder mikrobiologische Verfahren oder auch Radioisotopendilutionsverfahren angewandt. Bei einer megaloblastären Anämie oder funikulären Spinalerkrankung aufgrund von B_{12}-Mangel ist der B_{12}-Serumspiegel in der Regel stark erniedrigt. Dementsprechend finden sich auch bei megaloblastären Anämien durch Folsäuremangel erniedrigte Folsäurewerte in Serum und Erythrozyten. Bei B_{12}-Mangel ist eine Tendenz zu ansteigenden Folsäure-Serumspiegeln und ein Abfall des erythrozytären Folsäuregehaltes durch die gestörte Folsäurepolyglutamatsynthese zu verzeichnen. Ohne B_{12}-Mangel ist der Folsäuregehalt der Erythrozyten jedoch ein genaueres Maß für den Folsäurestatus des Gewebes als der Folsäure-Serumspiegel. Die Diagnose eines kombinierten Mangelzustandes kann daher einige Schwierigkeiten bereiten. In solchen Fällen mit erniedrigten Serumspiegeln beider Vitamine ist die hämatologische Reaktion des Patienten auf die spezifische Therapie von großer Hilfe, vorausgesetzt, daß physiologische Tagesdosen (1 µg B_{12} bzw 100 µg Folsäure) verabreicht werden, denn eine therapeutische Wirkung kann nur bei Mangel des entsprechenden Vitamins eintreten. Hohe Folsäuredosen (z.B. 5 mg/Tag) zeigen auch bei B_{12}-Mangel eine hämatologische Wirkung; sie können jedoch die funikuläre Spinalerkrankung verschlimmern und sollten daher niemals allein gegeben werden, es sei denn, ein B_{12}-Mangel wurde z.B. durch den Befund eines normalen B_{12}-Serumspiegels ausgeschlossen.

Tabelle 3.6 Laboruntersuchungen bei Vitamin-B_{12}- und Folsäuremangel

Untersuchung	Normbereich	Ergebnis bei	
		Vitamin-B_{12}-Mangel	Folsäuremangel
Serum-B_{12}	160–925 ng/l	erniedrigt	normal bis grenzwertig
Serum-Folsäure	3,0–15,0 µg/l	normal oder erhöht	erniedrigt
Erythrozyten-Folsäure	160–640 µg/l	normal oder erniedrigt	erniedrigt

Die Ausscheidung von Methylmalonat ist früher für den Nachweis eines B_{12}-Mangels und die Formiminoglutamat-(Figlu-)ausscheidung für den Nachweis eines Folsäuremangels gemessen worden; in der Praxis wird heute jedoch keiner dieser beiden Tests mehr routinemäßig durchgeführt.

In bestimmten spezialisierten Labors wird dagegen noch der Desoxyuridin-Suppressionstest angewandt. Dieser bestimmt das Ausmaß, mit dem nichtmarkiertes Desoxyuridin die Aufnahme von radioaktivem Thymidin in die Knochenmark-DNA in vitro supprimiert und ist ein indirektes Maß für die Thymidylsäuresynthese. Durch B_{12}- oder Folsäuremangel fällt der Test bei megaloblastären Anämien pathologisch aus (geringere Suppression) und läßt sich durch Hinzufügung des entsprechenden Vitamins in vitro normalisieren.

58

Untersuchungen der Mangelursachen (Tabelle 3.7)

Bei B_{12}-Mangel dienen Resorptionstests unter Verwendung von oral verabreichtem, mit radioaktivem Kobalt (^{58}Co oder ^{57}Co) markiertem Cyanocobalamin zur Unterscheidung eines Malabsorptionszustandes von einer Mangelernährung. Durch eine Wiederholung des Tests zusammen mit einem geeigneten Intrinsic-factor-Präparat läßt sich eine Magenerkrankung wie die atrophische Gastritis – bei Normalisierung der Resorption von markiertem B_{12} – von einer intestinalen Erkrankung – bei Fortbestehen der B_{12}-Resorptionsstörung – unterscheiden (s. Tabelle 3.8). Am häufigsten wird die B_{12}-Resorption indirekt durch die Ausscheidung über den Urin gemessen. Bei dieser als „Schilling-Test" bezeichneten Methode wird nach oraler Gabe resorbiertes und radioaktiv markiertes B_{12} durch eine hohe i.-m. Dosis (1000 µg) von nichtmarkiertem B_{12}, welche gleichzeitig mit dem markierten Vitamin verabreicht wird, in den 24-Stunden-Urin „ausgeschwemmt". In einigen Zentren werden außerdem Ganzkörper-Radioaktivitätsmessungen, Untersuchungen der Stuhlausscheidung sowie Radioaktivitätsmessungen von Plasma und Leber durchgeführt.

Andere geeignete Untersuchungsmethoden sind in Tabelle 3.7 aufgeführt. Sie dienen hauptsächlich der Beurteilung der Magenfunktion und dem Nachweis von Autoantikörpern gegen Magenantigene. In allen Fällen einer perniziösen Anämie sollte eine Röntgenuntersuchung oder Endoskopie des Magens durchgeführt werden zur Bestätigung einer atrophischen Gastritis und zum Ausschluß eines Magenkarzinoms.

Tabelle 3.7 Untersuchungen auf die Ursachen eines Vitamin-B_{12}- oder Folsäuremangels

Vitamin B_{12}	Folsäure
1. Ernährungsanamnese	1. Ernährungsanamnese
2. B_{12}-Resorption mit und ohne IF	2. Untersuchungen auf intestinale Malabsorption
3. Antikörper gegen IF und/oder Belegzellen	3. Jejunumbiopsie
4. Endoskopie oder Magen-Darm-Passage mit Spätaufnahmen	4. Grundkrankheit
5. Magenfunktion (Säure, IF)	

Tabelle 3.8 Ergebnisse der Resorptionstests mit radioaktivem B_{12}

	Resorption einer alleinigen Gabe von markiertem B_{12}	Resorption einer Gabe von markiertem B_{12} zusammen mit IF
Vegetarismus	normal	normal
Perniziöse Anämie oder Magenresektion	erniedrigt	normal
Erkrankungen des Ileums	erniedrigt	erniedrigt
Intestinales Blind-loop-Syndrom	erniedrigt*	erniedrigt*

* Normalisierung bei antibiotischer Therapie

Beim Folsäuremangel ist die Ernährungsanamnese von größter Wichtigkeit, obwohl die genaue Abschätzung der Folsäurezufuhr mit einigen Schwierigkeiten verbunden ist. Auch die Möglichkeit einer Zöliakie oder einer anderen Grundkrankheit (siehe Tabelle 3.4) sollte in Betracht gezogen werden.

Behandlung

In den meisten Fällen ist die alleinige Therapie mit dem entsprechenden Vitamin bereits ausreichend (Tabelle 3.9). Bei schwer anämischen Patienten ohne einen klaren Hinweis auf die Art des Vitaminmangels und mit der dringenden Notwendigkeit einer sofortigen Behandlung kann man die Therapie aus Sicherheitsgründen mit beiden Vitaminen beginnen. Eine Herzinsuffizienz bei älteren Personen sollte gleichzeitig mit Diuretika und einer zehntägigen Kaliumsubstitution behandelt werden (da in einigen Fällen während der hämatologischen Regeneration unter der Behandlung Hypokaliämien aufgetreten sind). Daneben sollte gezielt nach Infektionsherden gesucht werden, die gegebenenfalls entsprechend zu behandeln sind. Bluttransfusionen sind wegen der Gefahr einer Kreislaufüberlastung durch Hypervolämie nur in Notfällen indiziert. Falls sie dennoch wegen Hypoxie unumgänglich sind, sollten ein bis zwei Erythrozytenkonzentrate transfundiert werden, gegebenenfalls unter gleichzeitiger Abnahme von Blut aus dem anderen Arm.

Tabelle 3.9 Behandlung megaloblastärer Anämien

	Vitamin-B_{12}-Mangel	Folsäuremangel
Substanz	Hydroxocobalamin	Folsäure
Darreichungsform	intramuskulär	oral
Dosis	1000 µg	5 mg
Initialbehandlung	6 × 1000 µg über 2–3 Wochen	täglich 5 mg über 4 Monate
Dauerbehandlung	1000 µg alle 3 Monate	abhängig von der Grundkrankheit. Lebenslängliche Therapie kann erforderlich sein bei erblichen chronischen hämolytischen Anämien, Myelosklerose, Dialysepatienten
prophylaktische Behandlung bei:	totaler Gastrektomie, Ileumresektion	Schwangerschaft, schweren hämolytischen Anämien, Dialyse, körperl. Frühreife

Therapieerfolg. Nach 24- bis 48stündiger Substitution des richtigen Vitamins bessert sich bereits das Befinden des Patienten, was sich z. B. in einer Zunahme des Appetits äußert. Ein reaktiver Retikulozytenanstieg beginnt am 2. oder 3. Tag mit einem Maximum am 6. bis 7. Tag, wobei die Höhe des Anstieges in umgekehrt proportionalem Verhältnis zur anfänglichen Erythrozytenzahl steht (Abb. 3.10). Der Anstieg des Hämoglobinspiegels sollte unter der Therapie alle zwei Wochen um 2–3 g/dl (20–30 g/l) ansteigen. Die Leukozyten- und Thrombozytenzahlen normalisieren

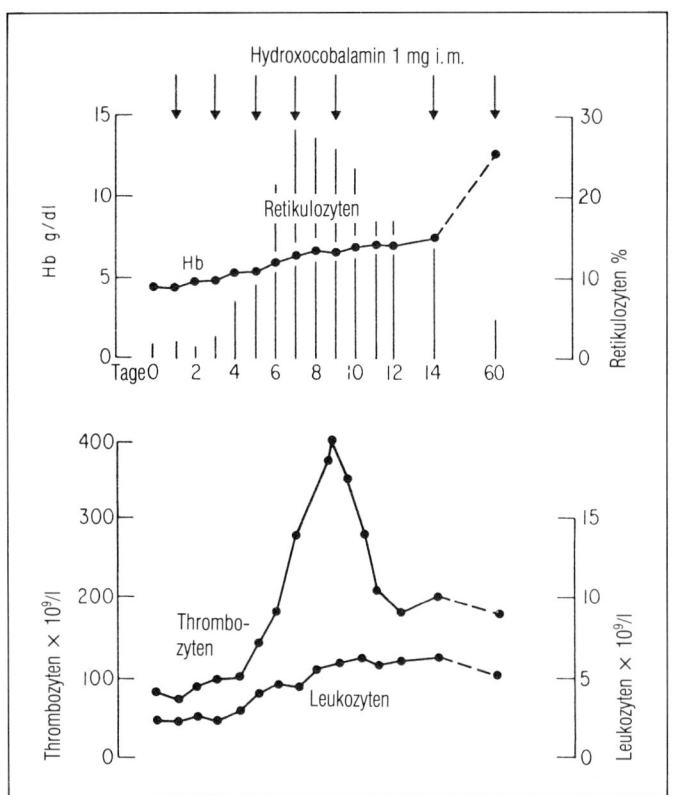

Abb. 3.10 Typischer hämatologischer Verlauf einer wirksamen Vitamin-B$_{12}$-(Hydroxocobalamin-) Therapie bei perniziöser Anämie

sich innerhalb von 7–10 Tagen, während das Knochenmark bereits nach ca. 48 Stunden normoblastisch erscheint trotz Fortbestehens von Riesenmetamyelozyten oftmals noch nach 12 Tagen. Das Serumeisen sinkt bereits im Laufe des ersten Tages ab, LDH und Ferritin langsamer.

Oft bessert sich die periphere Neuropathie; die Rückenmarkschäden sind jedoch irreversibel.

Ausbleiben des Therapieerfolges. Dies kann auf der Gabe des falschen Vitamins beruhen, auf Vorliegen einer weiteren Anämieursache (z. B. Eisenmangel, Infektionen, maligne Krankheiten) oder auf einer Fehldiagnose.

Andere megaloblastäre Anämien

(siehe Tabelle 3.1)

Störungen des Vitamin-B$_{12}$- und Folsäurestoffwechsels

Zu diesen seltenen Erkrankungen zählen angeborene Mängel an Enzymen des B$_{12}$- oder Folsäurestoffwechsels oder an dem für B$_{12}$ zuständigen Serumtransportprotein TC II, welches für das Eindringen von Serum-B$_{12}$ in die Zellen des Knochenmarks notwendig ist. Lachgas-(N$_2$O-)Narkosen verursachen eine rasche Inaktivierung der Vitamin-B$_{12}$-Körperreserven durch Oxydation des reduzierten Kobaltatoms im Methyl-B$_{12}$. Bereits innerhalb einiger Tage treten megaloblastäre Knochenmarkveränderungen auf, und bei einer länger andauernden Verabreichung von N$_2$O kann es dadurch zu einer Panzytopenie kommen. Bei chronisch exponierten Personen (z. B. Zahnärzten und Anästhesisten) sind neurologische Schäden beobachtet worden, die mit denen der funikulären Spinalerkrankung durch Vitamin-B$_{12}$-Mangel große Ähnlichkeit aufweisen. Desgleichen können Folsäureantagonisten, insbesondere diejenigen mit einer Hemmung der Dihydrofolat-Reductase (z. B. Methotrexat und Pyrimethamin) megaloblastäre Veränderungen hervorrufen (siehe S. 51). Trimethoprim mit seiner hemmenden Wirkung auf die bakterielle Dihydrofolat-Reductase wirkt auf das entsprechende menschliche Enzym nur schwach und verursacht lediglich bei solchen Patienten megaloblastäre Veränderungen, bei denen bereits ein B$_{12}$- oder Folsäuremangel bestand.

DNA-Synthesestörungen unabhängig von B$_{12}$ oder Folsäure

Angeborene Störungen verschiedener Enzyme, die bei der Purin- oder Pyrimidinsynthese eine Rolle spielen, können megaloblastäre Anämien hervorrufen, die in ihrem Erscheinungsbild mit denjenigen des B$_{12}$- oder Folsäuremangels identisch sind. Die bekannteste ist die Orotazidurie. Auch Medikamente mit einer hemmenden Wirkung auf die Purin- oder Pyrimidinsynthese (wie z. B. Hydroxyharnstoff, Cytosin-Arabinosid und 6-Mercaptopurin) haben häufig eine megaloblastäre Anämie zur Folge. Megaloblastäre Veränderungen treten außerdem in Verbindung mit Erythroleukämie und erworbenen sideroachrestischen Anämien auf, doch ist in diesen Fällen der Ort der DNA-Synthesestörung unbekannt und bleibt eine B$_{12}$- oder Folsäuretherapie ohne Erfolg.

Weitere Ursachen von Makrozytosen mit Ausnahme der megaloblastären Anämien

Für das Auftreten von vergrößerten Erythrozyten im Blutkreislauf gibt es neben B$_{12}$- und Folsäuremangel noch eine Reihe weiterer Ursachen. In einigen dieser Fälle zeigt das erythropoetische Gewebe des Knochenmarkes eher normoblastäre als megaloblastäre Merkmale (Tabelle 3.10). Die genauen Mechanismen, die zur Entstehung der vergrößerten Erythrozyten führen, sind noch nicht in jedem Einzelfall geklärt, obwohl bei einigen vermehrte Lipidablagerungen auf der Erythrozytenmembran und bei anderen Änderungen der Reifezeit im Knochenmark diskutiert werden. Daneben sind auch Retikulozyten größer als reife Erythrozyten und können als Makrozyten fehlinterpretiert werden. Bei makrozytären, aber normoblastischen Anämien sind die Erythrozyten gewöhnlich eher rund als oval und die Neutrophilen nicht übersegmentiert. Alkohol ist die häufigste Ursache für ein erhöhtes MCV ohne Vorliegen einer Anämie. Bei starken Alkoholikern beruht die megaloblastäre Anämie jedoch auf einer direkt toxischen Wirkung des Alkohols auf das Knochenmark bzw. auf einem begleitenden Folsäuremangel durch Ernährungsfehler. Die anderen in Tabelle 3.10 aufgelisteten Grunderkrankungen und Zustände sind in der Regel leicht zu diagnostizieren, vorausgesetzt, daß man daran denkt und die entsprechenden Untersuchungen zum Ausschluß von B_{12}- oder Folsäuremangel veranlaßt (z. B. Messung der Serumspiegel von B_{12} und Folsäure sowie Knochenmarkbiopsie).

Tabelle 3.10 Ursachen von Makrozytosen mit Ausnahme von megaloblastären Anämien

---

1. Alkohol
2. Lebererkrankungen
3. Myxödem
4. Retikulozytose
5. Zytostatika
6. Panmyelopathie
7. Schwangerschaft
8. Primär erworbene sideroachrestische Anämien und myelodysplastische Syndrome
9. Plasmozytom
10. Respiratorische Insuffizienz (Hypoxie)

Differentialdiagnose makrozytärer Anämien

Anamnese und körperliche Untersuchung können bereits einen Verdacht auf B_{12}- oder Folsäuremangel liefern. Ernährungsweise, Medikamente, Alkoholkonsum, Familienanamnese, anamnestischer Verdacht auf Malabsorption, Zustand bei Autoimmunkrankheiten sowie vorangegangene Krankheiten oder Operationen im Bereich des Gastrointestinaltraktes sind ebenfalls von Bedeutung. Daneben sind Ikterus, Glossitis und neurologische Störungen wichtige Anzeichen für eine megaloblastäre Anämie.

Laborbefunde von besonderer Bedeutung sind die Form der Makrozyten (bei megaloblastären Anämien oval), der Nachweis von übersegmentierten Neutrophilen, von Leukopenie und Thrombopenie sowie das mikroskopische Bild des Knochenmarkes. Zur Vervollständigung der Diagnose einer megaloblastären Anämie dienen der B_{12}-Serumspiegel, der Folsäuregehalt der Erythrozyten sowie Spezialuntersuchungen auf die Ursachen dieser Mangelzustände. Der Ausschluß von Alkoholismus, Leber- und Schilddrüsenfunktionstests sowie eine Knochenmarkbiopsie sind ebenso wichtig bei der weiteren Abklärung einer makrozytären Anämie nach Ausschluß von B_{12}- oder Folsäuremangel.

Ausgewählte Literatur

Carmel R. (1983) Megaloblastic anemia: vitamin B_{12} and folate. In: Current Hematology, vol. 2, pp. 243–80, ed. V. F. Fairbanks. John Wiley, New York.

Chanarin I. (1979) The Megaloblastic Anaemias, 2nd edition. Blackwell Scientific Publications, Oxford.

Chanarin I. (1982) The effects of nitrous oxide on cobalamins, folates and on related events. CRC Critical Reviews on Toxicology, pp. 179–213. CRC Press, Florida.

Clinics in Haematology (1976) vol. 5.3. Ed. A. V. Hoffbrand. W. B. Saunders, Philadelphia.

Hoffbrand A. V. (1983) Pernicious Anaemia. Scottish Medical Journal 28: 218–27.

Hoffbrand A. V. & Wickremsinghe R. G. (1981) Megaloblastic anaemia. In: Recent Advances in haematology 3, pp. 95–144, ed. A. V. Hoffbrand. Churchill Livingstone, Edinburgh.

Kass L. (1976) Pernicious Anemia. In: Major Problems in Internal Medicine, vol. 7. W. B. Saunders, Philadelphia.

Kapitel 4
Hämolytische Anämien

Definition und allgemeine Kennzeichen der Hämolyse

Als hämolytische Anämien werden solche Anämien definiert, die durch eine Steigerung des Erythrozytenabbaus hervorgerufen werden. In dem Maße, wie es zu einer Vermehrung der Blutbildung durch erythropoetische Hyperplasie und anatomische Ausdehnung des hämatopoetischen Knochenmarkes kommt, kann sich der Erythrozytenabbau um das Vielfache steigern, bevor bei einem Patienten die ersten Anämiezeichen auftreten (kompensierte Hämolyse). Beim Erwachsenen ist das Knochenmark nach maximaler anatomischer Ausdehnung in der Lage, die Erythrozytenbildung um das Sechs- bis Achtfache zu steigern. Hierbei kommt es zu einer Retikulozytose, insbesondere in Fällen mit Anämie und einem hohen Anteil von effektiver Erythropoese (z. B. bei der hereditären Sphärozytose). Bei hämolytischen Anämien mit einem hohen Anteil von ineffektiver Erythrozytenproduktion (z. B. β-Thalassaemia major) bleibt die Retikulozytose jedoch häufig aus. Im normalen peripheren Blutausstrich erscheinen die Retikulozyten als vergrößerte, sich hellblau anfärbende (polychromatische) Zellen, die aber erst nach Supravitalfärbung exakt ausgezählt werden können (siehe Abb. 1.17b).

Die Lebensdauer normaler Erythrozyten beträgt 120 Tage; bei schwerer Hämolyse leben sie jedoch nur wenige Tage. Untersuchungen mit ^{51}Cr-markierten Erythrozyten können zur Bestätigung einer Hämolyse erforderlich sein wie auch zur Bestimmung des Abbauortes durch Messung der Radioaktivität an der Körperoberfläche über verschiedenen Organen (Abb. 4.1). Für die Diagnose der Anämieform sind in jedem Falle eine ausführliche Anamnese einschließlich Familien- und Medikamentenanamnese sowie eine körperliche Untersuchung und entsprechende Laboruntersuchungen erforderlich.

In Tabelle 4.1 ist eine vereinfachte Einteilung der hämolytischen Anämien aufgeführt. Die erblichen hämolytischen Anämien beruhen in der Regel auf „korpuskulären" Defekten der Erythrozyten; normales Transfusionsblut hat in diesen Patienten die gleiche Lebensdauer wie bei gesunden Empfängern. Erworbene hämolytische Anämien sind dagegen gewöhnlich das Ergebnis einer „extrakorpuskulären" Veränderung. Normales Transfusionsblut hat in diesen Patienten die gleiche verkürzte Lebensdauer wie die eigenen Erythrozyten.

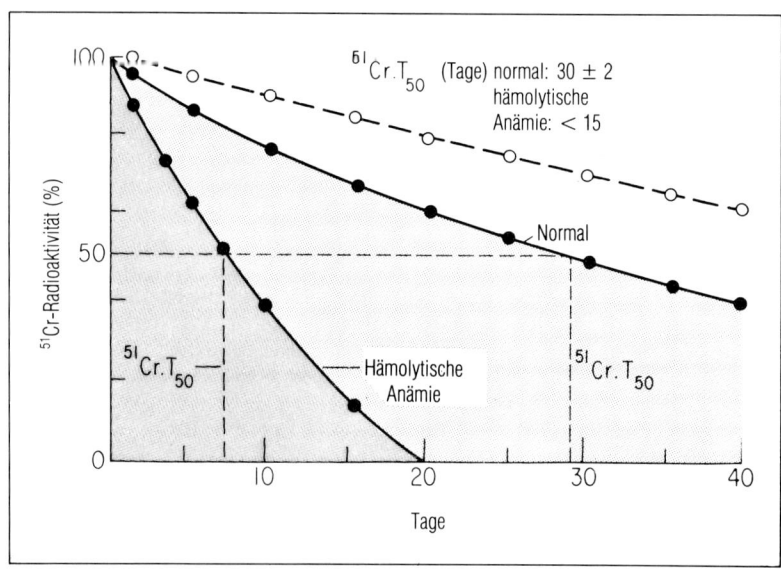

Abb. 4.1a Untersuchungen der Erythrozytenlebensdauer mit ^{51}Cr. Die T_{50} (Halbwertzeit) von ^{51}Cr beträgt beim Gesunden 30 ± 2 Tage. Nach Korrektur der ^{51}Cr-Auswaschung aus den Erythrozyten (gestrichelte Linie) beträgt die durchschnittliche Erythrozytenlebensdauer 50 ± 5 Tage. Bei einer hämolytischen Anämie sinkt die ^{51}CrT_{50} meistens unter 15 Tage ab

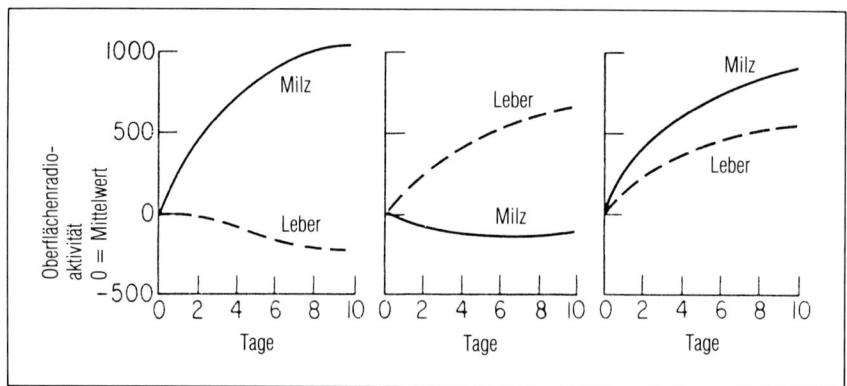

Abb. 4.1b Verlauf der Oberflächenradioaktivität bei hämolytischer Anämie während ^{51}Cr-Untersuchungen der Erythrozytenlebensdauer. Links: Überwiegender Abbau in der Milz, z. B. bei hereditärer Sphärozytose. Mitte: Überwiegender Abbau in der Leber, z. B. bei Sichelzellanämie. Rechts: Kombinierte Form des Erythrozytenabbaus, z. B. bei einigen Formen von autoimmunhämolytischen Anämien

66

Tabelle 4.1 Einteilung der hämolytischen Anämien

	Defekt	Krankheit
Erblich	Membran	z. B. hereditäre Sphärozytose, hereditäre Elliptozytose
	Stoffwechsel	z. B. G-6-PD-Mangel, Pyruvat-Kinase-Mangel
	Hämoglobin	1. Qualitative Anomalien (HbS, HbC etc.)
		2. Quantitative Anomalien (Thalassämien)
Erworben	Immungenese	
	– Autoimmunhämolytische Anämien	
	– Isoimmunhämolytische Anämien, z. B. Transfusionszwischenfall und Morbus haemolyticus neonatorum (Kapitel 14)	
	– Medikamentös bedingte immunhämolytische Anämien	
	Erythrozytenfragmentierungssyndrome	
	Hypersplenismus	
	Sekundär, z. B. bei Nieren- oder Lebererkrankungen	
	Paroxysmale nächtliche Hämoglobinurie	
	Verschiedene, z. B. infektiös, chemisch, toxisch und medikamentös bedingt	

Allgemeine Kennzeichen der Hämolyse

Klinik. Die Patienten weisen oft blasse Schleimhäute, einen leichten rezidivierenden Ikterus und eine Splenomegalie auf. Im Urin befinden sich keine Gallenpigmente; bei längerem Stehen nimmt er jedoch durch seinen hohen Gehalt an Urobilinogen eine dunkle Farbe an. Pigmentgallensteine können die Ursache von Komplikationen sein (Abb. 4.2). Bei einigen Patienten (insbesondere mit Sichelzellkrankheit) kommt es zur Ausbildung von Ulcera im Bereich der Knöchel. Gelegentlich kommt es zu akuten aplastischen Krisen, in der Regel herbeigeführt durch eine Parvovirusinfektion, welche die Erythropoese geradezu „ausschaltet". Diese Krisen zeichnen sich durch eine plötzliche Verstärkung der Anämie und einen raschen Abfall der Retikulozytenzahl aus.

Durch den erhöhten Folsäurebedarf des schnell proliferierenden Knochenmarkes (erhöhte DNA-Synthese) kommt es bei chronischen hämolytischen Anämien leicht zu einem Folsäuremangel. Bei schwerem Verlauf kann dies zu einer aplastischen Krise mit den Zeichen einer megaloblastären Zellreifungsstörung im Knochenmark führen.

Labor. Die Laborbefunde können der Einfachheit halber in drei Gruppen eingeteilt werden:

1. *Merkmale des gesteigerten Erythrozytenunterganges*
   a) Serumbilirubin (indirekt, an Albumin gebunden) – erhöht.
   b) Urobilinogen im Urin – erhöht.
   c) Stercobilinogen im Stuhl – erhöht.
   d) Serumhaptoglobine (freies Hämoglobin-bindende Plasmaproteinfraktion) – fehlend, da die Hämoglobin-Haptoglobin-Komplexe im RES abgebaut werden.

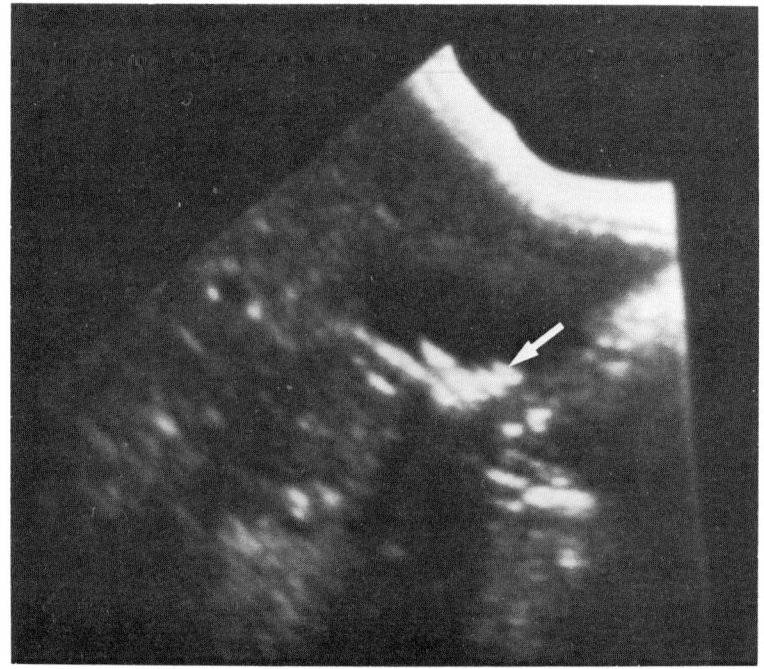

Abb. 4.2 Ultraschallbild von Pigmentgallensteinen (Pfeil) bei einem 16jährigen Patienten mit hereditärer Sphärozytose (Photographie mit freundlicher Genehmigung von L. Berger)

2. *Merkmale der gesteigerten Erythrozytenneubildung*
   a) Retikulozytose.
   b) Zellhyperplasie der erythropoetischen Reihe im Knochenmark.
3. *Merkmale der Erythrozytenschädigung*
   a) Morphologie (Sphärozyten, Fragmentozyten etc.).
   b) Verminderung der osmotischen Resistenz, Autohämolyse etc.
   c) Verminderte Lebensdauer der Erythrozyten. Nachweis am besten durch Markierung mit ^{51}Cr und Untersuchung der Abbauorte (siehe Abb. 4.1a und 4.1b).

Besondere Kennzeichen der intravaskulären Hämolyse

Unter bestimmten Bedingungen kann eine Zerstörung von Erythrozyten direkt in der Blutbahn stattfinden, z.B. bei Transfusionen von ABO-inkompatiblem Blut, bei Mangel an Glucose-6-Phosphat-Dehydrogenase, bei einigen hämolytischen Anämien in Folge von Kälteagglutininen, bei einigen mechanisch, medikamentös- und infektionsbedingten hämolytischen Anämien sowie der paroxysmalen nächtlichen Hämoglobinurie. Die Plasmahaptoglobine werden durch das freigesetzte Hämoglobin rasch abgesättigt und der Hämoglobin-Haptoglobin-Komplex anschließend im RES abgebaut. Überschüssiges freies Hämoglobin passiert den glomerulären Filter, übersteigt aber sehr bald die Rückresorptionskapazität der Nierentubuli und führt so zu einer Hämoglobinurie. Ein Teil des freien Plasmahämoglobins wird durch Lebermakrophagen abgebaut. Das dadurch freiwerdende Häm wird teilweise zur dreiwertigen Eisenform oxidiert und aus den Zellen ins Plasma abgegeben; dort verbindet es sich mit Albumin zu Methämalbumin. Häm bindet sich im Plasma auch an ein anderes Protein, Hämopexin, welches daraufhin hauptsächlich von der Leber abgebaut wird.

Die wichtigsten Laborbefunde der intravaskulären Hämolyse sind:
a) Hämoglobinämie und Hämoglobinurie,
b) Hämosiderinurie (Eisenspeicherprotein im Urinsediment, entsteht durch Hämoglobinabbau und Rückresorption in den Zellen der Nierentubuli),
c) Methämalbuminämie (Nachweis spektralphotometrisch durch den Schumm-Test)

Erbliche hämolytische Anämien
Membrandefekte

Hereditäre Sphärozytose

Bei Nordeuropäern stellt sie die häufigste Form der erblichen hämolytischen Anämien dar und beruht vermutlich auf einer Reihe unterschiedlicher Defekte eines Strukturproteins (Spectrin) der Erythrozytenmembran. Die im Knochenmark gebildeten Erythrozyten besitzen anfänglich die normale bikonkave Form, erleiden aber im Laufe ihrer Passagen durch die Milz und das übrige RES einen Verlust an Membransubstanz. Durch die Abnahme ihres Oberflächen-Volumen-Verhältnisses nehmen sie in zunehmendem Maße eine sphärische Gestalt an, so daß sie als Sphärozyten (Kugelzellen) schließlich die Mikrozirkulation der Milz nicht mehr passieren können und dort frühzeitig absterben. Die Ursache für den Membranverlust im RES ist nicht bekannt. In vitro hat Glucose einen günstigen Einfluß auf pathologische Na-Verluste aus Erythrozyten mit derartigen Membrandefekten. Aufgrund der langen Verweildauer des Blutes in der Milz kommt es dort vermutlich zu einem hohen Glucoseverbrauch mit einer Verstärkung solcher Membrandefekte.

Erbgang. Autosomal dominant mit variabler Expressivität.

Klinik. Die Anämie kann zu jeder Zeit, beim Säugling wie beim alten Menschen, manifest werden. Es kommt zu einem Ikterus mit typisch rezidivierendem Verlauf, der besonders ausgeprägt ist, wenn die hämolytische Anämie mit dem Icterus juvenilis intermittens Gilbert Meulengracht (einer Störung der hepatischen Glucuronisierung von Bilirubin) zusammenfällt. Bei den meisten Patienten ist eine Splenomegalie festzustellen. Häufig kommt es zur Ausbildung von Pigmentgallensteinen (siehe Abb. 4.2). Durch „aplastische Krisen" (in der Regel plötzlich eintretend und fast immer durch Parvovirusinfektionen verursacht) kann sich das Bild der Anämie abrupt verschlechtern.

Hämatologische Befunde. Nicht in allen Fällen kommt es zur Ausbildung einer Anämie. Ihr Schweregrad ist bei verschiedenen Mitgliedern derselben Familie jedoch oft ähnlich. Normalerweise ist eine Retikulozytose von 5–20% nachzuweisen. Im Blutausstrich lassen sich Mikrosphärozyten (Abb. 4.3a) beobachten, welche sich intensiv anfärben und einen geringeren Durchmesser als normale Erythrozyten und besonders als Retikulozyten aufweisen.

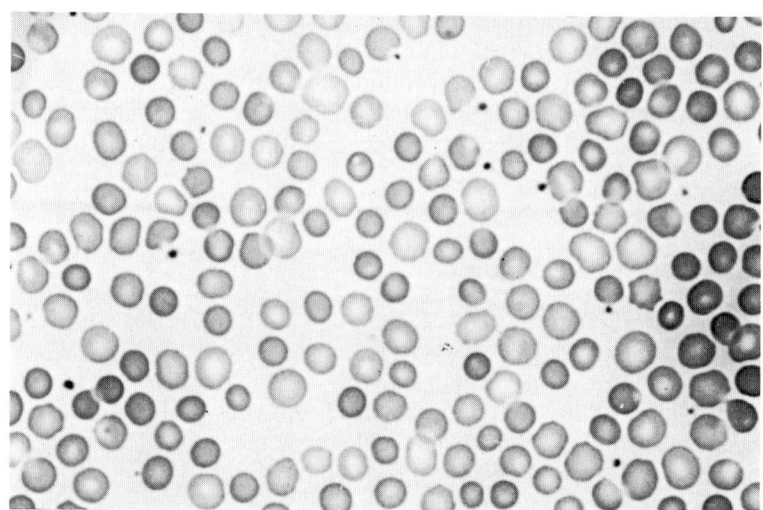

Abb. 4.3a Peripherer Blutausstrich bei hereditärer Sphärozytose. Die Sphärozyten färben sich intensiv an und besitzen einen kleineren Durchmesser als Normozyten

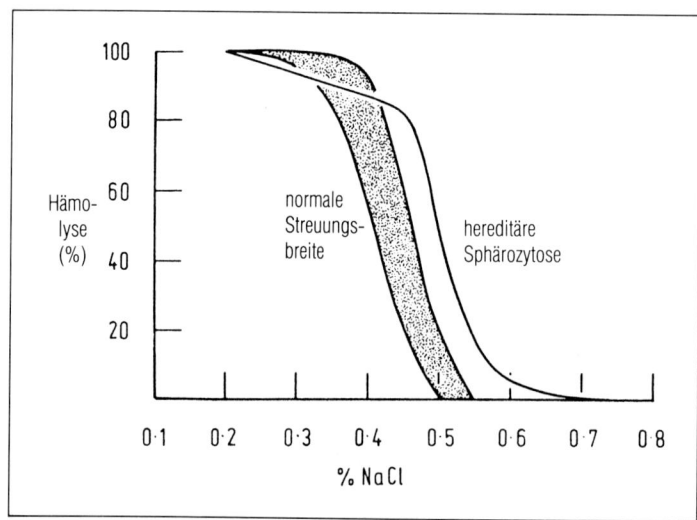

Abb. 4.3b Osmotische Resistenz der Erythrozyten bei hereditärer Sphärozytose. Im Vergleich zur normalen Schwankungsbreite (schattiert) ist die Kurve nach rechts verschoben, wobei jedoch ein kleiner Anteil von Zellen mit höherer Resistenz (Retikulozyten) nachweisbar ist

Spezialuntersuchungen

1. *Verminderung der osmotischen Resistenz* (Abb. 4.3b). Oft wird diese Anomalie erst nach 24stündiger Inkubation bei 37°C nachweisbar.
2. *Steigerung der Autohämolyse im Autohämolysetest.* Bei diesem Test werden die Erythrozyten im eigenen Plasma 48 Stunden lang inkubiert und anschließend das Ausmaß der Hämolyse gemessen. Durch Zusatz von Glucose normalisieren sich die Werte.
3. *Negativer Ausfall des direkten Coombs-Tests.* Hierdurch kann eine Autoimmunhämolyse ausgeschlossen werden, bei welcher es auch häufig zur Ausbildung von Kugelzellen kommt.
4. ^{51}Cr-*Untersuchungen* dienen zur Beurteilung des Umfanges des Zellabbaus und zum Nachweis der Milz als Hauptabbauort (Abb. 4.3a und 4.3b).

Behandlung. Sie besteht in erster Linie in der *Splenektomie.* In der frühen Kindheit sollte sie jedoch möglichst vermieden werden, da in diesem Alter nach einer Milzextirpation ein erhöhtes Infektionsrisiko (insbesondere mit Pneumokokken) besteht. Die Splenektomie sollte stets einen Anstieg des Hämoglobinspiegels bis in den Normbereich zur Folge haben, obwohl Mikrosphärozyten (im restlichen RES gebildet) weiterhin nachweisbar bleiben. In schweren Fällen wird zusätzlich stets Folsäure verabreicht. Vor der Durchführung einer Splenektomie sollte eine Pneumokokkenimpfung durchgeführt werden.

Hereditäre Elliptozytose

Sie ähnelt in ihrem klinischen Bild und den Laborbefunden der Sphärozytose mit Ausnahme des Nachweises von elliptisch geformten Erythrozyten (Elliptozyten) im Blutausstrich. Klinisch ist sie von geringerem Krankheitswert als die Sphärozytose und macht nur gelegentlich eine Splenektomie erforderlich. Ein Defekt der Spectrin-Dimerenanordnung in der Erythrozytenmembran oder eine Störung der Wechselbeziehungen zwischen Spectrin und anderen Membranproteinen ist in verschiedenen Fällen festgestellt worden.

Stoffwechseldefekte der Erythrozyten

Glucose-6-Phosphat-Dehydrogenase-(G-6-PD-)Mangel

Das Enzym G-6-PD kommt beim Menschen in einer Vielzahl von genetischen Varianten vor, deren häufigste die Typen B (westlicher Typ) und A (bei Schwarzen) sind. Zahlreiche Varianten des Enzyms G-6-PD weisen eine verringerte Aktivität auf. Von klinischer Relevanz sind entweder solche funktionellen Störungen des Enzyms oder ein Mangel an Enzymprotein. Dabei entsteht eine Beeinträchtigung der Glutathionreduktion (Abb. 4.4). Als Hauptsymptom kommt es unter „oxidativem Streß" (z.B. durch Medikamente und Favabohnen) zu akuten hämolytischen Krisen. Der Icterus neonatorum, infektiös bedingte hämolytische Krisen und auch kongenitale nichtsphärozytäre hämolytische Anämien gehen dagegen auf andere Enzymdefekte zurück.

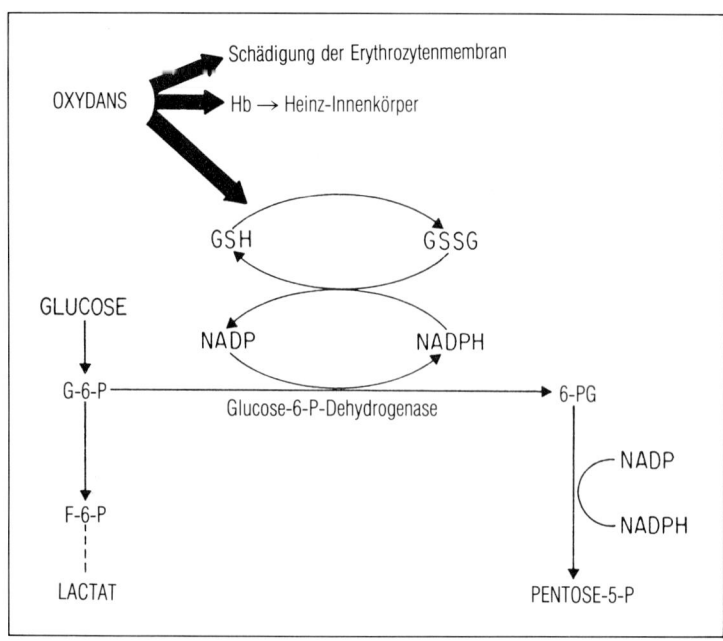

Abb. 4.4 Unter normalen Bedingungen wird Hb und die Erythrozytenmembran durch reduziertes Glutathion (GSH) vor „oxidativem Streß" geschützt. Bei G-6-PD-Mangel liegt eine Beeinträchtigung der NADPH- und GSH-Synthese vor (für die Erklärung der Abkürzungen siehe Abb. 1.14). GSSG = oxidiertes Glutathion

Die Vererbung erfolgt X-chromosomal mit männlichen Merkmalsträgern und (heterozygoten) Frauen als Konduktorinnen. Bei letzteren weist nur ungefähr die Hälfte der Erythrozyten einen normalen G-6-PD-Gehalt auf. Hauptsächlich betroffen sind die Rassen Westafrikas, des mediterranen Raums, des Mittleren Ostens und Südostasiens. Das Ausmaß des Enzymmangels kann unterschiedlich ausgeprägt sein, bei Schwarzen oft nur schwach (10–15% der normalen Aktivität), stärker bei Orientalen und am stärksten bei der Bevölkerung des Mittelmeerraumes. Ein schwerer Mangel tritt gelegentlich auch bei Nord- und Mitteleuropäern auf.

Klinisches Bild. Es ist geprägt von rasch einsetzender intravaskulärer Hämolyse, ausgelöst durch Infektionen und andere akute Krankheiten, Medikamente oder den Genuß von Favabohnen (Tabelle 4.2). Bei Negern weist die Anämie ein selbst-

Tabelle 4.2 Auslösende Ursachen einer hämolytischen Anämie bei G-6-PD-Mangel

1. *Infektionen und andere akute Erkrankungen, z. B. diabetische Ketoazidose*
2. *Medikamente*
   a) Malariamittel, z. B. Primaquin, Pyrimethamin, Chinin, Chloroquin
   b) Analgetika, z. B. Phenacetin, Acetylsalicylsäure, Paracetamol
   c) antibakterielle Mittel, z. B. Sulfonamide, Nitrofuran-Derivate, Penicillin, Isoniacid, Streptomycin
   d) verschiedene, z. B. Vitamin K, Probenecid, Chinidin, Dapson
3. *Favabohnen* (Favismus) und möglicherweise andere Pflanzen

limitierendes Regulativ auf, da die neu herangereiften jungen Erythrozyten eine fast normale G-6-PD-Aktivität besitzen und ihr Enzymgehalt erst mit zunehmender Alterung abnimmt. Bei der mediterranen Form des Enzymmangels dagegen ist die Hämolyse nicht selbstlimitierend.

Diagnose. Zwischen den Krisen zeigen sich im Blutbild der Patienten keinerlei Anomalien. Der Enzymmangel läßt sich durch eine Anzahl von Screening-Tests oder durch direkte Messung der Enzymaktivität in den Erythrozyten nachweisen. Während einer hämolytischen Krise treten im peripheren Blutbild kontrahierte und fragmentierte Erythrozyten auf, die aufgrund ihrer wie ausgestanzt erscheinenden Substanzdefekte als „Bißzellen" und „Blasenzellen" bezeichnet werden. Sie entstehen durch die Entfernung von Heinz-Innenkörpern in der Milz (Abb. 4.5). Die Heinz-Innenkörper (oxidiertes denaturiertes Hämoglobin) können mit Hilfe einer Retikulozytenanfärbung nachgewiesen werden, insbesondere nach Splenektomie (siehe Abb. 1.17b). Auch Anzeichen von intravaskulärer Hämolyse sind vorhanden (siehe S. 68). Aufgrund des höheren Enzymspiegels in jungen Erythrozyten können bei erythrozytären Enzymmessungen in der Phase einer akuten Hämolyse mit Retikulozytose falsch-normale Enzymaktivitäten gemessen werden. Erst nachfolgende Untersuchungen im Anschluß an die akute Phase, wenn die Erythrozytenpopulation wieder die normale Altersverteilung erreicht hat, lassen dann den G-6-PD-Mangel erkennen.

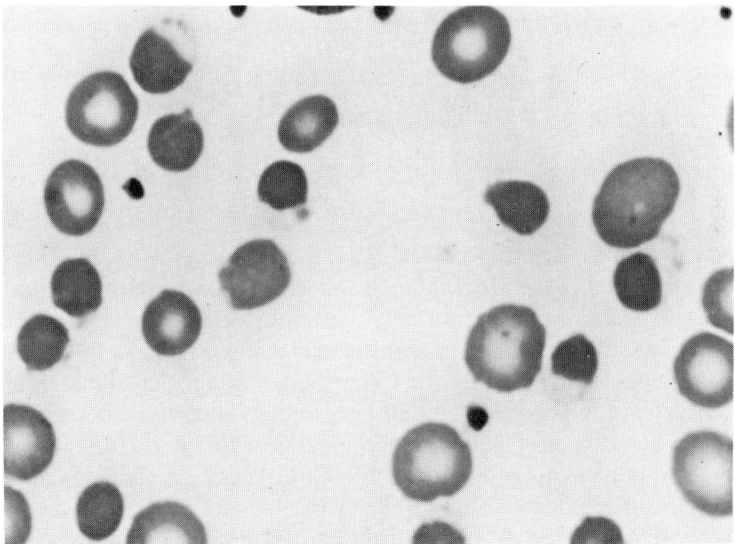

Abb. 4.5 Peripherer Blutausstrich bei einem Patienten mit Glucose-6-Phosphat-Dehydrogenase-Mangel und akuter Hämolyse nach dem Genuß von Saubohnen (Favabohnen). Bei einigen Erythrozyten zeigt sich ein Zytoplasmaverlust mit einer Abtrennung von verbleibendem Hämoglobin von der Zellmembran („Blasenzellen"). Gleichzeitig sind zahlreiche verdichtete und sich intensiv anfärbende Erythrozyten zu beobachten. Die Hämolyse findet weitgehend intravaskulär statt. Bei Supravitalfärbung (wie zur Darstellung von Retikulozyten) werden Heinz-Innenkörper sichtbar (siehe Abb. 1.17b)

Therapie. Das auslösende Medikament wird gegebenenfalls abgesetzt und eine hohe Urinausscheidung sichergestellt. Bei schweren Anämien müssen notfalls Bluttransfusionen durchgeführt werden.

Es gibt Beschreibungen anderer Defekte des Pentosephosphatzyklus, die zu ähnlichen Symptomen wie dem G-6-PD-Mangel führen; insbesondere ist hier der Glutathionmangel zu erwähnen.

Enzymdefekte der anaeroben Glycolyse

Es handelt sich hierbei um seltene angeborene Krankheiten, die alle zu einer nicht-sphärozytären hämolytischen Anämie führen. Die häufigste Erkrankung dieser Gruppe ist der Pyruvat-Kinase-Mangel.

Pyruvat-Kinase-(PK-)Mangel. Dieser wird autosomal rezessiv vererbt, so daß nur homozygote Genträger erkranken. Durch Verminderung der ATP-Bildung sind die Erythrozyten von rigider Beschaffenheit. Aufgrund einer Rechtsverschiebung der O_2-Bindungskurve durch Anstieg von intrazellulärem 2,3-DPG verursacht die Anämie (Hb: 4–10 g/dl) nur relativ leichte Symptome. Im Blutausstrich sind eine Poikilozytose und Zelldeformierungen nachzuweisen. In den Laboruntersuchungen zeigt sich eine Erhöhung der Autohämolyse, die sich jedoch im Gegensatz zur hereditären Sphärozytose nicht durch Glucose normalisieren läßt. Zur Diagnose bedarf es direkter Enzymmessungen. Das Enzym weist pathologische Eigenschaften wie eine Verminderung der Aktivität auf. Eine Splenektomie vermag eine Linderung, jedoch nicht die Heilung der Anämie herbeizuführen.

Defekte des Hämoglobins (Hämoglobinopathien)

Die Grundlagen der fetalen und adulten Hämoglobinsynthese werden auf Seite 8 besprochen. Die erblichen Hämoglobinopathien werden in zwei Hauptgruppen eingeteilt:

1. *Qualitative Anomalien des Hämoglobins.* Hierzu zählen Änderungen der Aminosäuresequenz entweder in der α- oder der β-Globinkette. Abhängig von Art und Ort des Aminosäureaustausches kann es zum Auftreten einer Anzahl unterschiedlicher Symptome kommen (Tabelle 4.3). In vielen Fällen bleibt der Hämoglobindefekt vollkommen asymptomatisch. Die wichtigste dieser Hämoglobinopathien ist die Sichelzellanämie. Auch die Hämoglobintypen HbC, HbD und HbE sind verbreitet (siehe Abb. 4.6) und rufen bei homozygoten Genträgern eine leichte hämolytische Anämie hervor, die jedoch keiner Behandlung bedarf. Die seltenen instabilen Hämoglobintypen verursachen eine chronische Hämolyse von unterschiedlichem Schweregrad. Im peripheren Blut treten hierbei Heinz-Innenkörper auf; das Hämoglobin ist hitzelabil. Auch andere klinische Symptome, z.B. Polyglobulie (S. 197), oder auch eine Form der kongenitalen Methämoglobinämie können durch abnorme Hämoglobintypen hervorgerufen werden (siehe Tabelle 4.3).

2. *Quantitative Anomalien des Hämoglobins.* Hierzu zählen die α- und die β-Thalassämie, bei denen eine Syntheseverminderung jeweils der einen oder der anderen Globinkette vorliegt.

Tabelle 4.3 Klinische Folgen bei strukturellen Hämoglobinanomalien (einfacher Aminosäureaustausch in der α- oder β-Kette)

Wasserunlösliche Hämoglobintypen
1. Kristallines Hämoglobin*
   (HbS, HbC, HbD, HbE etc.)   ⎫
                               ⎬ → Hämolyse
2. Instabiles Hämoglobin   ⎭

Anomalien des Sauerstofftransportes
1. Veränderte Affinität → Polyglobulie
2. Versagen der Reduktionsvorgänge (verschiedene Formen von MetHb) → Methämoglobinämie
   (Zyanose)

---

* Diese sind die einzigen häufig vorkommenden Störungen dieser Gruppe

Geographische Verteilung

In Abb. 4.6 sind die Gebiete dargestellt, in denen die oben erwähnten Hämoglobinopathien hauptsächlich anzutreffen sind. Die Verbreitung der Sichelzellanämie in den Tropen und Subtropen läßt sich mit dem Schutz der Erkrankten vor Malaria tropica (durch Plasmodium falciparum) erklären. Die Ursache für das geographische Verteilungsmuster der übrigen Hämoglobinopathien ist jedoch nicht geklärt.

Sichelzellanämie

HbS (Hb $\alpha_2\beta^S_2$) ist wasserunlöslich und kristallisiert unter niedrigem Sauerstoffpartialdruck, wodurch die Erythrozyten eine sichelförmige Gestalt annehmen und Mikroembolien mit Infarkten unterschiedlicher Organe hervorrufen. Diese Anomalie kommt durch einen Austausch von Glutaminsäure gegen Valin in Position 6 der β-Kette zustande (Abb. 4.7).

Homozygote Form

Klinik. Sie ist gekennzeichnet durch eine schwere hämolytische Anämie, die sich in intermittierender Form krisenartig zuspitzt. Die subjektiven Beschwerden der Patienten mit einer Sichelzellkrankheit sind im Vergleich mit dem Schweregrad der Anämie oft gering, da die Sauerstoffabgabe von HbS verglichen mit HbA relativ leicht erfolgt. Die Krisen können mit Schmerzen verbunden sein und weisen aplastische oder hämolytische Merkmale auf. Die Auslösung schmerzhafter Krisen geschieht durch Faktoren wie Infektionen, Dehydratation oder Sauerstoffmangel (z. B. in großen Höhen, bei Operationen, Entbindungen, Strömungsverlangsamung des Blutes, Kälteexposition, schwerer körperlicher Anstrengung etc.). Die Infarkte können in vielen Organen auftreten einschließlich Knochen, Lunge und Milz. Bei Kindern manifestiert sich die Sichelzellanämie häufig erstmals in Form eines „Hand-Fuß-Syndroms" mit schmerzhaften Schwellungen des Hand- und Fußrückens als Folge von Infarkten der Metacarpal- und Metatarsalknochen. Hierdurch kann es zu

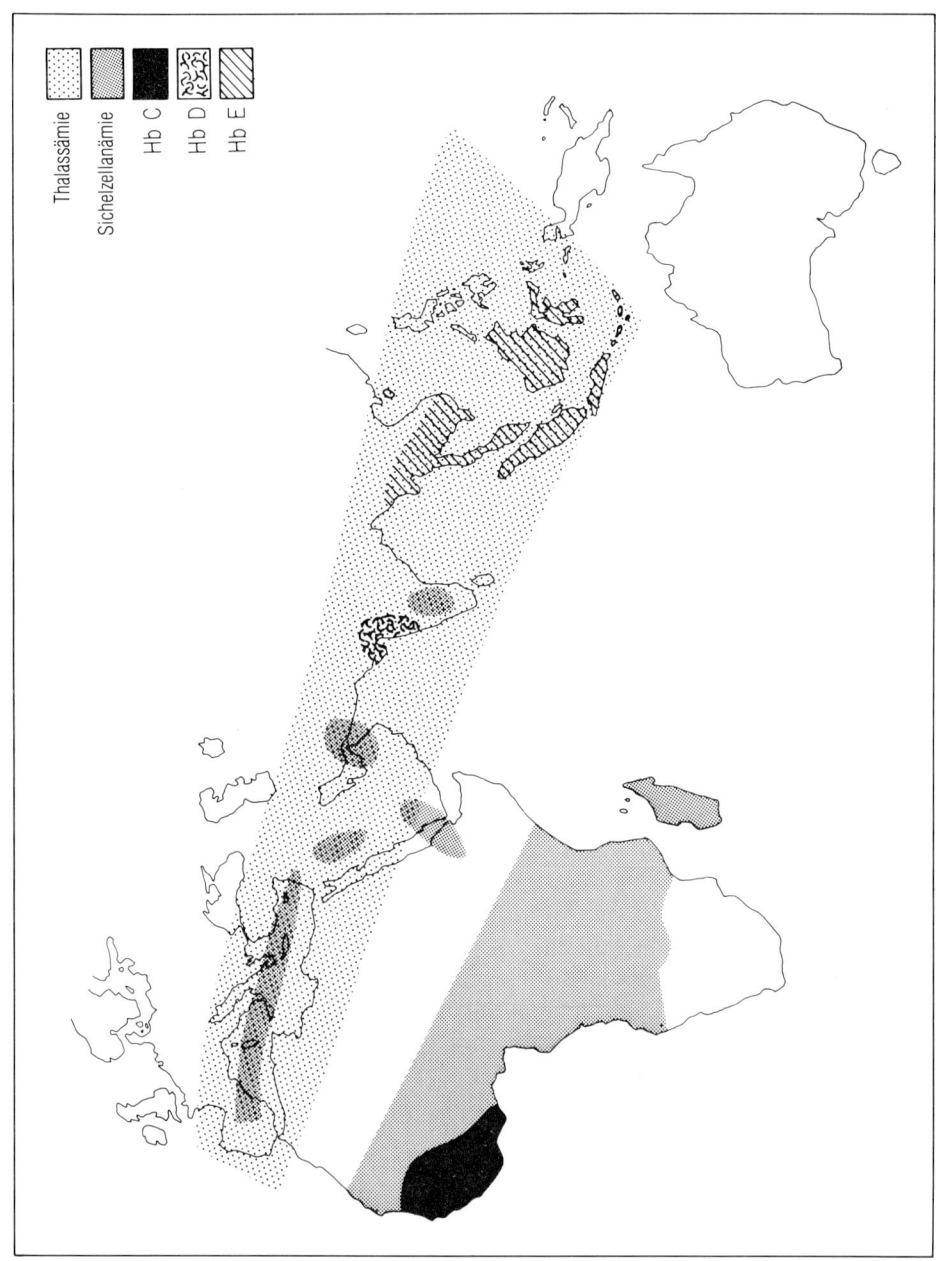

Abb. 4.6 Die geographische Verteilung der Thalassämien und anderer häufigerer Strukturanomalien des Hämoglobins

Normale β-Kette	Aminosäure	pro	glu	glu
	Basen-Triplett	CCT	GAG	GAG
Sichelzell-β-Kette	Basen-Triplett	CCT	GTG	GAG
	Aminosäure	pro	val	glu

Abb. 4.7 Molekularpathologie der Sichelzellanämie. Es handelt sich dabei um einen einfachen Basenaustausch im DNA-Code für die Aminosäure in sechster Position der β-Globinkette (Thymin statt Adenin). Dies führt zu einem Aminosäureaustausch von Valin gegen Glutaminsäure.

pro = Prolin, glu = Glutaminsäure, val = Valin, C = Cytosin, T = Thymin, A = Adenin, G = Guanin

einer Verkürzung einzelner Finger oder Zehen kommen (Abb. 4.8). Im Bereich des infarzierten Knochens kann sich eine Osteomyelitis entwickeln, oftmals verursacht durch Salmonellen. Hämaturie und Störungen der Urinkonzentration treten mitunter im Anschluß an Niereninfarkte auf. Aplastische Krisen können durch Parvovirusinfektionen und/oder Folsäuremengel ausgelöst werden und äußern sich durch einen plötzlichen Abfall der Hämoglobinkonzentration sowie der Retikulozytenzahl. Häufig kommt es durch eine Strömungsverlangsamung des Blutes und lokale Ischämie zu Geschwüren im Bereich der Unterschenkel (Abb. 4.8c). Die Milz ist im Säuglings- und frühen Kindesalter vergrößert, nimmt im Laufe der Zeit jedoch durch zahlreiche Infarkte an Größe ab (Autosplenektomie).

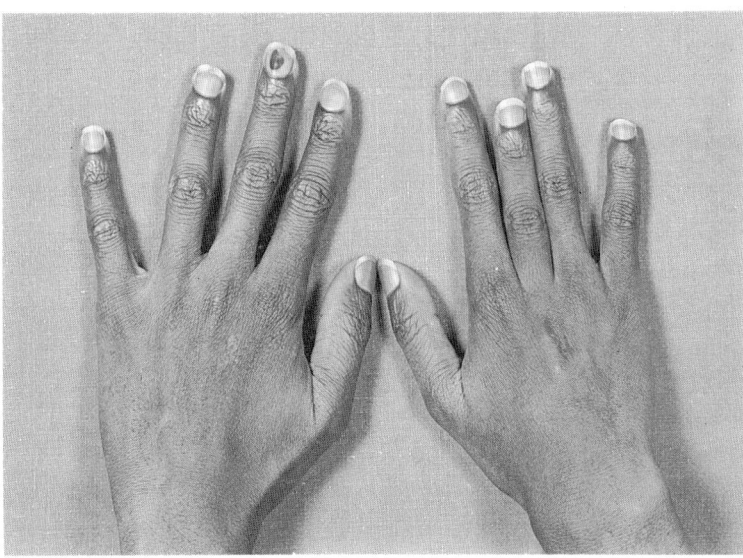

Abb. 4.8a Hände eines 22jährigen Nigerianers mit homozygoter Sichelzellanämie. Der rechte Mittelfinger ist verkürzt

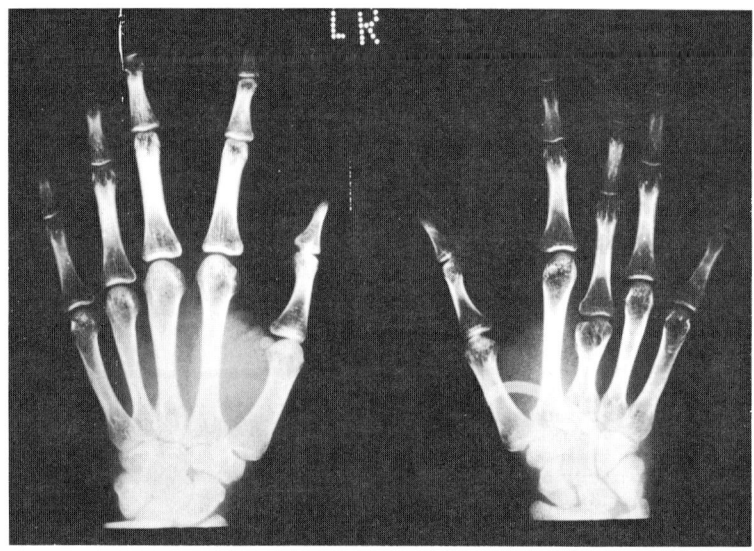

Abb. 4.8b Röntgenaufnahme der Hände des Patienten in Abb. 4.8a. Verkürzung des dritten rechten Metakarpalknochens durch einen Infarkt im Bereich der Metaphyse während der Kindheit. Die Zehen beider Füße wiesen ähnliche Anomalien auf („Hand-Fuß-Syndrom"). Ferner ist ein Teil eines Infusionsschlauches sichtbar, der zum Zweck der intravenösen Rehydratation während einer Krise angelegt wurde

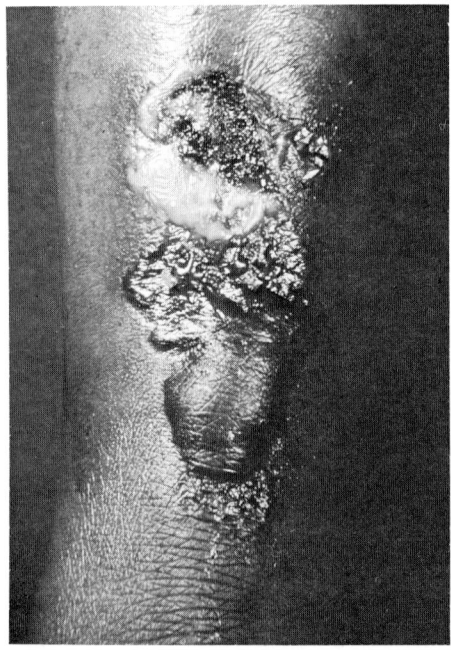

Abb. 4.8c Ulzeration oberhalb des Knöchels bei einem 16jährigen Patienten mit homozygoter Sichelzellanämie

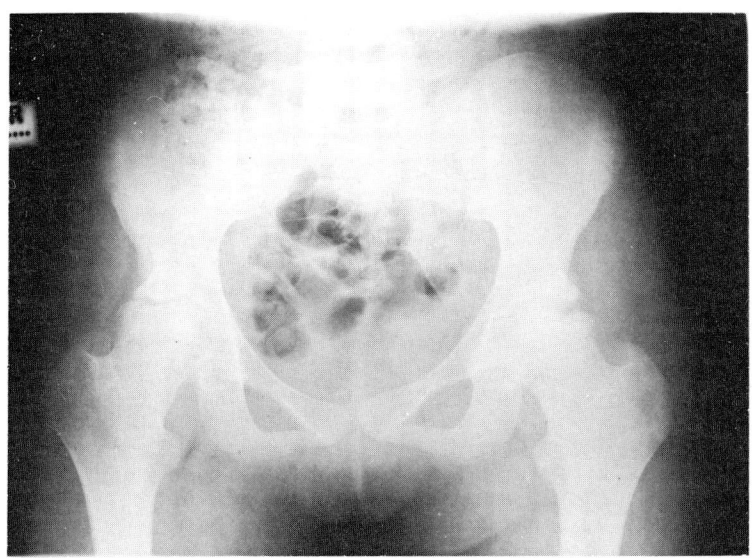

Abb. 4.9 Röntgenaufnahme der Hüftgelenke einer jungen ausgewachsenen Patientin mit homozygoter Sicherzellanämie. Schwere Gelenkschäden aufgrund von Knocheninfarkten

Laborbefunde

1. Die Hämoglobinkonzentration beträgt gewöhnlich 6–9 g/dl (60–90 g/l) und ist damit niedriger, als die subjektiven Anämiesymptome der Patienten vermuten lassen.
2. Auftreten von Sichel- und Targetzellen im Blut (Abb. 4.10). Auch die Anzeichen einer Milzatrophie (z. B. Howell-Jolly-Körper, siehe Abb. 1.17b) können vorhanden sein.
3. Screening-Tests zum Nachweis der Sichelzellbildung bei Desoxygenierung des Blutes mit Hilfe von Dithionat und Na_2HPO_4.
4. Hämoglobinelektrophorese (siehe Abb. 4.14). Bei Sichelzell-Homozygotie (HbSS) ist kein normales HbA nachweisbar. Der HbF-Anteil variiert und beträgt in der Regel 5–15%; höhere Mengen sind normalerweise bei leichteren Formen der Erkrankungen anzutreffen, z. B. der sogenannten benignen Sichelzellanämie im Mittleren Osten.

Behandlung

1. Prophylaxe durch Vermeidung der die hämolytischen Krisen auslösenden Faktoren (siehe oben).
2. Folsäuregaben, z. B. täglich 5 mg bei folsäurearmer Kost.
3. Aufrechterhaltung von Hygiene und guten Ernährungsbedingungen.
4. Während der Krisen: Bettruhe, Beseitigung der Dehydratation, Antibiotikagaben bei Auftreten von Infektionen, Bikarbonatgaben bei Azidose. Meistens sind starke Analgetika unumgänglich. Transfusionen werden nur bei sehr schwerer

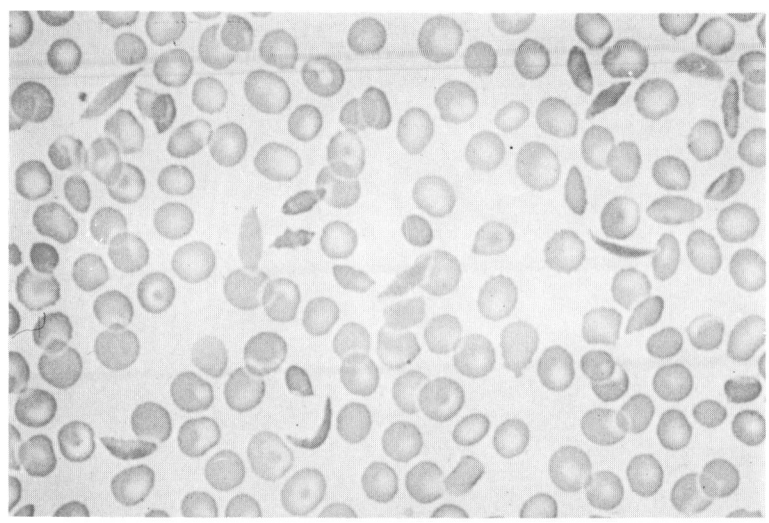

Abb. 4.10 Peripherer Blutausstrich bei Sichelzellanämie. Beachte die dunkel gefärbten Sichelzellen und Targetzellen

Anämie mit starken subjektiven Beschwerden durchgeführt. In schweren Fällen können Austauschtransfusionen erforderlich sein.

5. Besondere Vorsicht ist während der Schwangerschaft und bei Narkosen geboten. Vor Entbindungen oder Operationen haben sich wiederholte Transfusionen mit normalem Blut zur Verminderung des zirkulierenden HbS-Anteiles bewährt.

6. Transfusionen. Diese werden manchmal auch bei Patienten mit häufig rezidivierenden Krisen durchgeführt, um die HbS-Produktion über einige Monate vollständig zu unterdrücken.

Heterozygote Form der Sichelzellanämie

Sie nimmt in der Regel einen gutartigen Verlauf ohne Anämie und mit normaler Beschaffenheit der Erythrozyten. Krisen können unter extremen Bedingungen, z.B. bei Hypoxie oder schweren Infektionen, auftreten. Eine Hämaturie ist nicht ungewöhnlich. Der HbS-Anteil schwankt zwischen 25 bis 45% des Gesamthämoglobins. Auch hier erfordern Schwangerschaft und Narkosen erhöhte Vorsicht.

Kombination von HbS mit anderen Hämoglobinopathien

Am häufigsten sind die Sichelzellthalassämie sowie die Sichelzell-HbC-Krankheit, welche sich wie leichte Formen der Sichelzellkrankheit manifestieren. Patienten mit einer HbS-HbC-Krankheit neigen in besonderem Maße zu Thrombosen und Lungenembolien, vor allem während der Schwangerschaft. Die Diagnose erfolgt durch Hämoglobinelektrophorese, möglichst in Verbindung mit einer Familienuntersuchung.

Hämoglobin-C-Krankheit. Es handelt sich hierbei um eine häufig in Westafrika vorkommende Hämoglobinopathie, die auf einem Austausch von Glutaminsäure gegen Lysin in derselben Position der β-Kette beruht, wie der Aminosäureaustausch bei der Sichelzellanämie. HbC neigt zur Ausbildung von rhomboiden Kristallen. Bei homozygot Erkrankten besteht eine leichte hämolytische Anämie mit ausgeprägter Bildung von Targetzellen und Mikrosphärozyten sowie eine Splenomegalie.

Thalassämien

α-Thalassämien

Eine Übersicht findet sich in Tabelle 4.4. Da für die Synthese der α-Globinkette zwei unterschiedliche Strukturgene verantwortlich sind, bedarf es der Deletion von insgesamt vier Genen zur vollständigen Unterdrückung der α-Kettensynthese. Eine solche α^4-Gendeletion führt zum Ausfall der fetalen Hämoglobinsynthese und zum Tod in utero (Hydrops fetalis), denn α-Ketten sind sowohl im HbF als auch im HbA enthalten. Die Deletion von drei Genen bewirkt eine mäßiggradige (Hb: 7–11 g/dl bzw. 70–110 g/l) mikrozytäre hypochrome Anämie mit Splenomegalie (Hämoglobin-H-Krankheit), bei welcher HbH (β^4) mittels Elektrophorese oder in Retikulozytenpräparaten nachzuweisen ist. Im Fetalstadium kommt es zum Auftreten von Hb Barts (γ^4).

Die heterozygote (Minor-)Form der α-Thalassämie ist nur manchmal mit einer Anämie verbunden, doch sind die Werte von MCV, MCH und MCHC sämtlich erniedrigt und die Erythrozytenzahl liegt über $5{,}5 \times 10^6/mm^3$ ($5{,}5 \times 10^{12}/l$). Die Hämoglobinelektrophorese weist keine Besonderheiten auf, gelegentlich können jedoch in vereinzelten Erythrozyten oder im Retikulozytenpräparat HbH-Innenkörper beobachtet werden. Zur Diagnosesicherung ist die Messung des quantitativen Verhältnisses von α- zu β-Kettensynthese erforderlich. Das normale α/β-

Tabelle 4.4 Die Thalassämien

Genetischer Defekt	Klinik
α-Thalassämien	
Deletion von 4 Genen – Hydrops fetalis	Tod des Feten in utero
Deletion von 3 Genen – Hämoglobin-H-Krankheit	hämolytische Anämie
Deletion von 2 Genen (α°-Thalassaemia minor) Deletion von 1 Gen (α^+-Thalassaemia minor)	mikrozytäres hypochromes Blutbild, aber gewöhnlich keine Anämie
β-Thalassämien	
homozygot: β-Thalassaemia major	schwere Anämie, Bluttransfusionen erforderlich
heterozygot: β-Thalassaemia minor	Blutausstrich: hypochrom und mikrozytär; Anämie leicht oder fehlend
Thalassaemia intermedia	
klinischer Begriff, der eine Vielzahl genetischer Defekte umfaßt (siehe S. 86)	hypochrome mikrozytäre Anämie (Hb: 7,0–10,0 g/dl); Hepatosplenomegalie, Knochendeformitäten, Eisenüberladung

Verhältnis von 1:1 ist bei den α-Thalassämien verringert. Daneben gibt es einige seltene Formen der α-Thalassämie, die nicht auf Gendeletionen, sondern auf anderen Gendefekten beruhen.

β-Thalassämien

β-Thalassaemia major (homozygote Form)

Diese auch als mediterrane oder Cooley-Anämie bezeichnete Erkrankung tritt statistisch bei einem von vier Nachkommen zweier heterozygot (β-Thalassaemia minor-) erkrankter Elternteile auf. Es werden überhaupt keine ($β°$) oder nur geringe Mengen ($β^+$) von β-Ketten synthetisiert. Hierdurch kommt es zur Ablagerung überschüssig gebildeter α-Ketten in Erythroblasten und reifen Erythrozyten und zu ausgeprägter ineffektiver Erythropoese mit Hämolyse. Bislang sind über 20 verschiedene genetische Defekte identifiziert worden, wovon einige in bestimmten Volksgruppen besonders oft auftreten (Tabelle 4.5).

Klinisches Bild
1. Die schwere Anämie entwickelt sich erst ab dem 3.–6. Lebensmonat zur Zeit der normalerweise ablaufenden Umstellung von der γ- zur β-Kettensynthese.

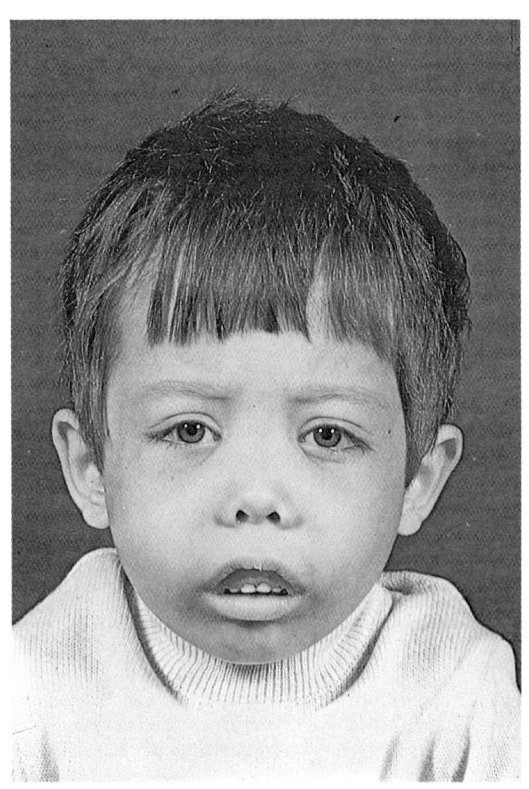

Abb. 4.11 Gesicht eines Kindes mit β-Thalassaemia major. Der Schädel ist gehöckert und besitzt vorstehende Frontal- und Parietalknochen. Der Oberkiefer ist vergrößert.

2. Übermäßiger Erythrozytenuntergang, extramedulläre Hämatopoese und Eisen-überladung haben eine Hepatosplenomegalie zur Folge. Die vergrößerte Milz erhöht den Blutbedarf durch vermehrten Abbau und „Pooling" von Erythrozyten sowie durch Ausdehnung des Plasmavolumens.

3. Die Ausweitung der Knochen und ihrer Markräume durch intensive Markhyper-plasie führt zur Ausbildung der typischen Facies thalassaemica (Abb. 4.11), zur Verschmälerung der Compacta vieler Knochen mit Frakturneigung sowie zum Phänomen des „Bürstenschädels" auf der Röntgenaufnahme (Abb. 4.12).

Tabelle 4.5 Einige der häufigeren genetischen Defekte, die für die β-Thalassämien verantwortlich sind (mit freundlicher Genehmigung von D. J. Weatherall)

„Nonsense"-Mutationen	β°	
„Splice-junction"-Mutationen	β°	Mittelmeer
„Cryptic splice sites"	β^+	Orient
„Frame shifts"	β°	
Partielle Deletion	β°	Nordindien
„Promotor site"-Mutationen	β^+	Mittelmeer

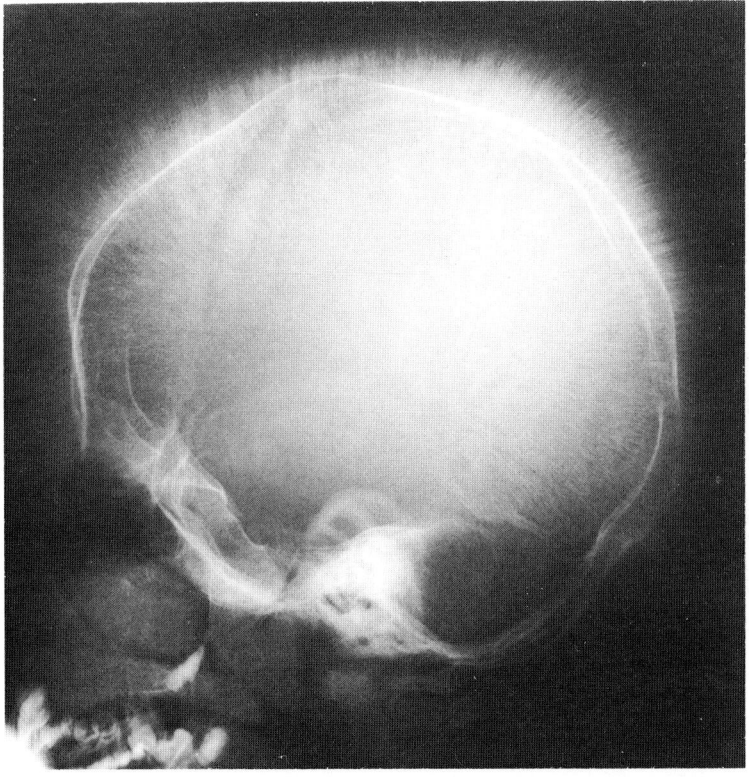

Abb. 4.12 Röntgenaufnahme des Schädels eines Patienten mit β-Thalassaemia major. Durch die Ausdehnung des Knochenmarkes in der Diploe und Arrosionen der Tabula externa entsteht das Bild des „Bürstenschädels"

Die Eisenüberladung durch wiederholte Bluttransfusionen (500 ml Transfusionsblut enthalten ca. 250 mg (45 μmol) Eisen) verursacht eine Schädigung der Leber, der endokrinen Organe (mit Wachstumsverzögerung, Verspätung oder Ausbleiben der Pubertät, Diabetes mellitus etc.) sowie des Myokards, was ohne intensive Eisenchelation im zweiten oder dritten Lebensjahrzehnt schließlich den Tod durch Herzinsuffizienz oder Arrhythmien zur Folge hat. Klinische Zeichen treten gewöhnlich nach der Verabreichung von 100 Transfusionen (25 g Eisen) in Erscheinung. Die Untersuchung der Eisenüberladung wird auf Seite 41 besprochen.

Diagnose
1. Im peripheren Blutausstrich Nachweis einer schweren hypochromen mikrozytären Anämie mit erhöhtem Retikulozytenanteil sowie Erythroblasten, Targetzellen und basophiler Tüpfelung (Abb. 4.13).
2. Bei der Hämoglobinelektrophorese Fehlen oder fast vollständiges Fehlen von HbA und fast ausschließliches Vorkommen von HbF im peripheren Blut. Der HbA$_2$-Anteil ist normal, erniedrigt oder leicht erhöht (Abb. 4.14). Bei Untersuchungen der α/β-Kettensynthese in den peripheren Retikulozyten ist ein ausgeprägter Anstieg des α/β-Verhältnisses, d.h. eine verminderte oder fehlende β-Kettensynthese festzustellen.

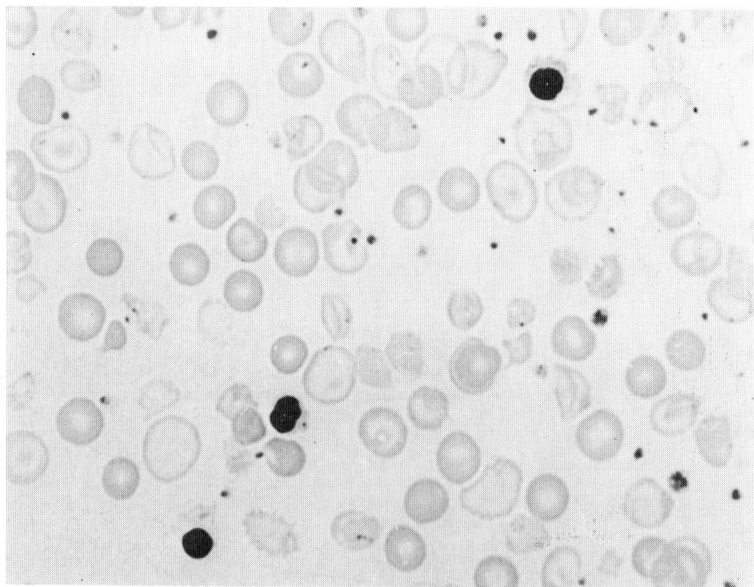

Abb. 4.13 Peripherer Blutausstrich bei β-Thalassaemia major nach Durchführung einer Splenektomie. Beachte das gleichzeitige Auftreten von Targetzellen, hypochromen Erythrozyten und Erythroblasten. Einige reife Erythrozyten enthalten kleine Eisengranula bzw. Howell-Jolly-Körper als Folge der Splenektomie. Die Erythrozyten mit hohem Hämoglobingehalt stammen aus transfundiertem Blut

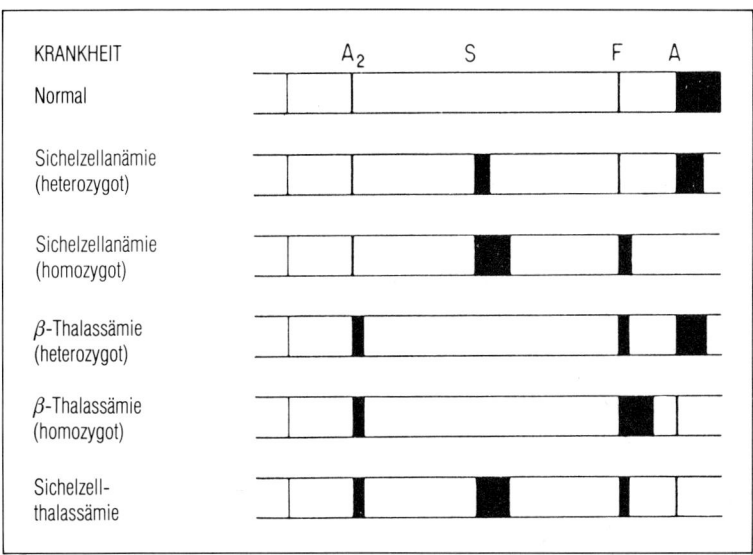

Abb. 4.14 Elektrophoretischer Befund des Hämoglobins eines gesunden Erwachsenen sowie von Patienten mit Sichelzellanämie bzw. β-Thalassämie. Bei den letzten beiden abgebildeten Fällen kann HbA vollständig fehlen oder nur in kleinen Mengen vorhanden sein

Behandlung

1. Regelmäßige Bluttransfusionen zur Aufrechterhaltung des Hämoglobinspiegels über 11 g/dl (110 g/l). Hierzu sind in der Regel 2–3 Konserven alle 4–6 Wochen erforderlich. Frisches, zur Entfernung von Leukozyten gefiltertes Blut liefert Erythrozyten mit der längsten Lebensdauer und erzeugt die geringsten Nebenwirkungen.

2. Regelmäßige Folsäuregaben (z. B. 5 mg täglich) bei folsäurearmer Nahrung.

3. Eisenentzug mit Chelatbildnern zur Vorbeugung einer Eisenüberladung. Hierzu werden mit jeder transfundierten Blutkonserve 2 g Desferrioxamin verabreicht und zusätzlich täglich über 8–12 Stunden 1–4 g durch subkutane Infusionen. Das chelatisierte Eisen wird größtenteils über den Urin als Ferrioxamin ausgeschieden, so daß bei schwer eisenüberladenen Patienten tägliche Ausscheidungsmengen von 200 mg (35 μmol/l) Eisen erzielt werden können. Durch diese intensive Eisenchelationstherapie dürfte sich die Prognose der erkrankten Kinder verbessert haben, doch fehlt es bisher noch an entsprechenden Langzeituntersuchungen.

4. Tägliche Vitamin-C-Gaben von 200 mg fördern die Ausscheidung des durch Desferrioxamin freigesetzten Eisens.

5. Evtl. Splenektomie zur Verringerung des Blutbedarfs. Wegen des erhöhten Infektionsrisikos wird dieser Eingriff erst nach dem 6. Lebensjahr durchgeführt. Nach der Splenektomie hat sich eine Pneumokokkenimpfung und/oder eine prophylaktische Penicillintherapie bewährt.

6. Endokrine Therapie zur Hormonsubstitution oder zur Stimulierung der Hypophyse bei verzögerter Pubertät.

7. In einigen wenigen Fällen konnte in den ersten ein bis zwei Lebensjahren eine Knochenmarktransplantation von einem HLA-kompatiblen Geschwister erfolgreich durchgeführt werden.

Thalassaemia intermedia

Unter dem Begriff Thalassaemia intermedia werden Fälle der β-Thalassämie zusammengefaßt, die klinisch mäßiggradig ausgeprägt sind (Hb: 7,0–10,0 g/dl bzw. 70–100 g/l) und keine regelmäßigen Transfusionen benötigen. Hierbei handelt es sich um einen klinischen Begriff, dem unterschiedliche genetische Defekte zugrunde liegen können. Als mögliche Ursachen kommen in Frage: eine homozygote β-Thalassämie mit überdurchschnittlich hoher Produktion von HbF oder einem leichten Defekt der β-Kettensynthese, bzw. eine β-Thalassaemia minor mit ungewöhnlich schwerem Verlauf oder in Kombination mit anderen leichten Globinanomalien, z. B. HbE oder Hb Lepore. Auch das gleichzeitige Vorhandensein einer α-Thalassaemia minor erhöht bei der homozygoten β-Thalassämie den Hämoglobinspiegel durch eine Verbesserung des gestörten Mengenverhältnisses zwischen den Globinketten und somit durch eine Verringerung der α-Kettenablagerungen sowie der ineffektiven Erythropoese. Patienten mit einer Thalassaemia intermedia weisen oft Skelettveränderungen, eine Hepatosplenomegalie, extramedulläre Hämatopoese und im Erwachsenenalter Anzeichen von Eisenüberladung auf.

β-Thalassaemia minor (heterozygote Form)

Diese häufige, in der Regel jedoch asymptomatische Anomalie ist durch ein ausgeprägt hypochromes mikrozytäres Blutbild (MCV, MCH und MCHC sämtlich stark verringert) aber nur leichte oder fehlende Anämiezeichen (Hb: 11–15 g/dl bzw. 110–150 g/l) gekennzeichnet. Ein erhöhtes HbA$_2$ ($> 3,5\%$) bestätigt die Diagnose. Die Ergebnisse der Eisenuntersuchungen fallen normal aus. Die Nachkommen zweier Elternteile mit β-Thalassaemia minor („Überträger") sind mit einer Wahrscheinlichkeit von 25% Träger einer β-Thalassaemia major. Die Diagnose kann bereits durch pränatale Untersuchungen gesichert werden, so daß gegebenenfalls eine Interruptio durchgeführt werden kann. 50% der Nachkommen derselben Eltern sind ihrerseits Überträger.

Hämoglobin Lepore

Diese Anomalie geht auf eine Störung beim Crossing over der δ- und β-Gene zurück, so daß es zur Bildung von Polypeptidketten mit einer δ-Kette am Aminoende und einer β-Kette am Carboxylende kommt. Die Synthese dieser fusionierten $\delta\beta$-Ketten verläuft ineffektiv bei vollständigem Fehlen von normalen δ- und β-Ketten. Die homozygote Form manifestiert sich klinisch als Thalassaemia intermedia und die heterozygote Form als Thalassaemia minor.

Pränatale Diagnose von Hämoglobinopathien

Die pränatale Diagnose der Hämoglobinopathien erfolgt entweder durch Untersuchungen der Globinkettensynthese in fetoskopisch gewonnenem Blut oder durch Hybridisierung von cDNA mit fetaler DNA, welche durch Amniozentese oder Trophoblastenbiopsie gewonnen wurde. Diese Eingriffe bergen zwar ein gewisses Risiko, können jedoch zur Verhütung der Geburt eines Kindes mit β-Thalassaemia major angezeigt sein. Falls Eltern und Ärzte zustimmen, können diese Eingriffe ebenfalls zur Verhütung der Geburt eines Kindes mit anderen schweren Hämoglobinopathien durchgeführt werden.

Erworbene hämolytische Anämien

Autoimmunhämolytische Anämien (AIHA)

Diese beruhen auf einer Antikörperbildung des Organismus gegen eigene Erythrozyten. Ihr gemeinsames Kennzeichen ist ein positiver direkter Coombs-Test (Antiglobulintest; siehe Abb. 14.1). Sie werden in Formen mit Wärmeautoantikörpern und solche mit Kälteautoantikörpern unterteilt (Tabelle 4.6), je nachdem, ob die Antikörper-Erythrozyten-Reaktion besser bei 37 °C oder bei 4 °C abläuft.

Tabelle 4.6 Einteilung der autoimmunhämolytischen Anämien

Mit Wärmeautoantikörpern	Mit Kälteautoantikörpern
Idiopathisch	Idiopathisch
Sekundär	Sekundär
– SLE und andere Autoimmunerkrankungen – CLL, Lymphome – Medikamente, z. B. Methyldopa	– Infektionen, z. B. Mycoplasmapneumonien, infektiöse Mononukleose – Lymphome
	Paroxysmale Kältehämoglobinurie (selten, gelegentlich in Verbindung mit Infektionen, z. B. Lues)

AIHA durch Wärmeautoantikörper

Die Erythrozytenoberfläche ist hierbei in der Regel mit IgG allein oder mit IgG zusammen mit Komplement überzogen. Nur in wenigen Fällen läßt sich ein IgA- oder IgM-Überzug, evtl. in Verbindung mit IgG-Antikörpern nachweisen. Die AIHA beim systemischen Lupus erythematodes ist ein typisches Beispiel für den IgG + Komplement-Typ. Erythrozyten mit IgG an der Zelloberfläche werden von den Makrophagen des RES – besonders in der Milz, wo sie Rezeptoren für das Fc-Fragment besitzen – festgehalten. Ein Teil ihrer Zellmembran geht dabei verloren, wodurch die Erythrozyten zur Aufrechterhaltung ihres Volumens eine zunehmend sphärische Gestalt annehmen und schließlich frühzeitig abgebaut werden, in der Regel hauptsächlich in der Milz. Erythrozyten, die mit IgG + Komplement bedeckt sind, werden dagegen im gesamten RES und nicht nur speziell in der Milz abgebaut.

Klinisches Bild. Die Krankheit kommt in allen Lebensaltern bei beiden Geschlechtern gleichermaßen vor und manifestiert sich als hämolytische Anämie unterschiedlichen Ausmaßes. Oft ist eine Splenomegalie nachzuweisen. Es besteht eine Neigung zu intermittierendem Verlauf. Die Krankheit tritt allein oder in Begleitung anderer Krankheiten auf. Gelegentlich läßt sich Methyldopa als auslösendes Moment nachweisen (Tabelle 4.6).

Laborbefunde. Der hämatologische und biochemische Befund bietet das typische Bild einer hämolytischen Anämie mit auffallender Sphärozytose im peripheren Blut. Der direkte Coombs-(Antiglobulin-)Test ist positiv mit Nachweis von IgG, IgG + Komplement, IgA (oder selten auch IgM) an der Erythrozytenoberfläche. Vereinzelt weisen die Autoantikörper Spezifität innerhalb des Rhesussystems auf, z. B. anti-c oder anti-e (siehe Kapitel 14). Der Nachweis der Autoantikörper sowohl an der Zelloberfläche als auch im Serum gelingt am besten bei 37 °C.

Behandlung

1. Beseitigung der auslösenden Ursache (z. B. Methyldopa).
2. Kortikosteroide. Ein Versuch mit Prednisolon, anfänglich in hohen, später in allmählich verminderten Dosen, sollte durchgeführt werden (normale Anfangsdosis: täglich 60 mg).
3. Eine Splenektomie kann in solchen Fällen indiziert sein, bei denen es weder nach Kortikosteroidtherapie zu einer Besserung kommt noch unter einer Dauertherapie in annehmbar niedriger Kortikosteroiddosen zur Aufrechterhaltung eines befriedigenden Hämoglobinspiegels. Präoperative Untersuchungen der Organaufnahme von ^{51}Cr dienen zur eindeutigen Lokalisierung der Milz als Hauptabbauort (Abb. 4.1b) und erlauben mithin eine Erfolgsprognose dieses Eingriffes. Patienten, auf deren Erythrozyten lediglich IgG nachgewiesen wurde, sprechen in der Regel besser auf eine Kortikosteroidtherapie und Splenektomie an als solche mit IgG + Komplement oder mit IgA.
4. Der Versuch einer Behandlung mit Immunsuppressiva sollte nach Versagen der übrigen Maßnahmen unternommen, in seiner Bedeutung jedoch nicht überschätzt werden. Hierbei kommen Azathioprin, Cyclophosphamid und Chlorambucil in Frage.
5. Folsäuregaben und Bluttransfusionen können in schweren Fällen ebenfalls erforderlich sein.

AIHA durch Kälteautoantikörper

Bei diesen Erkrankungen heften sich Autoantikörper entweder monoklonalen Ursprungs (wie bei der idiopathischen Kälteagglutininkrankheit) oder polyklonalen Ursprungs (wie in der Folge von Infektionen) an die Erythrozytenoberfläche, hauptsächlich in Bereichen des peripheren Blutkreislaufs, wo es zu einem Abfall der Bluttemperatur kommt. Das Temperaturoptimum für die Bindung der Antikörper, normalerweise vom IgM-Typ, an die Erythrozyten liegt bei 4 °C. In Abhängigkeit vom Antikörpertiter im Serum, ihrer Erythrozytenaffinität, ihrer Fähigkeit zur Komplementbindung und ihrer Temperaturamplitude (je nachdem, ob auch bei 37 °C eine Bindung an die Erythrozyten stattfindet) kommt es zum Auftreten von hämolytischen Symptomen unterschiedlichen Schweregrades. Oft verursacht die IgM-bedingte Erythrozytenagglutination periphere Durchbluuungsstörungen. Der Eintritt in wärmere zentrale Kreislaufabschnitte führt oft zur Ablösung der Antikörper von den Erythrozyten, doch bleibt im Falle einer Komplementbindung der Coombs-Test positiv (vom nur-Komplement-Typ) und werden die Erythrozyten verstärkt im RES abgebaut, insbesondere in der Leber, was eine chronische Anämie zur Folge hat. In einigen Fällen kommt es durch vollständige Aktivierung des Komplementsystems an der Erythrozytenoberfläche zu intravaskulärer Hämolyse. In anderen Fällen vermögen niedrige Komplement-Serumspiegel die Patienten vor schweren klinischen Folgen zu schützen.

Bei fast allen AIHA-Syndromen durch Kälteautoantikörper richten sich die Antikörper gegen das „I"-Antigen auf der Erythrozytenoberfläche bzw. gegen dessen fetales Äquivalent, das „i"-Antigen.

Die paroxysmale Kältehämoglobinurie ist eine seltene Krankheit mit akuter intravaskulärer Hämolyse und findet sich nach Kälteexposition bei Patienten mit Donath-Landsteiner-Antikörpern. Diese binden sich bei Kälte an die Erythrozyten, rufen jedoch bei Wärme unter Mitwrklung von Komplement eine Hämolyse hervor. Virusinfektionen und Lues stellen disponierende Faktoren dar.

Klinisches Bild. Die Patienten können eine chronische hämolytische Anämie entwickeln, die sich bei Kälte verstärkt und oft zusammen mit intravaskulärer Hämolyse und einem Raynaud-Phänomen auftritt. Oft kommt es zu Durchblutungsstörungen in der Peripherie, beispielsweise in der Nase sowie den Ohren-, Finger- und Zehenspitzen, da die Erythrozyten zur Agglutination in den kleinen Blutgefäßen neigen. Sekundäre Formen sind von vorübergehendem Charakter nach Infektionen, insbesondere nach Mykoplasma-Pneumonien oder infektiöser Mononukleose (siehe Tabelle 4.6).

Laborbefunde. Sie sind vergleichbar mit denen der AIHA durch Wärmeautoantikörper mit Ausnahme einer weniger ausgeprägten Sphärozytose, der Erythrozytenagglutination bei Kälte, z.B. im Blutausstrich bei Raumtemperatur, sowie des ausschließlichen Nachweises von Komplement (C_3) auf der Erythrozytenoberfläche im direkten Coombs-Test. Die Kälteagglutinine der IgM-Klasse finden sich oft in hohen Titern im Serum, besitzen ein Wirkungsoptimum bei 4°C und reagieren gewöhnlich spezifisch auf das „I"- bzw. „i"-Antigen. Bei der seltenen AIHA durch Kälteautoantikörper mit paroxysmaler Kältehämoglobinurie treten Antikörper der IgA-Klasse mit spezifischer Wirkung auf die Blutgruppe „P" auf.

Behandlung. Sie besteht im Schutz des Patienten vor Kälte und der Behandlung einer eventuell vorhandenen Grundkrankheit. Bei den chronischen Formen helfen unter Umständen alkylierende Verbindungen wie Chlorambucil.

Isoimmunhämolytische Anämien

Hierbei handelt es sich um Anämien, bei denen die Antikörper eines Individuums mit den Erythrozyten eines anderen reagieren. Die beiden wichtigsten Formen, der

Transfusionszwischenfall bei ABO-Inkompatibilität und der Morbus haemolyticus neonatorum, werden in Kapitel 14 besprochen.

Medikamentös bedingte immunhämolytische Anämien

Die Pathogenese medikamentös bedingter immunhämolytischer Anämien beruht auf drei unterschiedlichen Mechanismen (Abb. 4.15): 1. auf Antikörpern gegen Medikament-Erythrozytenmembran-Komplexe (z. B. bei Penicillin oder Cephalothin), 2. auf der Anlagerung von Komplement über einen Medikament-Protein-(Antigen-)Antikörperkomplex an der Erythrozytenoberfläche (z. B. bei Phenacetin, Chinidin, Chlorpropamid) oder 3. auf Vorgängen, bei der die Rolle des Medikamentes weiterhin ungeklärt ist (z. B. bei Methyldopa). Bei all diesen Fällen verschwinden die Zeichen der hämolytischen Anämie allmählich nach Absetzen des jeweiligen Medikamentes, nur bei Methyldopa können die Autoantikörper über mehrere Monate fortbestehen. Penicillinbedingte immunhämolytische Anämien treten nur bei Verabreichung massiver Dosen dieses Antibiotikums auf.

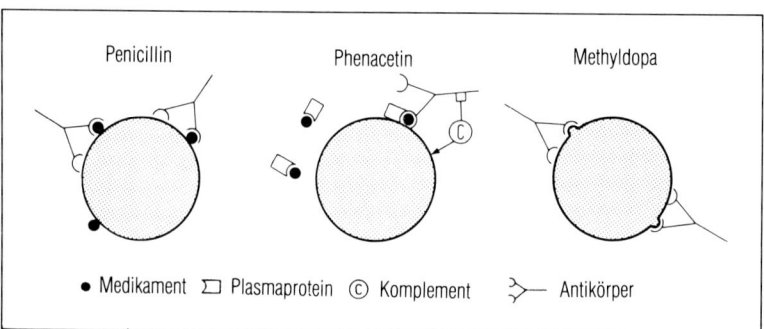

Abb. 4.15 Drei unterschiedliche Mechanismen der medikamentös bedingten immunhämolytischen Anämien. In allen drei Fällen werden die mit Antikörpern bedeckten (opsonierten) Erythrozyten im RES abgebaut

Erythrozytenfragmentierung

Sie entsteht durch mechanische Schädigung der Erythrozyten an unphysiologisch strukturierten Oberflächen (z. B. künstlichen Herzklappen und arteriellen Prothesen) oder beim Passieren durch Fibrinfäden, die im Rahmen der disseminierten intravasalen Gerinnung (DIC) in den kleinen Blutgefäßen abgelagert werden und zu einer *mikroangiopathischen hämolytischen Anämie* führen. Die DIC geht zum Beispiel aus von einer gramnegativen Sepsis, einer malignen Hypertonie, hämolytisch-urämischen Syndromen, muzinproduzierenden Adenokarzinomen oder von einer thrombotisch-thrombozytopenischen Purpura. Das periphere Blut enthält zahlreiche, sich intensiv anfärbende Erythrozytenfragmente (Abb. 4.16). Charakte-

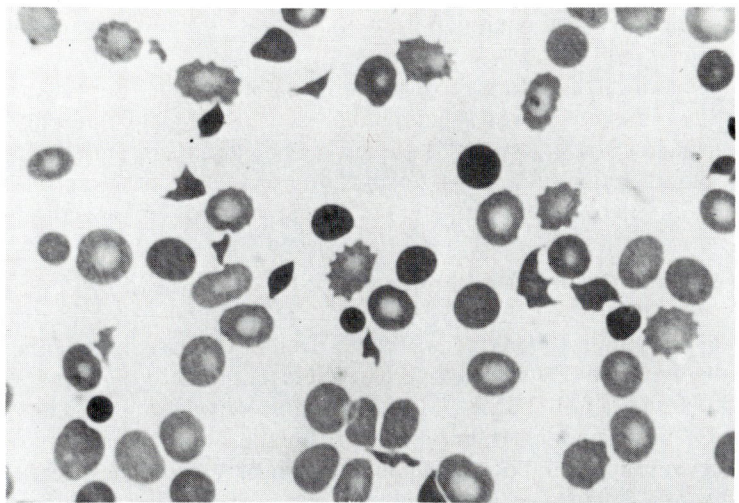

Abb. 4.16 Blutausstrich bei einem Patienten mit ausgedehntem Adenokarzinom und hämolytischer Anämie in Folge von Erythrozytenfragmentierung. Es zeigen sich viele intensiv angefärbte, fragmentierte, eingekerbte und sphärische Erythrozyten

ristische Gerinnungsstörungen (siehe S. 248 f.) mit niedrigen Thrombozytenzahlen sind ebenfalls nachweisbar, falls eine DIC der Hämolyse zugrunde liegt. Die *Marschhämoglobinurie* ist auf eine Erythrozytenzerstörung zwischen den kleinen Fußknochen zurückzuführen und kann nach ausgedehntem Marschieren oder Laufen auftreten.

Hypersplenismus (Hyperspleniesyndrom)

Bei Patienten mit massiver Splenomegalie jeglicher Ursache ist häufig eine Anämie anzutreffen. Faktoren, die dazu beitragen, sind: „Pooling" der Erythrozyten in der Milz, der Verdünnungseffekt einer gleichzeitig auftretenden Erhöhung des Plasmavolumens sowie eine leicht hämolytische Komponente. Zusätzlich besteht in der Regel eine Neutro- und Thrombopenie, wobei das Ausmaß der drei Zytopenien von der Beschaffenheit der Grundkrankheit abhängt. Zu den häufigsten Ursachen des Hypersplenismus zählen die portale Hypertonie, CML und andere myeloproliferative Erkrankungen, rheumatoide Arthritis (Felty-Syndrom), Infektionen (z. B. Malaria, Kala-Azar), Lymphome, Sarkoidose, Morbus Gaucher und andere Lipidspeicherkrankheiten (z. B. Morbus Niemann-Pick). Eine Splenektomie oder Verringerung der Milzgröße durch andere entsprechende Maßnahmen führt zu einer Milderung der Anämie und einem Anstieg der Neutrophilen- und Thrombozytenzahlen.

Sekundäre hämolytische Anämien

Viele systemische Erkrankungen verkürzen die Lebensdauer der Erythrozyten und tragen so zur Entstehung von Anämien bei (siehe S. 42). Bei Nierenversagen läßt sich ein bizarres Blutbild mit Burr-Zellen beobachten, während für Lebererkrankungen Akanthozyten und Targetzellen charakteristisch sind (Kapitel 1 und 5).

Paroxysmale nächtliche Hämoglobinurie (PNH)

Sie beruht auf einem seltenen erworbenen Defekt der Erythrozytenmembran mit erhöhter Neigung zur Zytolyse durch Komplement mit der Folge einer chronischen intravaskulären Hämolyse. Sie tritt manchmal in Verbindung mit einer Panmyelopathie auf, insbesondere während der Erholungsphase. Die Leukozyten- und Thrombozytenzahlen sind bei der PNH ebenfalls oft erniedrigt, da diese Zellen die gleiche Empfindlichkeit gegenüber Komplement wie die Erythrozyten aufweisen. Zusätzlich zum Anämieproblem entwickeln die Patienten in vielen Fällen rezidivierende Venenthrombosen. Die Diagnose der PNH erfolgt durch den Nachweis von Erythrozytolyse bei niedrigem pH (Säure-Serum- oder Ham-Test). Ein weiteres Merkmal ist die Hämosiderinurie sowie eine im Vergleich zum Ausmaß der Anämie niedrigere Retikulozytenzahl als bei anderen chronischen hämolytischen Anämien.

Die Behandlungsergebnisse sind unbefriedigend. Bei Eisenmangel wird eine Eisentherapie durchgeführt. Gelegentlich kommt es zu Spontanremissionen oder zu Übergängen in eine Panmyelopathie oder akute Leukämie.

Andere hämolytische Anämien

Eine andere wichtige Hämolyseursache ist die Malaria. Zu den weiteren Infektionskrankheiten, die mit Hämolyse einhergehen, zählen Clostridien- und Bartonellainfektionen. Weiterhin entstehen hämolytische Anämien durch ausgedehnte Verbrennungen, Überdosierung oxidierender Medikamente (z. B. Dapson oder Phenacetin), Vergiftung mit bestimmten Chemikalien (z. B. Bleichlorat oder Arsine) sowie durch Schlangen- und Spinnenbisse. Eine Hypophosphatämie (z. B. während längerer parenteraler Ernährung) führt durch Beeinträchtigung der Glykolyse zu einer Hämolyse.

Ausgewählte Literatur

Beutler E. (1978) Hemolytic Anemia in Disorders of Red Cell Membrane. Plenum Medical, New York.
Clinics in Haematology (1980) vol. 9.2, The porphyrias. Eds A. Godberg & M. R. Moore. W. B. Saunders, Philadelphia.
Clinics in Haematology (1981) vol. 10.1, Enzymopathies. Ed. W. C. Mentzer. W. B. Saunders, Philadelphia.
Dacie J. V. (1967–1981) The Haemolytic Anaemias, vols. 1–4. Churchill Livingstone, Edinburgh.
Fleming A. F. (ed.) (1982) Sickle-cell Disease. Churchill-Livingstone, Edinburgh.
Grimes A. J. (1980) Human Red Cell Metabolism. Blackwell Scientific Publications, Oxford.

Higgs D. R. & Weatherall D. J. (1983) Alpha thalassemia. In: Current Topics in Hematology, vol. 4, pp. 37–97, eds. S. Piomelli & Yachnin. Alan Liss, New York.

Lehmann H. & Huntsmann R. G. (1974) Man's Haemoglobins, 2nd edition. North Holland, Amsterdam.

Lehmann H. & Kynoch P. A. M. (1976) Human Haemoglobin Variants and Methods in Hematology (1983) vol. 6. The Thalassaemias, ed. D. J. Weatherall. Churchill Livingstone, Edinburgh.

Orkin S. H. et al. (1983) Polymorphism and molecular pathology of the human beta-globin gene. Progress in Hematology, XIII, 49–74, ed. E. B. Brown. Grune and Stratton, New York.

Petz L. D. & Garratty G. (1980) Acquired Immune Haemolytic Anemias. Churchill Livingstone, Edinburgh.

Schrier S. L. (1981) The red cell membrane and its abnormalities. In: Recent Advances in Haematology, 3, ed. A. V. Hoffbrand. Churchill Livingstone, Edinburgh.

Seminars in Haematology (1979) vols. I, II & III, Blood Cell Membranes, ed. H. S. Jacob. Grune and Stratton, New York.

Seminars in Hematology (1983) vol. 20, The Blood Cell Cytoskeleton, ed. J. Palek. Grune and Stratton, New York.

Sergeant G. (1976) Sickle-Cell Anaemia. North Holland, Amsterdam.

Warth J. A. & Rucknagel D. L. (1983) The increasing complexity of sickle cell anemia. Progress in Hematology, XIII, 25–48, ed. E. B. Brown. Grune and Stratton, New York.

Weatherall D. J. & Clegg J. B. (1981) The Thalassaemia Syndromes, 3rd edition. Blackwell Scientific Publications, Oxford.

Kapitel 5
Panmyelopathie und Anämien bei systemischen Krankheiten

Panmyelopathie

Synonyma: Aplastisches Syndrom, aplastische Anämie, Panmyelophthise.

Als Panmyelopathie wird eine Panzytopenie (also: Anämie, Leukopenie und Thrombozytopenie) bezeichnet, die auf einer Schädigung des hämatopoetischen Knochenmarkes beruht (die Schädigungen werden auch als Knochenmarkaplasie, -hypoplasie, -depression und -insuffizienz bezeichnet). Sie wird eingeteilt in primäre Formen, zu denen eine angeborene Form (Fanconi-Syndrom) und eine erworbene Form ohne erkennbare Ursachen zählt, sowie in sekundäre Formen, die auf eine Reihe von unterschiedlichen Ursachen zurückgehen können (Tabelle 5.1).

Tabelle 5.1 Ursachen der Panmyelopathie

Primär:	angeboren (Fanconi-Formen und Non-Fanconi-Formen)
	idiopathisch erworben
Sekundär:	*Ionisierende Strahlen:* Röntgendiagnostik, Strahlentherapie, radioaktive Isotope, Kernkraftwerke
	Chemikalien: Benzol und andere organische Lösungsmittel, TNT, Insektizide, Haarfärbemittel, Chlordane, DDT
	Medikamente: *die regelmäßig eine Knochenmarkdepression hervorrufen* (z.B. Busulfan, Cyclophosphamid, Chlorambucil, Vinblastin, 6-Mercaptopurin etc.);
	die gelegentlich oder selten eine Knochenmarkdepression hervorrufen, z.B. Chloramphenicol, Sulfonamide, Phenylbutazon, Gold und andere)
	Infektionen: Virushepatitis (A oder Non-A-Non-B)

Pathogenese

Allen Formen der Panmyelopathie scheint eine ausgeprägte zahlenmäßige Verringerung der hämatopoetischen pluripotenten Stammzellen zugrunde zu liegen sowie eine Störung der übrigen Stammzellen. Dadurch sind sie nicht mehr zu ausreichender Zellteilung und Differenzierung und zur Regeneration des hämatopoetischen Gewebes in der Lage. Auch eine primäre Störung der „Mikroökologie" des Knochenmarkes ist als Ursache in Betracht gezogen worden. Der Erfolg von Knochenmarktransplantationen zeigt jedoch, daß dies nur in seltenen Fällen ursächlich eine

Rolle spielen kann, da normale Spenderzellen gewöhnlich in den Markhöhlen des Empfängers angehen. In einigen Fällen läßt sich ein zellvermittelter Immunprozeß nachweisen.

Angeborene Form

Die Panmyelopathie vom Fanconi-Typ folgt einem rezessiven Vererbungsmuster und tritt oft zusammen mit anderen angeborenen Fehlbildungen auf, z.B. im Bereich des Skeletts, der Nieren oder der Haut; manchmal findet sich auch eine geistige Retardierung. Daneben sind Chromosomenanomalien (Zufallsbrüche) nachzuweisen. Diese chromosomalen Veränderungen sowie die oben angeführten Mißbildungen fehlen bei einigen angeborenen Formen, die deswegen als Non-Fanconi-Typ bezeichnet werden.

Idiopathisch erworbene Formen

Bei einigen Fällen handelt es sich wahrscheinlich um Autoimmunprozesse mit Unterdrückung der hämatopoetischen Stammzellen durch körpereigene T-Lymphozyten. Diese Annahme basiert auf In-vitro-Experimenten mit Knochenmarkzellkulturen und der klinischen Wirkung einer intensiven immunsuppressiven Therapie, z.B. mit anti-T-Zell-Globulin, Kortikosteroiden in hohen Dosen oder Cyclophosphamid. Bei anderen Fällen (ca. 50%) finden sich jedoch keine eindeutigen Anzeichen für irgendwelche immunologischen, infektiösen oder metabolischen Ursachen der Erkrankung. Es scheint sich hierbei um einen Defekt der Stammzellen des Knochenmarkes zu handeln, der ihre Proliferationskapazität einschränkt.

Sekundäre Formen

Sie treten oft als Folge einer direkten Schädigung des hämatopoetischen Markes durch Bestrahlung oder Zytostatika auf. Durch Antimetaboliten (z.B. Methotrexat) und Mitosehemmer (z.B. Daunorubicin) kommt es lediglich zu einer vorübergehenden Aplasie, während alkylierende Substanzen, insbesondere Busulfan, eine Aplasie verursachen können, die große Ähnlichkeit mit der chronischen idiopathischen Form aufweist. In solchen Fällen sind meistens die knochenmarkdepressiven Nebenwirkungen bekannt und wurden die entsprechenden Medikamente hochdosiert über lange Zeiträume verabreicht. Manchmal kommt es jedoch zu einer Panmyelopathie nach der Einnahme solcher Medikamente, die, wie z.B. Phenylbutazon (siehe Tabelle 5.1), keine bekannten zytotoxischen Eigenschaften besitzen, oder die Krankheit tritt während bzw. einige Monate nach Ausbruch einer infektiösen Hepatitis auf. Aufgrund der besonders hohen Knochenmarktoxizität von Chloramphenicol sollte dieses Medikament der Behandlung lebensbedrohlicher Infektionen (z.B. Typhus) vorbehalten sein, falls keine besseren Antibiotika zur Verfügung stehen. Bei chronischer Benzolexposition entwickeln sich in der Regel hyperzelluläre dyserythropoetische Knochenmarkveränderungen (mit bizarren Erythroblastenformen wie zweikernige Zellen, Brückenbildung zwischen den Zellkernen und Megaloblasten); gelegentlich entsteht jedoch auch eine echte Panmyelopathie.

Klinisches Bild

Die Krankheit tritt in jedem Lebensalter auf mit einer Häufigkeitsspitze um das 30. Lebensjahr und leichtem Überwiegen des männlichen Geschlechtes. Der Beginn ist schleichend oder akut mit den Symptomen einer Anämie, Neutropenie oder Thrombozytopenie. Häufig kommt es zu Infektionen, insbesondere im Bereich von Mund und Rachen, oft aber auch zu generalisierten Infektionen von lebensbedrohlichen Ausmaßen. Ekchymosen, Zahnfleischblutungen, Epistaxis und Menorrhagien zählen zu den häufigsten Manifestationen der hämorrhagischen Diathese und sind zusammen mit den Symptomen der Anämie im allgemeinen die ersten Anzeichen der Erkrankung. Lymphknoten, Leber und Milz sind nicht vergrößert.

Laborbefunde

1. Normochrome und normo- oder makrozytäre Anämie (MCV oft 95–110 fl). Die Retikulozytenzahl ist verringert und im Verhältnis zur Schwere der Anämie extrem niedrig.
2. Leukopenie. Selektiver Abfall der Granulozyten, meistens unter $1,5 \times 10^3/mm^3$ ($10^9/l$). In schweren Fällen ist auch die Lymphozytenzahl erniedrigt. Die Neutrophilen sind von normaler Beschaffenheit und weisen eine hohe Aktivität der alkalischen Leukozytenphosphatase auf.
3. Eine Thrombozytopenie ist immer nachweisbar und liegt in schweren Fällen unterhalb von $10 \times 10^3/mm^3$ ($10^9/l$).
4. Keine Zellanomalien im peripheren Blut.
5. Im Knochenmark zeigt sich eine Hypoplasie mit Verlust von hämatopoetischem Gewebe und Ersatz durch Fettgewebe, welches über 75% der Knochenmarksubstanz ausmacht. Wesentlich ist die Stanzbiopsie, welche umschriebene zellreiche Gebiete vor einem hypozellulären Hintergrund aufweisen kann (Abb. 5.1). Hierbei beobachtet man hauptsächlich Lymphozyten und Plasmazellen; die Megakaryozyten sind dagegen vermindert oder fehlen vollkommen.

Diagnose

Die Krankheit muß von anderen Ursachen einer Panzytopenie (Tabelle 5.2) unterschieden werden, wobei normalerweise keine Schwierigkeiten auftreten, falls eine Knochenmarkbiopsie von ausreichender Qualität vorliegt. In einigen Zentren

Tabelle 5.2   Ursachen einer Panzytopenie

1. Panmyelopathien (einschließlich der durch Zytostatika bedingten)
2. Knochenmarkinfiltrationen (z.B. Karziome, Tuberkulose, Lymphome)
3. Leukämien, einige myelodysplastische Syndrome, Plasmozytom
4. Hypersplenismus (z.B. portale Hypertonie, Lipidosen, wie z.B. M. Gaucher, Felty-Syndrom)
5. Megaloblastäre Anämien
6. Osteomyelofibrose (selten)
7. Paroxysmale nächtliche Hämoglobinurie (selten)

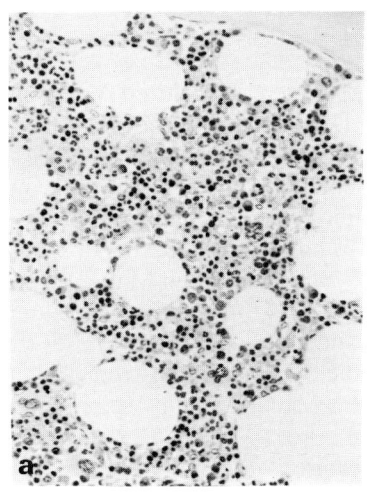

Abb. 5.1a Normale Beckenkammstanzbiopsie des Knochenmarkes

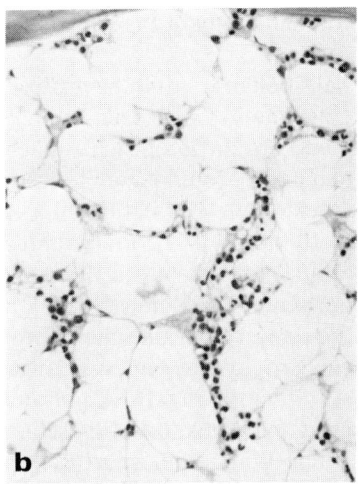

Abb. 5.1b Beckenkammstanzbiopsie bei Panmyelopathie

werden ferrokinetische Untersuchungen mit markiertem Eisen (^{59}Fe) durchgeführt, in denen sich eine niedrige Clearance des Isotops aus dem Plasma, eine Verringerung der Aufnahme durch das Knochenmark und anschließend ein unzureichender Einbau in die Erythrozyten zeigt (Abb. 5.2). Der größte Teil des Eisens wird in der Leber gespeichert. Bei erhöhter Retikulozytenzahl muß durch eine Urinuntersuchung auf Hämosiderin und einen Säure-Serum-Test eine paroxysmale nächtliche Hämoglobinurie ausgeschlossen werden.

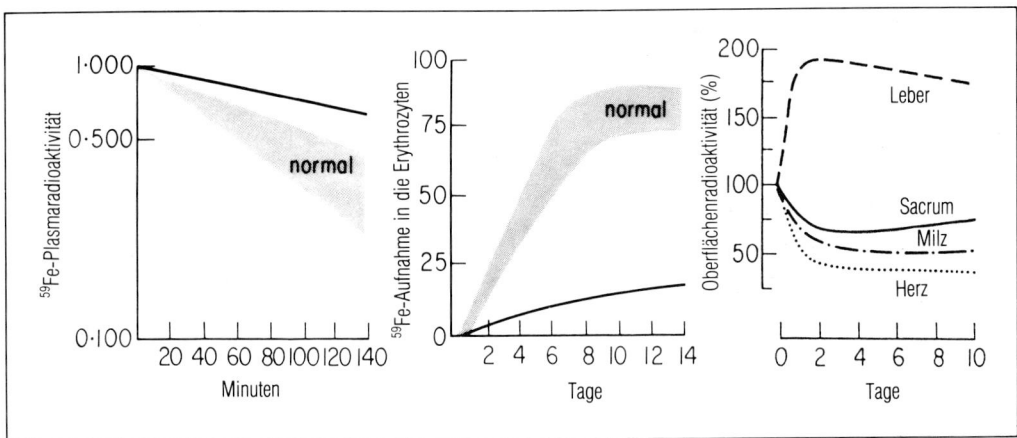

Abb. 5.2 Ferrokinetische ^{59}Fe-Untersuchung bei Panmyelopathie: (links) verzögerte ^{59}Fe-Clearance; (Mitte) drastisch verminderte ^{59}Fe-Aufnahme in die Erythrozyten; (rechts) ^{59}Fe-Aufnahme in die Leber sowie Beeinträchting der Aufnahme durch das (sakrale) Knochenmark. Schattierte Flächen = Normbereich

Behandlung und Prognose

Falls bekannt, muß die auslösende Ursache beseitigt werden, z. B. durch Absetzen einer medikamentösen oder Bestrahlungstherapie. Die therapeutischen Maßnahmen konzentrieren sich zunächst im wesentlichen auf die Gabe von Bluttransfusionen und Thrombozytenkonzentraten sowie auf die Behandlung und Prophylaxe von Infektionen. Bei Patienten mit sehr schwerer Thrombopenie (Thrombozyten $< 10 \times 10^3/mm^3$ ($10^9/l$) oder Neutropenie (neutrophile Granulozyten $< 0,5 \times 10^3/mm^3$ ($10^9/l$)) entspricht die Behandlung weitgehend den symptomatischen Maßnahmen bei akuter Leukämie (S. 143). Ein Antifibrinolytikum (z. B. Tranexaminsäure) kann bei schwerer chronischer Thrombozytopenie angewandt werden. In letzter Zeit ist zur Prophylaxe von systemischen Pilzinfektionen die Verabreichung von oralen Antimykotika (z. B. Amphotericin, Ketoconazol oder Mycostatin) in Verbindung mit Co-Trimoxazol vorgeschlagen worden.

Die Wahl einer spezifischeren Therapie wird teilweise von den Aussichten auf Spontanheilung bestimmt. Bei den schwersten Fällen im Hinblick auf die Zahl der Retikulozyten, Neutrophilen und Thrombozyten sowie auf den Schwund von hämatopoetischem Knochenmark sind die Chancen einer mehr als 6–12monatigen Überlebenszeit kleiner als 50%. Auch die durch Virushepatitis bedingten Fälle zählen zu dieser Gruppe. Weniger schwere Fälle können einen akuten transitorischen Verlauf nehmen oder einen chronischen Verlauf mit anschließender Heilung, obwohl die Thrombozytenzahl häufig über viele Jahre unterhalb der Normgrenze bleibt. Manchmal kann es zu schweren, gelegentlich sogar zu tödlichen Rezidiven kommen und in seltenen Fällen zum Übergang in eine akute Leukämie oder eine paroxysmale nächtliche Hämoglobinurie (S. 92).

Folgende „spezifische" Behandlungsmaßnahmen sind mit unterschiedlichem Erfolg versucht worden:

Androgene. Oral verabreichte Androgene (z. B. Methanedion oder Oxymetholon) in hohen Dosen über 3–6 Monate konnten zwar in kontrollierten Studien nicht eine generelle Verbesserung der Prognose bestätigen; zweifellos führten sie jedoch in einigen Fällen zu einer Besserung. Zu den unerwünschten Nebenwirkungen zählen Natriumretention, cholestatischer Ikterus, hepatitisähnliche Bilder und in seltenen Fällen das Leberzellkarzinom. Bei Frauen und Kindern kommt es zu Virilisierungserscheinungen.

Kortikosteroide in hohen Dosen. Es gibt Berichte über die Wirksamkeit von Methylprednisolon in Tagesdosen von 2 g, doch sind dies Ausnahmefälle.

Anti-T-Lymphozyten-Globuline. In kontrollierten Studien sind diese bei ungefähr 50% der Fälle mit Erfolg angewandt worden. Der Wirkungsmechanismus könnte in der Ausschaltung von T-Suppressorzellen und T-Killerzellen bestehen, die vermutlich für die Schädigung der hämatopoetischen Stammzellen verantwortlich sind. Zu den Nebenwirkungen zählen febrile Reaktionen, Thrombozytopenie und Serumkrankheit.

Knochenmarktransplantation (Tabelle 5.3). Diese Maßnahme beruht im Prinzip auf einer Wiederauffüllung des Empfängerknochenmarkes mit pluripotenten Spenderstammzellen, so daß der Empfänger schließlich mit einem neuen hämatopoetischen und lymphopoetischen System ausgestattet ist. Vor der Transplantation wird das Knochenmark und lymphatische System des Empfängers entweder allein durch massive Chemotherapie (z. B. mit Cyclophosphamid, Abb. 5.3) zerstört oder, wie im Falle von Leukämie, durch Ganzkörperbestrahlung in Verbindung mit Chemotherapie, was auch die Zerstörung aller restlichen Leukämiezellen bezweckt. Die Zellen des Spendermarkes werden intravenös infundiert und gehen in den Markhöhlen, nicht jedoch in anderen Organen, an. Vor dem Auftreten der ersten reifen Spenderzellen im peripheren Blut kommt es beim Empfänger während eines Zeitraumes von ungefähr 21 Tagen zu einer schweren Panzytopenie. In dieser Zeit muß er vor Infektionen und Hämorrhagien geschützt werden. Als Spender kommt in der Regel ein histokompatibles (HLA-identisches, MLC-negatives) Geschwister oder ein eineiiger Zwilling in Frage. Knochenmarktransplantationen werden am häufigsten zur Behandlung der Leukämie (siehe S. 150) durchgeführt, aber auch zur Behandlung der Panmyelopathie und einer Anzahl von Erbkrankheiten (siehe Tabelle 5.3). Sie werden bei schweren Fällen einer Panmyelopathie vor dem 50. Lebensjahr in Betracht gezogen, sofern ein histokompatibles Geschwister vorhanden ist und die Überlebenschancen ohne Transplantation unter 50% liegen. Bei Vorhandensein eines eineiigen (also syngenen) Zwillings wird die Knochenmarktransplantation auch bereits bei weniger schweren Fällen vorgenommen. Die Langzeitüberlebensrate nach allogenen Transplantationen bei Panmyelopathie liegt

Tabelle 5.3 Knochenmarktransplantationen (allogen)

Indikationen:	– schwere Panmyelopathie – akute Leukämie (in Erprobung) AML in der ersten Remission ALL in der zweiten Remission – chronische myeloische Leukämie in der chronischen Phase – seltene erbliche Krankheiten, z. B. kombinierte Immundefekte, Pfaundler-Hurler-Krankheit, Glycogenspeicherkrankheiten, Marmorknochenkrankheit, Thalassaemia major
Spender:	– histokompatible (HLA-identische, Mixed Lymphocyte Culture = MLC-negative) Geschwister (= allogene Transplantation) – eineiige Zwillinge (syngene Transplantation) – nicht verwandte, aber histokompatible Spender
Vorbereitung des Empfängers:	Hohe Dosen von Cyclophosphamid am 5., 4., 3. und 2. Tag vor der Transplantation (bei Leukämien abgeändertes Protokoll und gemeinsam mit Ganzkörperbestrahlung)
Technik:	Gewinnung von mindestens 10^9 kernhaltigen Knochenmarkzellen (500–1000 ml) des Spenders durch wiederholte Markaspiration, Filtrierung und intravenöse Injektion beim Empfänger
Weiterbehandlung nach der Transplantation:	Allgemein unterstützende Maßnahmen wie: Gabe von Thrombozyten, Infektionsprophylaxe durch Darm- und Hautsterilisation, Isolierung in keimarmer laminarer Luftströmung; zur Verhinderung einer Graft-versus-Host-Reaktion Entfernung der T-Lymphozyten aus dem Spendermark bzw. intermittierende Gaben von Methotrexat oder Cyclophosphamid.
Hauptkomplikationen:	Graft-versus-host-reaction, Abstoßung des Transplantates, schwere Infektionen, interstitielle Pneumonien

heute bei 60–70%. Zur Verminderung der Reaktion immunkompetenter Spender-zellen gegen den Empfänger („Graft-versus-host-reaction") sowie zur Vermeidung einer akuten Abstoßungsreaktion gibt man Cyclosporin A. Abb. 5.3 zeigt den typischen Verlauf nach erfolgreich durchgeführter Knochenmarktransplantation.

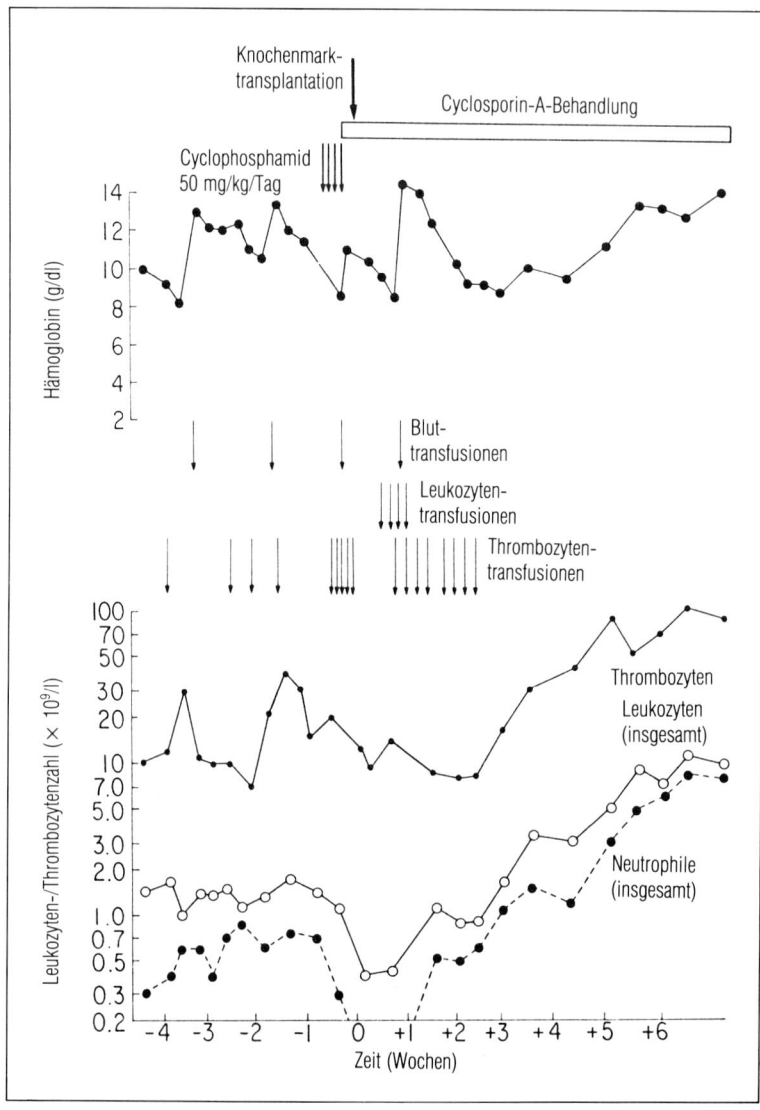

Abb. 5.3 Kurvenverlauf einiger hämatologischer Parameter eines Patienten, bei dem wegen Panmyelo-pathie eine Knochenmarktransplantation durchgeführt wurde. Das Spendermark stammte von einem Geschwister (allogene Transplantation). Vor einer Knochenmarktransplantation wegen akuter Leuk-ämie gibt man in der Regel nur zwei Tage lang Cyclophosphamid mit anschließender Ganzkörperbestrah-lung. In einigen Zentren wird Methotrexat dem Cyclosporin A vorgezogen, oder es werden die Spender-T-Lymphozyten zum Zeitpunkt der Transplantation in vitro mit Hilfe von Antikörpern entfernt

Ein tödlicher Ausgang während oder nach der Transplantation kann auf massive Infektionen, insbesondere bei Transplantatabstoßung, bzw. auf eine akute oder chronische Graft-versus-host-reaction zurückzuführen sein. Letztere beruht vermutlich auf einer Reaktion von Spender-T-Lymphozyten gegen das Empfängergewebe und manifestiert sich durch Hauterytheme, Leberfunktionsstörungen und schwere gastrointestinale Erscheinungen mit ausgeprägter Diarrhoe. Die Erkrankung wird nach klinischen und histologischen Gesichtspunkten in vier Schweregrade eingeteilt.

Aregeneratorische Anämien

Dieses seltene, im englischsprachigen Schrifttum als „pure red cell aplasia" bezeichnete Syndrom ist charakterisiert durch eine Anämie mit normalen Leukozyten- und Thrombozytenzahlen sowie die drastische Verringerung bzw. das Fehlen von Erythroblasten im Knochenmark. Es kommen angeborene (Blackfan-Diamond-Anämie) und erworbene Formen vor. Auch Parvovirusinfektionen führen vorübergehend zu solchen Störungen der Erythropoese und können bei Patienten mit vorbestehender Verkürzung der Erythrozytenlebensdauer (z.B. Sichelzellkrankheit oder hereditäre Sphärozytose) zu einer schweren Anämie führen. Die erworbenen Formen können auch ohne irgendwelche offenkundigen Begleiterkrankungen oder auslösende Ursachen (also „idiopathisch") eintreten oder in Verbindung mit Autoimmunkrankheiten (insbesondere SLE) bzw. mit Thymomen und Lymphomen. In manchen Fällen kommt es unter immunsuppressiver Therapie zu einer Besserung. Kortikosteroide und Androgene bewirken zwar bei der angeborenen Form eine Besserung der Symptomatik; die Daueranwendug dieser Medikamente in der Kindheit hat jedoch schwere Nebenwirkungen in Form von Wachstumsstörungen und Virilisierungserscheinungen zur Folge.

Anämien bei systemischen Krankheiten

Viele der in der klinischen Praxis angetroffenen Anämien treten bei Patienten mit gängigen systemischen Erkrankungen als Ergebnis einiger mitwirkender Faktoren auf. Die Mehrzahl dieser Faktoren kommt gleichermaßen bei unterschiedlichen Krankheiten vor (z.B. Anämie-auslösende Faktoren bei chronischen Erkrankungen, Eisen- und Folsäuremangel), einige jedoch nur in Verbindung mit ganz bestimmten Krankheitszuständen. Im folgenden werden kurz einige extramedulläre Erkrankungen und einige Medikamente angeführt, die oft eine Anämie zur Folge haben.

Bösartige Krankheiten

Folgende Faktoren tragen hier zur Entstehung der Anämie bei: Anämie-auslösende Faktoren bei chronischen Erkrankungen (S. 42), Blutverluste, Knochenmarkinfiltrationen (mit leuko-erythroblastärem Blutbild) (S. 117), Folsäuremangel, Hämolyse (z.B. durch Mikroangiopathie oder Autoimmunvorgänge), Knochenmark-depression als Folge von Bestrahlung oder Zytostatikabehandlung, Nierenbeteiligung und Hypersplenismus.

Rheumatoide Arthritis und andere Kollagenosen

Folgende Faktoren tragen hier zur Entstehung der Anämie bei: Anämie-auslösende Faktoren bei chronischen Erkrankungen, Blutverluste (besonders nach chronischer Einnahme von Aspirin), Knochenmarkdepression (bedingt durch Analgetika wie Phenylbutazon oder Gold), Folsäuremangel, Hypersplenismus (Felty-Syndrom) und Autoimmunhämolyse (insbesondere bei systemischem Lupus erythemathodes, SLE).

Chronisches Nierenversagen

Die folgenden Faktoren spielen bei der Entwicklung der Anämie eine Rolle: verminderte Erythropoetinbildung, Anämie-auslösende Faktoren bei chronischen Erkrankungen und Hämolyse mit Burr-Zellen (Abb. 1.17a). Jeder Serumharnstoff-anstieg um 60 mg/100 ml (10 mmol/l) geht mit einem Hämoglobinabfall von ca. 2 g/dl (20 g/l) einher. Bei einigen Patienten kommen als zusätzliche Faktoren Blutverluste, mikroangiopathische Hämolyse und Folsäuremangel hinzu.

Lebererkrankungen und Alkohol

Hier tragen folgende Faktoren zur Entstehung einer Anämie bei: Blutverluste (z.B. durch blutende Ösophagusvarizen), Hypersplenismus, die Lebererkrankung selbst (sie geht mit Makrozytose und Targetzellen einher), Hämolyse (autoimmunhämo-lytische Anämien treten gelegentlich bei chronisch aktiver Hepatitis auf), Folsäure-mangel und Alkohol (welcher eine direkt-toxische Wirkung auf das Knochenmark haben kann und eine Makrozytose hervorruft, manchmal in Verbindung mit sideroachrestischen Veränderungen). Als Folge von besonders starkem Alkohol-abusus kommt es in seltenen Fällen zu einer akuten hämolytischen Anämie zusammen mit einer Hyperlipidämie (Zieve-Syndrom).

Patienten mit einer Lebererkrankung besitzen eine verstärkte Blutungsneigung aufgrund einer Thrombozytopenie durch Hypersplenismus, wegen Antikörpern gegen Thrombozyten oder disseminierter intravaskulärer Gerinnung. Eine weitere Ursache ist der Mangel an den Gerinnungsfaktoren II, VII, IX und X (Vitamin-K-abhängig) und bei fortgeschrittenen Lebererkrankungen auch an Faktor V, welcher ebenfalls in der Leber synthetisiert wird. Darüber hinaus können Funktionsstörun-gen der Thrombozyten oder des Fibrinogens hinzutreten.

Hypothyreose

Hierbei handelt es sich um eine Anämie aufgrund von Thyroxinmangel, welcher durch erniedrigten O_2-Bedarf zu einer Verminderung der Erythropoetinausschüttung führt. Die Anämie ist oft makrozytär. Unter der Thyroxintherapie kommt es zu einem Abfall des MCV. Die Hypothyreose kann zusammen mit einer perniziösen Anämie oder mit Eisenmangel auftreten.

Tuberkulose

Der wichtigste pathogenetische Faktor bei einer Anämie im Rahmen einer Tuberkulose ist die Anämie-auslösende Wirkung chronischer Erkrankungen. Zu den anderen Faktoren zählen: Knochenmarkverdrängung beispielsweise bei Miliartuberkulose sowie die Nebenwirkungen einiger Tuberkulostatika (z. B. Entstehung einer sideroachrestischen Anämie durch den Pyridoxinantagonisten Isoniazid).

Medikamente

Blutbildveränderungen gehören zu den häufigsten unerwünschten Nebenwirkungen vieler Medikamente und werden in den entsprechenden Kapiteln besprochen. Es finden sich darunter Knochenmarkaplasien, selektive Neutro- oder Thrombozytopenien, verschiedene Formen von hämolytischen Anämien, megaloblastäre Anämien, sideroachrestische Anämien sowie Funktionsstörungen der Thrombozyten und Phagozyten.

Die Blutkörperchensenkungsgeschwindigkeit (BSG)

Mit dieser häufig angewandten, aber unspezifischen Untersuchung wird die Geschwindigkeit der erythrozytären „Geldrollenbildung" und Sedimentation im Plasma während eines Zeitraumes von einer Stunde gemessen. Die Geschwindigkeit hängt hauptsächlich von der Plasmakonzentration großer Proteinmoleküle, wie z. B. von Fibrinogen und Immunglobulinen, ab. Die Normalwerte betragen beim Mann 1–5 mm und bei der Frau 5–15 mm in der Stunde, wobei eine mit dem Alter zunehmende BSG-Beschleunigung festzustellen ist. Eine beschleunigte „Blutsenkung" findet sich daneben bei einer großen Anzahl von systemischen Infektionen und Neoplasien sowie in der Schwangerschaft. Höchstwerte (über 100 mm in der Stunde) werden erreicht bei chronischen Infektionen einschließlich Tuberkulose und Kala-Azar, bei Plasmozytom, Makroglobulinämie, Kollagenosen und metastasierenden Malignomen. Eine BSG-Beschleunigung ist mit ausgeprägter Geldrollenbildung der Erythrozyten im peripheren Blutausstrich verbunden (s. Abb. 9.4). Die BSG kann gegebenenfalls zur Überwachung des Therapieerfolges herangezogen werden. In einigen Labors wurde die BSG-Messung durch die Bestimmung der Plasmaviskosität ersetzt.

Ausgewählte Literatur

Bucker C. D. et al. (1981) Bone marrow transplantation. In: Recent Advances in Haematology 3, ed. A. V. Hoffrand. Churchill Livingstone, Edinburgh.

Camitta B. M. et al. (1982) Aplastic anemia. New England Journal of Medicine 306, 645–52. 712–18.

Clinics in Haematology (1978) vol. 7.3, Aplastic Anemia. Ed. E. D. Thomas. W. B. Saunders, Philadelphia.

Clinics in Haematology (1983) vol. 12.3, Bone Marrow Transplantation. Ed. D. G. Nathan. W. B. Saunders, Philadelphia.

de Gruchy G. C. (1975) Drug-Induced Blood Disorders. Blackwell Scientific Publications, Oxford.

Gale R. P. et al. (1981) Aplastic anemia. Annals of Internal Medicine 95, 477–94.

Geary C. G. (ed.) (1979) Aplastic Anaemia. Ballière Tindall, London.

Girdwood R. H. (1973) Blood Disorders due to Drugs and other Agents. Excerpta Medica, London.

Gordon-Smith E. C. (1983) Management of aplastic anaemia. British Journal of Haematology 53, 185–8.

Israels M. C. G. & Delamore I. W. (eds.) (1976) Haematological Aspects of System Disease. W. B. Saunders, Philadelphia.

Lewis, S. M. & Verwilghen R. L. (eds.) (1977) Dyserythropoiesis. Academic Press, London.

Hämatologische Lehrbücher: siehe Kapitel 1.

Kapitel 6
Leukozyten

Die weißen Blutkörperchen (Leukozyten) können in zwei große Gruppen unterteilt werden – die Phagozyten und die Lymphozyten.

Die Granulozyten (= polymorphkernige Leukozyten), bei denen neutrophile, eosinophile und basophile Zellen unterschieden werden, zählen zusammen mit den Monozyten zu den Phagozyten. Die Lymphozyten, ihre Vorläuferzellen sowie die Plasmazellen bilden die Gruppe der Immunzellen. Unter normalen Bedingungen befinden sich unter den Leukozyten des peripheren Blutes nur reife Phagozyten und Lymphozyten (Tabelle 6.1, Abb. 6.1).

Tabelle 6.1 Normalwerte der Leukozytenzahlen

Erwachsene

Leukozyten insgesamt	$4,00–11,00 \times 10^9/l$*
Neutrophile Granulozyten	$2,50– 7,5 \times 10^9/l$*
Eosinophile Granulozyten	$0,04– 0,4 \times 10^9/l$
Monozyten	$0,20– 0,8 \times 10^9/l$
Basophile Granulozyten	$0,01– 0,1 \times 10^9/l$
Lymphozyten	$1,50– 3,5 \times 10^9/l$

Kinder

Leukozyten insgesamt	
Neugeborene	$10,0–25,0 \times 10^9/l$
1. Lebensjahr	$6,0–18,0 \times 10^9/l$
4.–7. Lebensjahr	$6,0–15,0 \times 10^9/l$
8.–12. Lebensjahr	$4,5–13,5 \times 10^9/l$

* Bei gesunden Schwarzen und Bewohnern des Mittleren Ostens können niedrigere Werte normal sein.

Die Funktion der Phagozyten und Immunzellen beim Schutz des Körpers gegen Infektionen steht in engem Zusammenhang mit zwei Proteinsystemen des Körpers, den Immunglobulinen und dem Komplement. Diese Proteine, die auch bei der Zerstörung von Blutzellen im Rahmen einiger Krankheiten eine Rolle spielen, werden daher ebenfalls in diesem Kapitel besprochen.

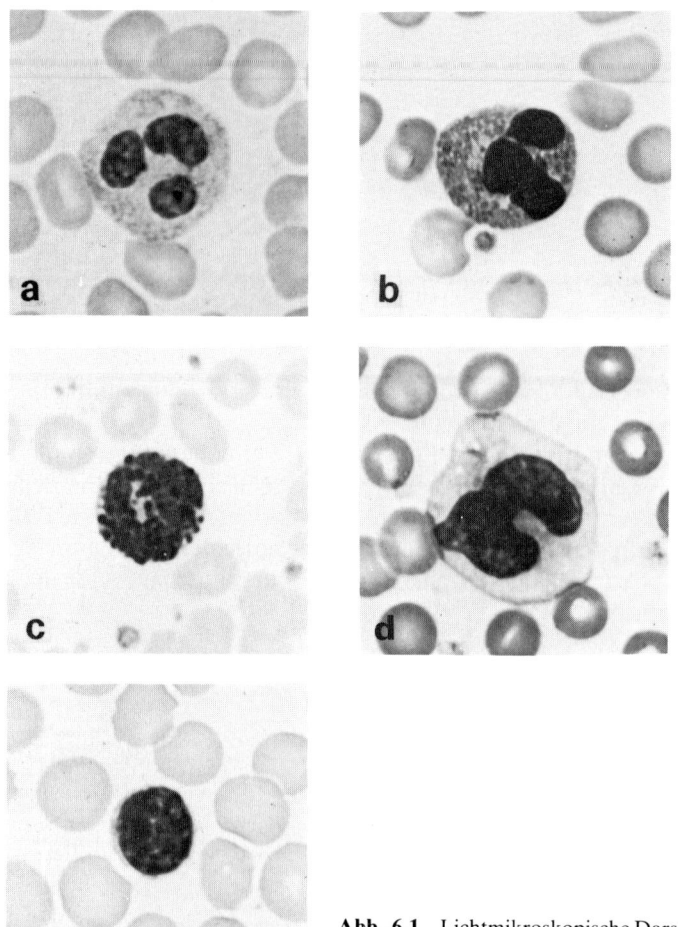

Abb. 6.1 Lichtmikroskopische Darstellung von normalen Leukozyten: a) neutrophiler Granulozyt, b) eosinophiler Granulozyt, c) basophiler Granulozyt, d) Monozyt, e) Lymphozyt

Normales Erscheinungsbild der Leukozyten

Neutrophile Granulozyten

Diese Zellen mit ihrem Durchmesser von 12–15 μm besitzen einen charakteristischen dichten Zellkern, bestehend aus 2 bis 5 Segmenten, und ein blasses unregelmäßig konturiertes Zytoplasma mit zahlreichen feinen rosa (azurophilen) oder rosavioletten Granula (siehe Abb. 6.1a). Die Granula werden unterteilt in primäre, welche bereits im Promyelozytenstadium erscheinen, sowie in sekundäre, welche erst im Myelozytenstadium auftreten und im reifen Neutrophilen vorherrschen. Beide Formen von Granula sind lysosomalen Ursprungs, wobei die primären Myeloperoxidase, saure Phosphatase und andere saure Hydrolasen enthalten und die sekundären Granula alkalische Phosphatase und Lysozym.

Neutrophile Vorläuferzellen

Diese erscheinen normalerweise nicht im peripheren Blut, befinden sich aber im Knochenmark (Abb. 6.2). Das erste erkennbare Vorläuferstadium ist der Myeloblast, eine Zelle von veränderlicher Größe (Durchmesser 10–20 μm), welche einen großen Zellkern mit zartem Chromatingerüst und in der Regel 2–5 Nucleoli besitzt. Das Zytoplasma ist basophil und weist keine zytoplasmatischen Granula auf. Normales Knochenmark besteht bis zu 4% aus Myeloblasten. Durch Zellteilung entstehen aus den Myeloblasten die Promyelozyten, etwas größere Zellen, in deren Zytoplasma sich primäre Granula gebildet haben. Aus diesen Zellen gehen die Myelozyten mit ihren spezifischen oder sekundären Granula hervor. In diesem Stadium hat eine Verdichtung des Chromatins stattgefunden, und die Nucleoli sind nicht mehr sichtbar. Man kann nun bereits unterschiedliche Myelozyten der eosinophilen und basophilen Zellreihe identifizieren. Aus den Myelozyten gehen durch Zellteilung die Metamyelozyten hervor, teilungsunfähige Zellen mit eingekerbtem oder hufeisenförmigem Kern und einem Zytoplasma mit primären und sekundären Granula. Zwischen den Metamyelozyten und den vollkommen ausgereiften neutrophilen Granulozyten setzen die meisten Autoren noch die Stadien des „stabkernigen" und des „jugendlichen" Neutrophilen. Diese Zellen können bereits im normalen peripheren Blut auftreten, besitzen aber noch nicht die klaren, zarten, fadenförmigen Abschnürungen zwischen den einzelnen Kernsegmenten, wie sie beim reifen Neutrophilen zu beobachten sind.

Monozyten

Diese Zellen sind von unterschiedlichem Aussehen, gewöhnlich größer als die anderen Leukozyten des peripheren Blutes (Durchmesser 16–20 μm) und besitzen einen großen, zentral gelegenen, ovalen oder nierenförmigen Zellkern mit schollig angeordnetem Chromatin (siehe Abb. 6.1d). Das reichlich vorhandene Zytoplasma färbt sich hellblau an und enthält zahlreiche kleine Vakuolen, die ihm ein milchiges Aussehen verleihen. Auch zytoplasmatische Granula sind oft zu beobachten. Monozytäre Vorläuferzellen (Monoblasten und Promonozyten) sind im Knochenmark nur schwer von Myeloblasten und Monozyten zu unterscheiden.

Eosinophile Granulozyten

Diese Zellen ähneln den neutrophilen Granulozyten mit Ausnahme ihrer gröberen, sich intensiv rot anfärbenden zytoplasmatischen Granula (sie enthalten ein basisches Protein). Außerdem weisen sie selten mehr als drei Kernsegmente auf (Abb. 6.1b). Die morphologische Identifizierung eosinophiler Myelozyten ist möglich, doch lassen sich frühere Stadien nicht von den entsprechenden neutrophilen Vorläufern unterscheiden. Die Aufenthaltsdauer der Eosinophilen im zirkulierenden Blut ist länger als die der Neutrophilen. Sie erscheinen in entzündlichen Exsudaten und haben vermutlich spezielle Aufgaben bei allergischen Reaktionen, der Abwehr von Parasiten und bei der Abräumung von entzündlich gebildetem Fibrin.

Basophile Granulozyten

Sie kommen im normalen peripheren Blut nur vereinzelt vor. Ihr Zellkern ist von zahlreichen zytoplasmatischen Granula überlagert, welche Heparin und Histamin enthalten (siehe Abb. 6.1c). Im Gewebe werden sie zu Mastzellen. Sie besitzen Oberflächenrezeptoren für IgE und degranulieren unter Freisetzung von Histamin.

Lymphozyten

Die meisten im peripheren Blut vorkommenden Lymphozyten sind kleine Zellen mit einem Durchmesser von weniger als 10 μm. Ihre runden oder leicht eingedrückten Zellkerne färben sich intensiv an und enthalten grobe, unscharf begrenzte Chromatinaggregate (siehe Abb. 6.1e). In der Regel sind keine Nukleolen sichtbar. Das Zytoplasma färbt sich himmelblau an und stellt sich bei den meisten Zellen als schmaler Saum um den Zellkern dar. Ungefähr 10% der zirkulierenden Lymphozyten sind größere Zellen mit einem Durchmesser von 12–16 μm und besitzen reichlich Zytoplasma, in welchem vereinzelte azurophile Granula vorkommen können. Man nimmt an, daß es sich bei diesen größeren Lymphozyten um Reizformen nach Auseinandersetzung mit einem Antigen, z. B. Viren oder Fremdkörpern, handelt. Die Bildung und Entwicklung der Lymphozyten wird in einem späteren Abschnitt dieses Kapitels besprochen.

Phagozyten

Bildung und Zellkinetik der Granulozyten

Die Granulozyten und Monozyten des Blutes entstehen im Knochenmark aus einer gemeinsamen Vorläuferzelle (Abb. 6.2). Innerhalb der granulopoetischen Zellreihe stellen die Myeloblasten, Promyelozyten und Myelozyten einen proliferativen oder mitotischen Zellpool dar, die Metamyelozyten, stab- und segmentkernigen Granulozyten dagegen einen postmitotischen Reifepool (Abb. 6.3). Eine große Anzahl von stab- und segmentkernigen Neutrophilen verbleibt darüber hinaus im Knochenmark als Reserve- oder Speicherpool. Das Knochenmark enthält normalerweise einen größeren Anteil an Zellen der myelopoetischen als der erythropoetischen Reihe, und zwar im Verhältnis 2:1 – 12:1. Hierbei bilden die Neutrophilen und Metamyelozyten den größten Anteil. Unter physiologischen Bedingungen befinden sich im Speicherpool des Knochenmarkes 10–15mal so viele Granulozyten wie im peripheren Blut. Nach ihrer Ausschwemmung aus dem Knochenmark halten sich die Granulozyten ca. 10 Stunden im Blutkreislauf auf, bevor sie zur Aufnahme ihrer phagozytären Funktionen in das Gewebe übertreten. Innerhalb des Blutkreislaufes verteilen sich die Granulozyten zu etwa gleichen Teilen zwischen dem zirkulierenden Pool (welcher im Blutbild erfaßt wird) und dem Randpool entlang der Gefäßwände (wird nicht im Blutbild erfaßt). Vor ihrem Untergang im Verlauf von Abwehrprozessen oder infolge ihrer Alterung halten sie sich schätzungsweise 4–5 Tage im Gewebe auf.

Abb. 6.2 Die Bildung von neutrophilen und monozytären Phagozyten. DieEntwicklung der eosinophilen und basophilen Granulozytenreihe vollzieht sich ebenfalls im Knochenmark und verläuft ähnlich wie die der neutrophilen Granulozyten

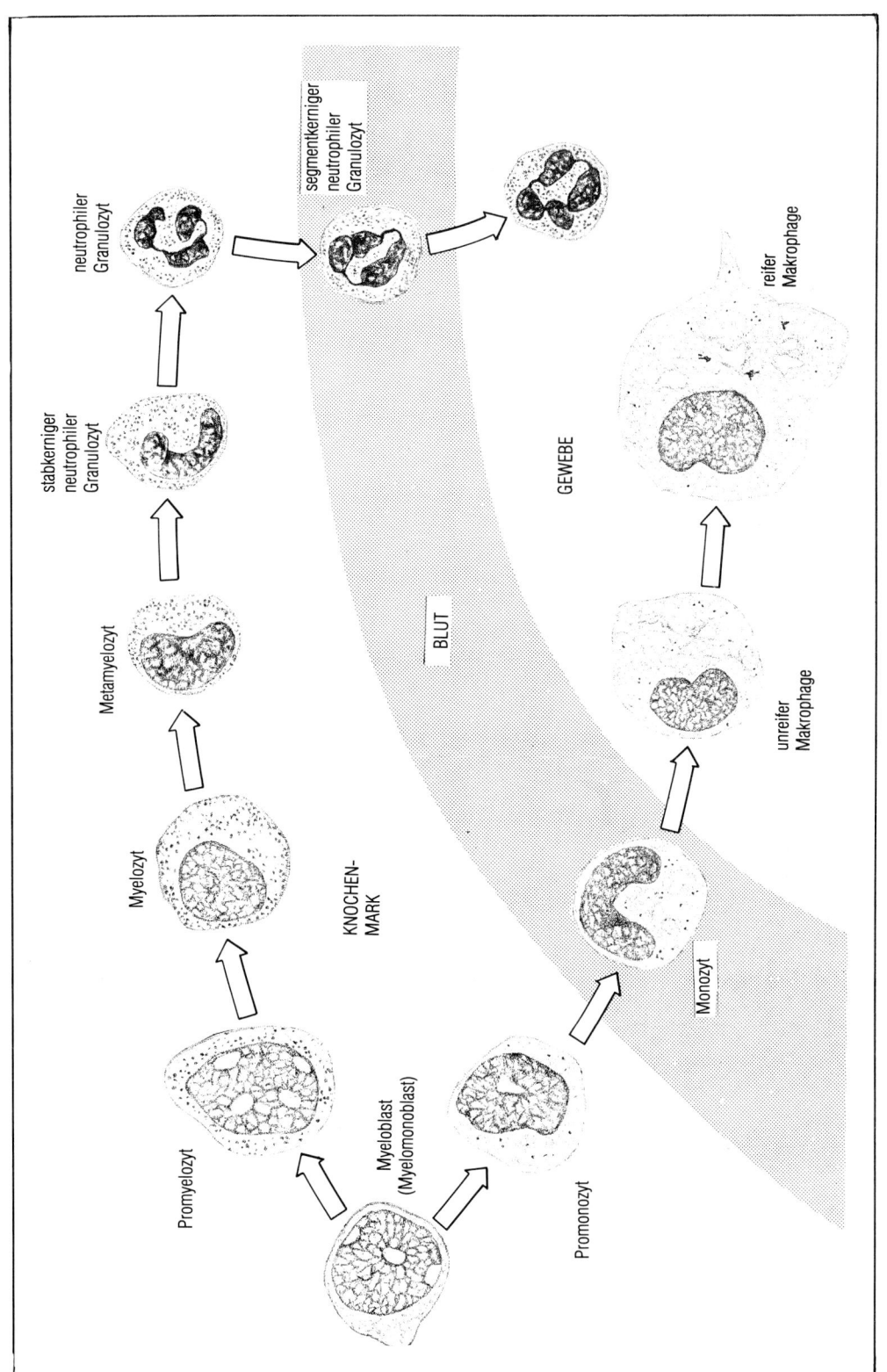

neutrophiler Granulozyt

stabkerniger neutrophiler Granulozyt

Metamyelozyt

Myelozyt

Promyelozyt

Myeloblast (Myelomonoblast)

Promonozyt

KNOCHEN-MARK

segmentkerniger neutrophiler Granulozyt

BLUT

Monozyt

GEWEBE

unreifer Makrophage

reifer Makrophage

Die Regulation der unterschiedlichen Zellteilungs- und Reifungsvorgänge sowie der Verteilung der Granulozyten auf die verschiedenen Zellpools erfolgt vermutlich mit Hilfe eines Rückkopplungsmechanismus zwischen zirkulierenden Granulozyten, Gewebsgranulozyten und dem Knochenmark (Abb. 6.3). Er wird vermittelt durch stimulierende Faktoren (Leukopoetine) analog dem Erythropoetin. In-vitro-Untersuchungen von Granulozytenkolonien auf halbfesten Agar-Nährböden haben „koloniestimulierende Aktivitäten" („colony stimulating activities", CSA) in Plasma, Urin und stellenweise im Knochenmark nachweisen können, bei denen es sich um Leukopoetine oder ihre Zerfallsprodukte handeln könnte. Auch Hemmstoffe innerhalb dieses granulopoetischen Rückkopplungssystems wurden gefunden.

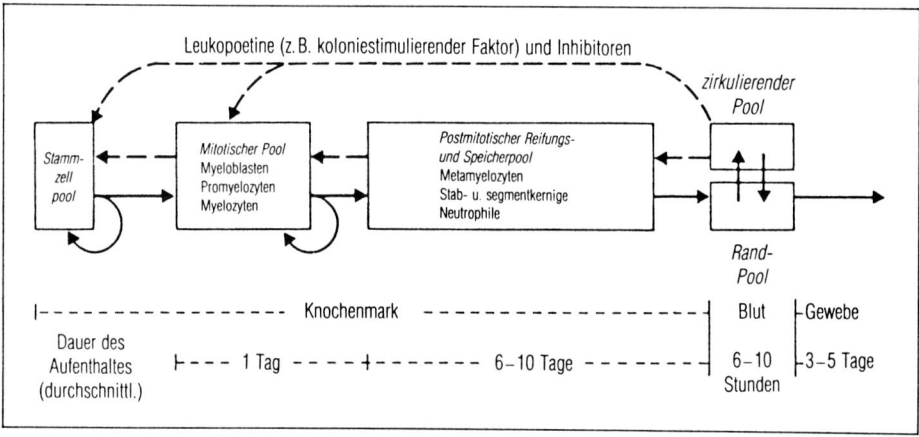

Abb. 6.3 Zellkinetik der neutrophilen Granulozyten. Modifiziert nach Boggs und Winkelstein (1978)

Bildung und Zellkinetik der Monozyten

Nach kurzem Aufenthalt im Knochenmark verbringen die Monozyten 20–40 Stunden im zirkulierenden Blut, bevor sie zur Reifung und Durchführung ihrer eigentlichen Aufgaben ins Gewebe eindringen. Ihre Lebensdauer im extravasalen Gewebe kann nach ihrer Umformung zu Makrophagen bis zu mehreren Monaten oder sogar Jahren betragen. Sie besitzen spezifische Aufgaben in unterschiedlichen Geweben, z. B. in Haut, Darm, Leber etc.

Funktion der neutrophilen Granulozyten und Monozyten

Die Funktion der Neutrophilen und Monozyten läßt sich in drei Phasen unterteilen:

1. **Chemotaxis** (Zellmobilisation und -wanderung). Hierbei werden die Phagozyten durch Bakterien oder Entzündungsprozesse wahrscheinlich mittels chemotakti-

scher Substanzen aus dem geschädigten Gewebe oder mittels bestimmter Komponenten des Komplementsystems angezogen.

2. **Phagozytose** von Fremdkörpern (z.B. Bakterien, Pilzen etc.) bzw. toten oder geschädigten Zellen aus körpereigenem Gewebe. Die Erkennung von Fremdpartikeln wird durch deren „Opsonierung" mit Immunglobulinen oder Komplement erleichtert, da sowohl Neutrophile als auch Monozyten Oberflächenrezeptoren für das Fc-Fragment der Immunglobuline sowie für C_3 und andere Komplementbestandteile besitzen. Auch normale Körperzellen (z.B. Erythrozyten und Thrombozyten) können opsoniert und durch die Makrophagen des RES phagozytiert werden, wie z.B. bei Autoimmunhämolyse, der idiopathischen (autoimmunen) thrombozytopenischen Purpura und vielen medikamentös bedingten Zytopenien. Makrophagen spielen daneben eine Rolle bei der Weitervermittlung von Fremdantigenen an das Immunsystem.

3. **Abtötung und enzymatischer Abbau.** Diese Vorgänge erfolgen über sauerstoffabhängige und sauerstoffunabhängige Wege. Bei den sauerstoffabhängigen Reaktionsschritten entstehen Superoxyd und Wasserstoffperoxyd (H_2O_2) aus Sauerstoff und NADPH bzw. NADH. In den Neutrophilen reagiert H_2O_2 mit Myeloperoxidase und intrazellulären Halogeniden zur Abtötung der Bakterien; auch Superoxyd (O_2^-) kann dabei eine Rolle spielen. Bei der nichtoxydativen Mikrobenabtötung kommt es zu einem pH-Abfall innerhalb der phagozytären Vakuolen, in welche anschließend lysosomale Enzyme ausgeschüttet werden. Als zusätzlicher Faktor kommt die bakteriostatische Wirkung von Lactoferrin hinzu, einem eisenbindenden Protein, welches in den Granula der neutrophilen Granulozyten nachzuweisen ist und den Bakterien Eisen entzieht.

Störungen der phagozytären Zellfunktionen

1. **Störungen der Chemotaxis.** Man beobachtet sie bei seltenen angeborenen Anomalien (z.B. „Lazy leucocyte syndrome" oder Störungen des Komplementsystems). Häufiger finden sie sich bei erworbenen Störungen, entweder extraleukozytär bedingt, z.B. durch Kortikosteroidbehandlung, Hypophosphatämie, Aspirin, Alkohol, hohe Plasmaosmolarität (wie bei Diabetes) oder durch leukozytäre Anomalien, wie z.B. bei myeloischen Leukämien und myelodysplastischen Syndromen.

2. **Störungen der Phagozytose.** Sie entstehen gewöhnlich aufgrund einer ungenügenden Opsonierung bei angeborenen oder erworbenen Hypogammaglobulinämien, bei Mangel an bestimmten Komplementbestandteilen oder an Tuftsinpeptid (einem phagozytosestimulierenden Serumfaktor) wie z.B. nach Splenektomie oder bei Sichelzellanämie.

3. **Störungen der intrazellulären Abtötungsvorgänge.** Zu Abtötungsdefekten der Granulozyten kommt es bei der seltenen X-chromosomal rezessiv vererbten progressiven septischen Granulomatose, welche auf einer Anomalie des oxidativen Stoffwechsels der Leukozyten beruht, vermutlich aufgrund eines von mehreren Enzymdefekten.

Auch einige weitere seltene angeborene Erkrankungen haben Störungen der Bakterienabtötung zur Folge, z.B. Myeloperoxidasemangel und das Chediak-

Higashi-Syndrom. Ferner kann es im Zusammenhang mit akuter und chronischer myeloischer Leukämie und myelodysplastischen Syndromen zu Störungen der Abtötung phagozytierter Mikroorganismen kommen.

Morphologische Veränderungen der neutrophilen Granulozyten

In Abb. 6.4 sind einige der häufigeren morphologischen Anomalien der Neutrophilen dargestellt, die im peripheren Blut zu beobachten sind. Hypersegmentierte Formen treten bei megaloblastären Anämien auf, Döhle-Körperchen und toxische Granulationen dagegen bei Infektionskrankheiten. Bei Frauen erscheinen „Drumsticks" physiologischerweise am Zellkern einiger Neutrophiler; sie beruhen auf dem Vorhandensein von zwei X-Chromosomen.

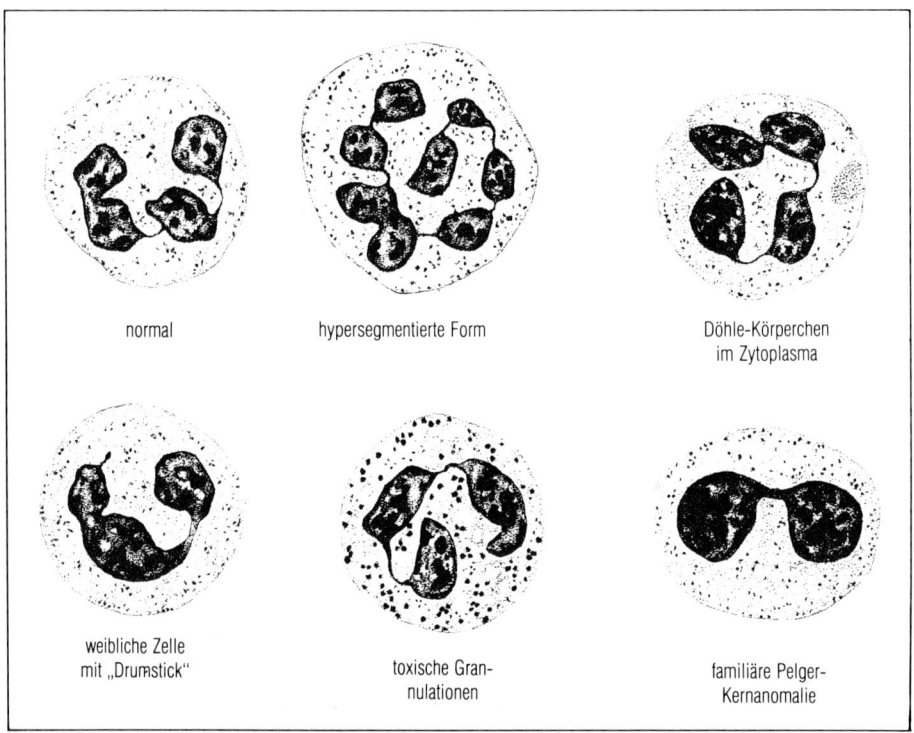

Abb. 6.4 Morphologische Veränderungen der neutrophilen Granulozyten

Neutrophilie

Von einer Neutrophilie oder einer (neutrophilen) Granulozytose spricht man bei einer Neutrophilenzahl von über $7,5 \times 10^3/\text{mm}^3$ (10^9/l). Sie stellt eine der häufigsten

Blutbildveränderungen dar (Tabelle 6.2). Granulozytosen werden durch Freisetzung von leukozytären Pyrogenen oft von Fieber begleitet. Zu den übrigen charakteristischen Kennzeichen einer reaktiven Neutrophilie (Tabelle 6.2, 1–5) gehören:

a) eine „Linksverschiebung" im Differentialblutbild, d. h. zahlenmäßige Zunahme von Stabkernigen sowie gelegentliches Vorkommen von unreiferen Formen der Granulopoese wie Metamyelozyten und Myelozyten,
b) der Nachweis von zytoplasmatischen toxischen Granulationen und Döhle-Körperchen (verdichtete RNA) (Abb. 6.4) sowie
c) ein Anstieg der alkalischen Leukozytenphosphatase.

Tabelle 6.2 Ursachen einer Neutrophilie (Granulozytose)

1. Bakterielle Infektionen (insbesondere mit pyogenen Erregern, lokalisiert oder generalisiert)
2. Entzündungen und Gewebsnekrosen (z.B. Myositis, Vaskulitis, Herzinfarkt, Traumen)
3. Stoffwechselerkrankungen (z.B. Urämie, Eklampsie, Azidose, Gicht)
4. Alle Formen von Neoplasmen (z.B. Karzinome, Lymphome, Melanome)
5. Akute Hämorrhagien oder Hämolysen
6. Kortikosteroidtherapie
7. Myeloproliferative Erkrankungen (z.B. chronische myeloische Leukämie, Polycythaemia vera, Osteomyelofibrose)

Neutropenie (Agranulozytose)*

Die untere Normgrenze der Neutrophilenzahl liegt bei $2,5 \times 10^3/mm^3$ ($10^9/l$). Wenn diese absolute Zahl unter $1,0 \times 10^3/mm^3$ ($10^9/l$) absinkt, besteht eine Neigung zu rezidivierenden Infektionen; unterhalb von $0,2 \times 10^3/mm^3$ ($10^9/l$) sind die Risiken sehr hoch. Neutropenien kommen isoliert oder als Teilerscheinung einer allgemeinen Panzytopenie vor (Tabelle 6.3). Die möglichen Pathomechanismen sind in Abb. 6.5 dargestellt.

Medikamentös bedingte Neutropenien

Selektive Neutropenien können durch eine große Anzahl von Medikamenten hervorgerufen werden (Tabelle 6.3). Obwohl dabei in den meisten Fällen eine Schädigung der medullären Vorläuferzellen stattfindet, kann in einigen Fällen auch eine Hapten-bedingte Überreaktion der zirkulierenden Neutrophilen für diese Störung verantwortlich sein, z.B. im Zusammenhang mit Metamizol. Hierbei werden gegen den als Antigen fungierenden Medikament-Proteinkomplex Antikörper gebildet. Nach Komplementbindung werden die Immunkomplexe samt komplementbedeckten Neutrophilen rasch durch das RES aus dem Blutstrom entfernt.

Zyklische Neutropenie

Es handelt sich um ein seltenes Syndrom, welches periodisch alle 3–4 Wochen auftritt und mit schweren, aber nur vorübergehenden Neutropenien einhergeht.

---

* Anm. d. Übers.: Die beiden Wörter werden oft als Synonyme verwendet, obwohl es sich dabei nicht um exakt die gleichen Begriffe handelt.

Tabelle 6.3 Ursachen einer Neutropenie (Agranulozytose)

SELEKTIVE NEUTROPENIE

Medikamentös bedingt
- Antiphlogistika (Metamizol, Phenlybutazon)
- Antibakterielle Medikamente (Chloramphenicol, Co-Trimoxazol)
- Antikonvulsiva (Phenytoin)
- Thyreostatika (Carbimazol)
- Antidiabetika (Tolbutamid)
- Phenothiazine (Chlorpromazin, Promethazin)
- Verschiedene (Mepacrin, Phenindion und viele andere)

Gutartig (rassisch oder familiär bedingt)

Zyklisch

Verschiedene
- Virusinfektionen, z. B. Hepatitis, Influenza
- Fulminante bakterielle Infektionen, z. B. Typhus, Miliartuberkulose
- Allergische Reaktionen und Anaphylaxie
- Autoimmune Neutropenie
- Felty-Syndrom
- Systemischer Lupus erythematodes

ALS TEIL EINER ALLGEMEINEN PANZYTOPENIE

Knochenmarkinsuffizienz (siehe S. 96)

Splenomegalie

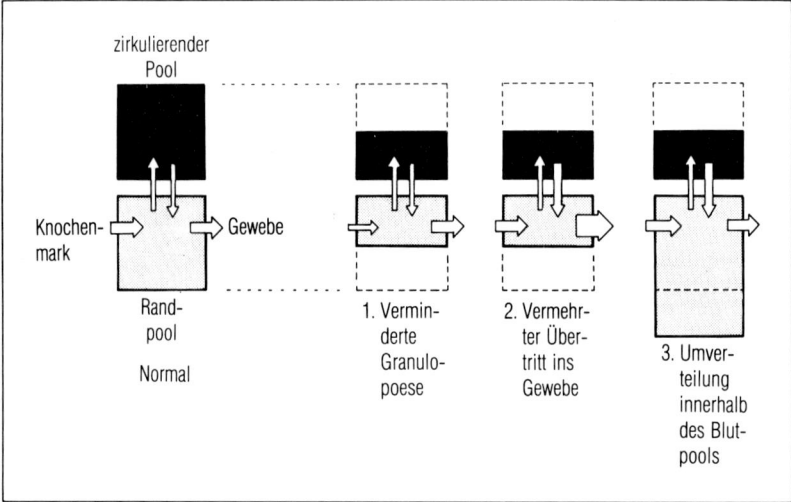

Abb. 6.5 Zellkinetische Pathomechanismen bei der Entstehung einer Neutropenie. Modifiziert nach Boggs und Winkelstein (1978)

Idiopathische benigne Neutropenie

Diese Zunahme des Randpools der Neutrophilen entlang der Gefäßwände mit entsprechender Verminderung der zirkulierenden Fraktion findet sich als familiäre Erkrankung bei vielen gesunden Afrikanern wie auch bei anderen Rassen und selten

in anderen Teilen der Erde. Bei diesen Personen besteht keine erhöhte Infektions-
neigung und lassen sich im Knochenmark keinerlei pathologische Veränderungen
nachweisen.

Klinisches Bild. In Verbindung mit ausgeprägten Neutropenien kommt es zu
schweren Infektionen, insbesondere im Mund- und Rachenbereich. Schmerzhafte
und oft nicht mehr zu beherrschende Ulzerationen können sich an diesen Stellen
(Abb. 6.6) sowie auf der Haut und im Bereich des Anus bilden. Andere Infektionen
bei schweren Neutropenien siehe S. 143.

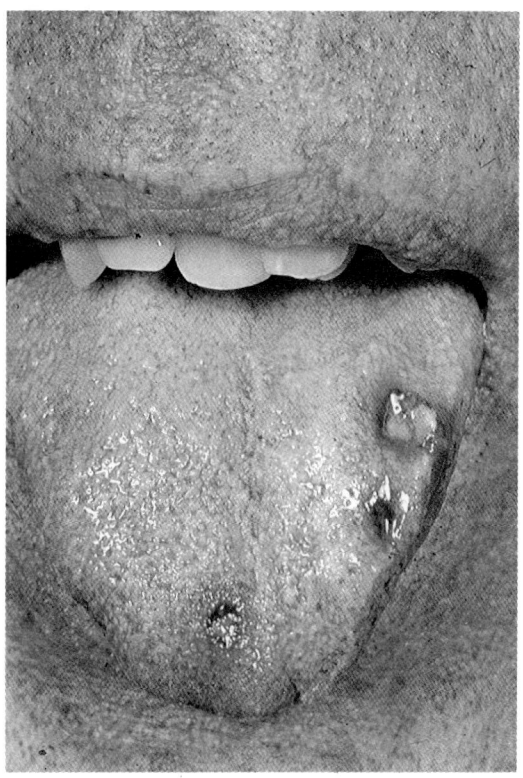

Abb. 6.6 Zungenulzera bei einem
Patienten mit schwerer Neutropenie

Diagnose. Zur Unterscheidung einer Beeinträchtigung der Granulopoese mit
zahlenmäßiger Verringerung der unreifen Vorläufer von einer verstärkten Beseitigung zirkulierender Neutrophiler sind Knochenmarkuntersuchungen von großer
Bedeutung. Im letzteren Falle lassen sich im Knochenmark nach Verbrauch der
medullären Granulozytenreserven nur noch unreife Zellelemente nachweisen.
Dieses Phänomen ist fälschlicherweise als „Reifungsstillstand" bezeichnet worden.
Daneben kann eine Aspirationsbiopsie des Knochenmarkes wichtige Hinweise auf
das Vorliegen einer Leukämie oder eines anderen Infiltrationsprozesses liefern.

115

Behandlung. Die Behandlung von Patienten mit *schwerer akuter Neutropenie* wird auf Seite 143 besprochen. Bei vielen Patienten mit medikamentös bedingter Neutropenie stellt sich innerhalb von ein bis zwei Wochen nach Absetzen des Medikamentes eine Spontanheilung ein.

Patienten mit einer *chronischen Neutropenie* leiden an rezidivierenden Infektionen, hauptsächlich bakteriellen Ursprungs, obwohl es auch zu Pilz- und Virusinfektionen (insbesondere Herpes) kommen kann. Wesentlich ist hierbei die frühzeitige Erkennung und das energische Vorgehen mit Antibiotika, Antimykotika bzw. Virostatika. Über die Nutzen einer prophylaktischen antibakteriellen Therapie, z. B. mit Co-Trimoxazol, herrschen noch unterschiedliche Auffassungen.

Eine Kortikosteroidtherapie oder Splenektomie ist mit gutem Erfolg bei Verdacht auf *Autoimmun-Neutropenien* (z. B. beim Felty-Syndrom) durchgeführt worden. Andererseits führen Kortikosteroide zu einer Funktionsbeeinträchtigung der neutrophilen Granulozyten und sollten nicht wahllos bei Neutropenien zum Einsatz kommen.

Eosinophilie

Einen Anstieg der eosinophilen Granulozyten im Blut auf Werte oberhalb von $0,4 \times 10^3/mm^3$ (10^9/l) findet man bei:

1. allergischen Krankheiten, z. B. Asthma bronchiale, Heuschnupfen, Urtikaria und Nahrungsmittelallergien;
2. Parasitosen, z. B. Befall mit Amöben, Hakenwürmern, Askariden, Bandwürmern, Filarien, Schistosomen und Trichinen;
3. Rekonvaleszenz nach akuten Infektionskrankheiten;
4. bestimmten Dermatosen, z. B. Psoriasis, Pemphigus und Dermatitis herpetiformis;
5. pulmonaler Eosinophilie und hypereosinophilen Syndromen;
6. Überempfindlichkeit gegen Medikamente;
7. Panarteriitis nodosa;
8. Morbus Hodgkin und einigen anderen Tumoren;
9. Eosinophilenleukämie (selten).

Basophilie

Ein Anstieg der basophilen Granulozyten im Blut über $0,1 \times 10^3/mm^3$ (10^9/l) ist ungewöhnlich. In der Regel findet man die Ursache in einer myeloproliferativen Erkrankung wie der chronischen myeloischen Leukämie oder der Polycythaemia vera. Eine reaktive Basophilie wird manchmal beim Myxödem, während Pocken- oder Varizelleninfektionen oder bei Colitis ulcerosa beobachtet.

116

Monozytose

Auch eine Erhöhung der Monozytenzahl über $0,8 \times 10^3/mm^3$ (10^9/l) ist selten. Als Ursache kommen folgende Erkrankungen in Frage:

1. chronische bakterielle Infektionen, z. B. Tuberkulose, Brucellose, bakterielle Endokarditis, Typhus;
2. Protozoenerkrankungen;
3. chronische Neutropenie;
4. Morbus Hodgkin;
5. myelomonozytäre und monozytäre Leukämien.

Leukämoide Reaktion

Die leukämoide Reaktion stellt eine überschießende reaktive Leukozytose dar, die durch unreife Zellen (z. B. Blasten, Promyelozyten und Myelozyten) im peripheren Blut charakterisiert ist. Zum größten Teil ist an leukämoiden Reaktionen die granulopoetische Reihe beteiligt, gelegentlich treten jedoch auch entsprechende lymphozytäre Reaktionen auf.

Zu den auslösenden Erkrankungen zählen schwere oder chronische Infektionen, schwere Hämolysen sowie metastasierende Karzinome. Leukämoide Reaktionen sind bei Kindern oft besonders ausgeprägt.

Granulozytäre Veränderungen wie toxische Granulationen und Döhle-Körperchen sowie eine Erhöhung der alkalischen Leukozytenphosphatase helfen bei der Unterscheidung einer leukämoiden Reaktion von einer chronischen myeloischen Leukämie. Der Nachweis eines großen Myelozytenanteils sowie des Philadelphia-Chromosoms bestätigt dagegen die Diagnose einer chronischen myeloischen Leukämie.

Leukoerythroblastäre Reaktion

Im Rahmen von leukoerythroblastären Reaktionen kommt es zur Ausschwemmung von Erythroblasten und unreifen Zellen der leukopoetischen Reihe in das periphere Blut (Abb. 6.7). Ein solches Erscheinungsbild des Blutausstriches (welches auf extramedullärer Hämatopoese oder Knochenmarkinfiltrationen beruht) ist anzutreffen bei:

1. Osteomyelofibrose;
2. myeloischen Leukämien;
3. Knochenmarkinfiltrationen im Rahmen von: Karzinomen, Fibrosen, Tuberkulose, Plasmozytom, Lymphomen;
4. schweren Hämorrhagien, Hämolysen oder megaloblastären Anämien;
5. Lipidspeicherkrankheiten;
6. Marmorknochenkrankheit (Osteopetrosis, Albers-Schoenberg-Krankheit).

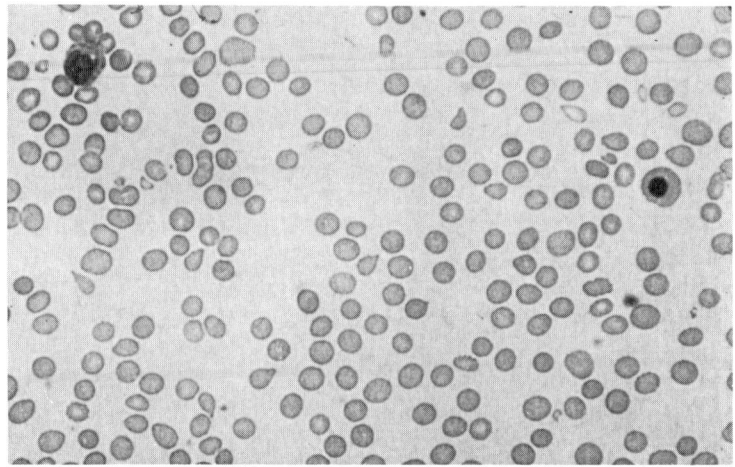

Abb. 6.7 Erscheinungsbild einer leukoerythroblastären Reaktion im Blutausstrich. Unter den abgebildeten kernhaltigen Zellen befindet sich ein Erythroblast und ein Myelozyt. Die Erythrozyten weisen Polychromasie, eine Anisozytose und Poikilozytose auf (einschließlich „Tear-drop-Zellen")

Lymphozyten

Zu den immunkompetenten Zellen bzw. Immunozyten zählen die Lymphozyten, ihre Vorläuferzellen und die Plasmazellen. Diese Zellen unterstützen die Phagozyten bei der Körperabwehr gegen Infektionen und gegen das Eindringen anderer Fremdstoffe und fügen dem Abwehrsystem eine spezifische Komponente hinzu. Obwohl eine vollständige Beschreibung der Funktionen des lymphatischen Systems über den Rahmen dieses Buches hinausgeht, sollen hier einige Gesichtspunkte, die für das Verständnis der Erkrankungen dieses Systems wesentlich sind, besprochen werden sowie die Rolle der Lymphozyten im Zusammenhang mit hämatologischen Krankheiten.

Primäre Bildung der Lymphozyten

Nach der Geburt stellen Knochenmark und Thymus die Primärorgane der Lymphopoese dar, in welchen die lymphopoetischen Stammzellen unabhängig von Immunreizen spontanen Teilungsvorgängen unterliegen (siehe Abb. 7.1). Beim Fetus findet die Lymphopoese auch im Dottersack, der Leber und der Milz statt. Zum sekundären oder reaktiven lymphatischen Gewebe rechnet man die Lymphknoten, die Milz, das organisierte und diffuse Lymphgewebe des Verdauungs- und Respirationstraktes sowie die zirkulierenden Lymphozyten des Blutes und des Interzellularraumes.

Funktionelle Aspekte des lymphatischen Systems – T- und B-Lymphozyten

An der Immunantwort beteiligen sich zwei Arten von Lymphozyten: die B- und T-Lymphozyten (Tabelle 6.4). Beim Menschen gehen die B-Zellen aus den Knochenmarkstammzellen hervor. Es ist unbekannt, ob die B-Lymphozyten daneben auch noch außerhalb des Knochenmarkes heranreifen können. Bei Vögeln beobachtet man diesen Vorgang in der sogenannten Bursa Fabricii, doch konnte beim Menschen ein entsprechendes Organ nicht nachgewiesen werden. Nach Aktivierung durch Antigene proliferieren die B-Lymphozyten und reifen zu Plasmazellen heran, den eigentlichen Trägern der humoralen Immunität und Erzeugern von spezifischen Immunglobulin-Antikörpern. Daneben werden den B-Zellen Informationen über spezifische Antigene durch zirkulierende T-Helferzellen übermittelt, während die Makrophagen zahlreiche Antigene weiterverarbeiten, bevor sie die B-Lymphozyten zu einer Immunantwort veranlassen.

Es ist nicht sicher, ob die Besiedlung des menschlichen Thymus durch Zellen erfolgt, die direkt von den pluripotenten Knochenmarkstammzellen abstammen (Prothymozyten), oder durch gemeinsame lymphatische Knochenmarkstammzellen (Abb. 1.2). Die ursprünglichen T-Lymphozyten werden im Thymus und in anderen Organen durch HLA-reiche dendritische Retikulumzellen „geprägt" und somit in die Lage versetzt, das körpereigene Antigenmuster wiederzuerkennen; sie entwickkeln sich dabei zu den Trägern der zellvermittelten Immunität. Neben den Helferzellen (T_4-Zellen) zählt man zur Population der T-Lymphozyten auch die Suppressorzellen (T_8-Zellen). Ihre Aufgabe ist die Unterdrückung der B-lymphozytären Immunreaktionen sowie die Aktivitätsminderung von zytotoxischen T-Zellen mit direkt schädigender Wirkung auf Zellen, die sie als fremd erkennen (siehe Abb. 7.1).

Entwicklung der Lymphozyten – der Lymphfollikel

Die das Knochenmark bzw. den Thymus verlassenden B- und T-Lymphozyten sind undeterminierte Zellen in einem Frühstadium der immunologischen Reifung. Beim ersten Antigenkontakt unter Mitwirkung der dendritischen Retikulumzellen transformieren sich diese T- und B-Zellen zu T- und B-Immunoblasten (Abb. 6.8). Die T-Immunoblasten übernehmen entweder ihre primäre T-Zell-Funktion und sterben anschließend ab oder werden zu T-Gedächtniszellen (memory cells). Letztere reagieren bei erneutem Kontakt mit demselben Antigen mit größerer Intensität und Schnelligkeit (Sekundärantwort). Aus den B-Immunoblasten gehen die Plasmazellen hervor. Anfangs treten sie als kleine Zellen in Erscheinung, stellen morphologisch einen Übergang zwischen typischen kleinen Lymphozyten und typischen reifen Plasmazellen dar (plasmozytäre Lymphozyten oder lymphoplasmozytäre Zellen) und produzieren in erster Linie IgM. Im Zuge ihrer weiteren Entwicklung vergrößert sich ihr Umfang, und sie werden zu typischen Plasmazellen, die IgG, IgA, IgD und IgE bilden. An der primären Immunantwort nehmen überwiegend plasmozytäre Lymphozyten teil, wobei es nur zu einer geringen Produktion von Immunglobulinen kommt. Neuere Untersuchungen äußern die Vermutung, daß die Plasmazellen des Knochenmarkes anderer Abstammung sind als die des peripheren Gewebes (Abb. 7.1).

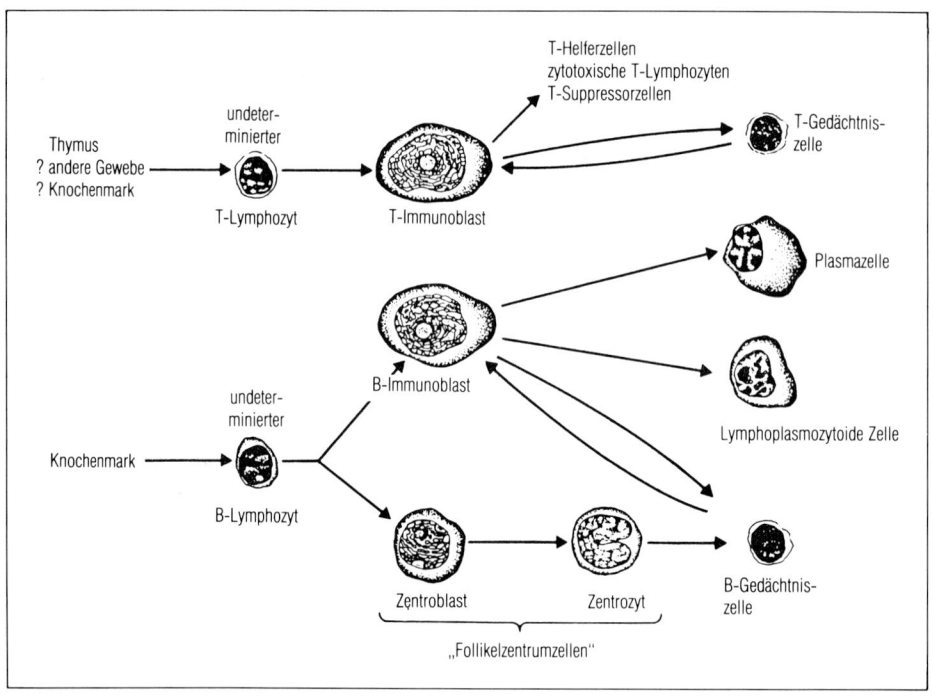

Abb. 6.8 Lymphozytäre Reaktion nach Antigenreiz. (Nach Lennert (1981) *Histopathology of non-Hodgkin's Lymphomas.* Springer-Verlag, New York

In Lymphknoten und anderen Ansammlungen von Lymphgewebe entstehen die Reaktionszentren der Lymphfollikel bei der fortlaufenden Auseinandersetzung mit Antigenen. Aus den kleinen Lymphozyten entstehen hier die typischen proliferierenden Zellen, die sogenannten Zentroblasten, deren Nachkommenschaft wiederum als Zentrozyten bezeichnet wird. Diese beiden Lymphozytentypen sind auch unter dem Namen „Follikelzentrumzellen" (follicle centre cells, FCC) bekannt. Einige der Zentrozyten entwickeln sich zu Gedächtniszellen des B-Zellsystems. Die genaue Aufeinanderfolge der Zellentwicklung in den Reaktionszentren der Lymphfollikel konnte bisher nicht vollständig aufgeklärt werden.

Lymphoblasten, wie sie bei der akuten lymphatischen Leukämie oder beim lymphoblastischen Lymphom angetroffen werden, können mit konventionellen mikroskopischen Verfahren im normalen Knochenmark nicht von anderen Blastenstadien unterschieden werden. Sie sind auch in einem normalen Lymphfollikel nicht zu identifizieren. Gewöhnlich handelt es sich um kleine Zellen mit einem Durchmesser von 10–12 µm. Der Zellkern ist in der Regel abgerundet, kann aber auch knäuelförmig ausgebildet sein. Das Chromatingerüst ist zart und gleichmäßig verteilt, mit 1–5 unauffälligen Nucleoli. Der geringe Zytoplasmaanteil der Zellen ist nur leicht basophil. Weitere morphologische Eigenschaften der Lymphozyten sind auf Seite 108 beschrieben worden. Die *Plasmazellen* sind größer als Lymphozyten. In typischer Form weisen sie einen exzentrisch gelegenen runden Zellkern mit „Radspeichen"-ähnlichem Chromatingerüst auf. Mit Ausnahme eines in Kernnähe gelegenen, hellen Golgi-Apparates ist das Zytoplasma stark basophil. Die *Immunoblasten* stellen die größten lymphatischen Zellen dar. Sie besitzen einen hellen Kern mit zartem Chromatingerüst und sehr großen Nucleoli, die oft einzeln in der Mitte des Kerns oder an einer Einstülpung der Kernmembran anzutreffen sind. Sie haben einen breiten Raum von stark basophilem Zytoplasma. Die *Zentroblasten* sind von unterschiedlicher Größe, aber meistens kleiner als Immunoblasten. Ihr runder Zellkern besitzt ein fein verteiltes Chromatingerüst mit mittelgroßen Nucleoli, die sich oft an der inneren Kernmembran befinden. In der Regel weisen sie einen stark basophilen Zytoplasmasaum auf. *Zentrozyten* sind kleine oder mittelgroße Zellen mit rundem oder auffälligem, mehr oder weniger stark eingekerbtem Kern und schwach basophilem Zytoplasma. Abgesehen von ihrer Form lassen sich die Kerne dieser Zellen leicht durch ihre helle Farbe von denen der kleinen Lymphozyten in der Randzone der Lymphfollikel unterscheiden. Die Nucleoli sind, falls vorhanden, klein und zentral gelegen.

Obwohl sich im Verlauf einer lymphozytären Reaktion die lymphatischen Reizformen hauptsächlich auf das Lymphgewebe beschränken, werden sie bei infektiöser Mononukleose (S. 122) und anderen Infektionen (insbesondere viralen Ursprungs) sowie bei anderen Immunreaktionen auch im Blut angetroffen. Auch bei einigen malignen Lymphomen (Kapitel 8) kommt es zum Austritt der pathologisch veränderten Zellen in den Blutstrom (z. B. Zellen eines Lymphosarkoms oder follikulären Lymphoms). Die Lymphfollikel enthalten daneben ein Maschenwerk von dendritischen Retikulumzellen und einige T-Lymphozyten, hauptsächlich vom Typ der Helferzellen.

Zirkulaton der Lymphozyten

Die Lymphozyten des peripheren Blutes durchwandern die Gefäßwände der postkapillären Venolen und gelangen so in die Lymphknoten oder in die Milz. Hierbei siedeln sich die T-Zellen in den Lymphknoten bevorzugt in der perifollikulären Zone der Rindenregion an (parakortikale Zone) (Abb. 7.1). In der Milz finden sie sich meist in der lymphatischen Scheide rings um die Follikelarterien. Die B-Zellen versammeln sich dagegen vor allem in den Lymphfollikeln von Lymphknoten und Milz sowie in den subkapsulären peripheren Rindenarealen und Marksträngen der Lymphknoten. Über den efferenten Lymphstrom und den Ductus thoracius kehren die Lymphozyten wieder in das periphere Blut zurück. Der größte Teil dieser rezirkulierenden Zellen sind T-Lymphozyten, die zum Durchlauf dieses Kreislaufs durchschnittlich 10 Stunden benötigen (Tabelle 6.4). Die T-Zellen bilden im wesentlichen zwei Untergruppen: die Suppressor-(T_{8+}) und die Helfer- (T_{4+})Zellen. Im normalen peripheren Blut und den Reaktionszentren überwiegen die Helferzellen, während im Knochenmark und der Darmwand die Suppressorzellen die wichtigste T-Zell-Untergruppe darstellen. Die B-Lymphozyten besitzen in ihrer Mehrheit eine geringe Mobilität und verbleiben während langer Zeiträume in Milz und Lymphknoten.

Tabelle 6.4 Unterscheidende Merkmale der T- und B-Lymphozyten

T-Lymphozyten	B-Lymphozyten
Träger der zellvermittelten Immunität (z. B. gegen intrazelluläre Organismen einschließlich vieler Bakterien, Viren, Protozoen und Pilze, aber auch gegen transplantierte Organe).	Träger der humoralen Immunität (z. B. gegen bekapselte pyogene Bakterien).
Hauptpopulation der zirkulierenden Lymphozyten (80% der Lymphozyten im normalen Blut).	In ihrer Mehrheit fixiert und nicht mobil (nur 20% der Lymphozyten im normalen Blut).
Kommen in den perifollikulären Zonen der tiefen Rindenanteile der Lymphknoten vor sowie in den lymphatischen Scheiden der Follikelarterien der Milz und im Thymus. Werden in Helferzellen (T_{4+}) und Suppressorzellen (T_{8+}) unterteilt und besiedeln ein unterschiedliches mikroökologisches Umfeld.	Kommen in den Reaktionszentren der Lymphknoten, der Milz sowie im Lymphgewebe von Verdauungstrakt und Atemwegen vor, daneben auch in den oberflächlichen (subkapsulären) Rindenanteilen und Marksträngen der Lymphknoten.
Zahlreiche langlebige Gedächtniszellen, aber auch kurzlebige Zellen.	Meist nur kurze Lebensdauer, z. B. 2–3 Tage bei Plasmazellen, daneben aber auch langlebige Zellen.
Besitzen T-spezifische Oberflächenmembran-Antigene.	Besitzen Oberflächen-Immunglobulin (SIg)*.
Rosettenbildung bei Kontakt mit Schaferythrozyten*.	Membranrezeptoren für Fc-Fragmente von IgG, Immunkomplexe und C_3 (EAC-Rosetten).
Mitosereiz durch Phytohämagglutinine (PHA, z. B. „pokeweed" = Kermesbeere) und heterologe Leukozyten*.	Mitosereiz durch Endotoxine.

* Eigenschaften, die zur Identifizierung von T- und B-Lymphozyten herangezogen werden.

Lymphozytose

Eine Lymphozytose tritt bei Säuglingen und Kleinkindern oft als Antwort auf Infektionen auf, die beim Erwachsenen eine neutrophile Reaktion auslösen würde. Erkrankungen, in deren Verlauf es zu einer besonders ausgeprägten Lymphozytose kommt, sind in Tabelle 6.5 aufgeführt.

Lymphopenie

Lymphopenien sind selten, treten aber unter Umständen bei schwerer Knochenmarkinsuffizienz auf sowie bei Therapie mit Kortikosteroiden oder anderen Immunsuppressiva, bei Morbus Hodgkin und ausgedehnter Bestrahlung.

Infektiöse Mononukleose

Die infektiöse Mononukleose (Pfeiffer-Drüsenfieber) zeichnet sich aus durch Fieber, eine schmerzhafte Angina tonsillaris, generalisierte Lymphknotenschwel-

Tabelle 6.5 Ursachen einer Lymphozytose

Infektionen	
Akut	– infektiöse Mononukleose, Röteln, Keuchhusten, akute infektiöse Lymphozytose, infektiöse Hepatitis, Zytomegalie
chronisch	– Tuberkulose, Toxoplasmose, Brucellose
Hyperthyreose	
Chronische lymphatische Leukämie (und einige Lymphome)	

lungen und atypische Lymphozyten im Blut. Vermutlich handelt es sich bei diesen Zellen um T-Lymphozyten, die gegen mit Epstein-Barr-Virus (EBV) infizierte B-Lymphozyten reagieren. Im Verlauf der Erkrankung steigt der Antikörpertiter gegen das EBV an. Bei Menschen ohne Antikörper gegen dieses Virus kann es zur Manifestation des oben beschriebenen Krankheitsbildes kommen. Da jedoch viele Menschen diese Antikörper aufweisen, ohne jemals die Krankheit in ihrer typischen Form durchgemacht zu haben, verläuft die Infektion wahrscheinlich oft inapparent. Der Kontagionsindex ist demnach niedrig. Gelegentlich kommt es zu Gruppeninfektionen, insbesondere in Bereichen, wo junge Leute in Internaten, Universitäten und militärischen Einrichtungen zusammenleben. Im Laufe der Krankheit treten hohe Titer von heterophilen Antikörpern auf, die mit Schaferythrozyten reagieren. Ähnliche klinische Symptome ohne heterophile Antikörper kommen auch bei jungen Erwachsenen mit Toxoplasmose oder Zytomegalie-Virusinfektionen vor.

Klinisches Bild

Betroffen sind meistens Patienten zwischen dem 15. und 40. Lebensjahr. Nach einem Prodromalstadium von einigen Tagen mit Abgeschlagenheit, allgemeinem Krankheitsgefühl, Kopfschmerzen, Nackensteife und trockenem Husten entwickelt sich das Vollbild der Krankheit mit folgenden Kennzeichen:

1. Bilaterale zervikale Lymphknotenschwellungen entwickeln sich in 75% der Fälle, symmetrische generalisierte Lymphknotenschwellungen in 50%. Die Schwellungen sind diskret und bisweilen schmerzhaft.
2. Über die Hälfte der Patienten hat eine schmerzhafte Angina mit entzündeter Mund- und Rachenschleimhaut. Häufig beobachtet man eine follikuläre Tonsillitis.
3. Fieber unterschiedlicher Höhe.
4. Ein masernähnliches Exanthem, schwere Kopfschmerzen und Augensymptome wie Photophobie, Konjunktivis und Lidödeme sind nicht ungewöhnlich.
5. Splenomegalie bei mehr als der Hälfte der Patienten; Lebervergrößerung bei ca. 15%.
6. Ikterus bei ungefähr 5% der Patienten.
7. Gelegentlich kommt es zu schweren Verlaufsformen mit Schleimhautblutungen und Epistaxis, zu Tachykardien mit EKG-Veränderungen oder zu neurologischen

Zeichen wie Krämpfen, Koma, Stupor sowie unterschiedlichen Paresen und Lähmungen der Hirnnerven oder unteren Motoneuronen. Ein Befall der mesenterialen Lymphknoten kann ein ähnliches klinisches Bild hervorrufen wie eine akute Appendizitis.

Diagnose

1. **Pleomorphe atypische Lymphozytose (Lymphozytoide Reaktion).** Häufig findet man einen mäßigen Anstieg der Leukozytenzahlen auf 10–20 × 10^3/mm^3 (10^9/l) und mehr, mit absoluter Lymphozytose. Im peripheren Blutausstrich finden sich zahlreiche pleomorphe Lymphozyten (Abb. 6.9). Diese Zellen unterscheiden sich in ihrem Aussehen, ähneln aber in der Beschaffenheit ihrer Kerne und ihres Zytoplasmas den Zellen, die im Verlauf einer reaktiven Lymphozytentransformation beobachtet werden. Die größte Anzahl pleomorpher Lymphozyten ist gewöhnlich zwischen dem 7. und 10. Krankheitstag anzutreffen; sie können ein oder zwei Monate lang im Blut persistieren.

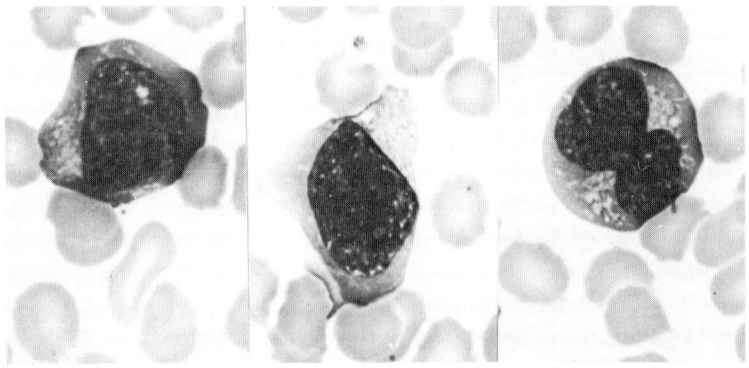

Abb. 6.9 Pleomorphe atypische Lymphozyten (lymphozytoide Reizformen) im Blutausstrich bei infektiöser Mononukleose. Es handelt sich dabei um T-Lymphozyten, die gegen EBV-infizierte B-Lymphozyten reagieren

2. **Heterophile Antikörper.** Heterophile Antikörper gegen Schaferythrozyten (Schafblut-Agglutinine) können in hohen Titern im Serum nachgewiesen werden (Paul-Bunnell-Test). Ähnliche Antikörper treten gelegentlich auch bei Gesunden auf und wurden in der Vergangenheit häufig bei der Serumkrankheit beobachtet. Untersuchungen der Differentialabsorption vor Titerbestimmung gegen Schaferythrozyten lassen eine Unterscheidung zwischen diesen heterophilen Antikörpern zu. Heterophile Antikörper bei Gesunden und solche bei Patienten mit Serumkrankheit werden in einer Zellsuspension von Meerschweinchennieren absorbiert, da sie reich an Forssman-Antigen sind. Die Antikörper bei infektiöser Mononukleose werden dagegen nicht durch Meerschweinchennierenzellen absorbiert, sondern durch Antigene auf der Zellmembran von Rindererythrozyten (Abb. 6.10). Die höchsten Titerwerte treten in der zweiten und

124

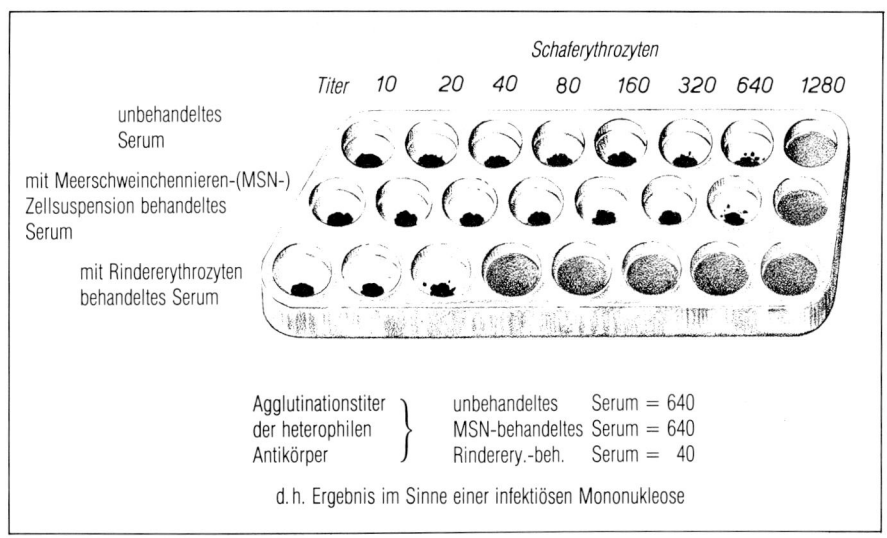

Abb. 6.10   Der Paul-Bunnell-Test auf heterophile Antikörper

dritten Krankheitswoche auf, wobei die Antikörper bei den meisten Patienten sechs Wochen lang persistieren. Neuerdings sind Screening-Untersuchungsmethoden in der Form von Reagenziensätzen auf dem Markt, in denen die Schaferythrozyten durch formalinbehandelte Pferdeerythrozyten ersetzt sind.

3. **EBV-Antikörper.** Falls die Möglichkeiten der Virusdiagnostik vorhanden sind, kann in den ersten zwei bis drei Wochen ein Anstieg des Antikörpertiters gegen EBV nachgewiesen werden.

Neben der pleomorphen atypischen Lymphozytose kommen andere hämatologische Anomalien häufig vor. Gelegentlich entwickeln die Patienten eine autoimmunhämolytische Anämie. In der Regel handelt es sich dabei um Kälteautoantikörper der IgM-Klasse, meistens mit spezifischer Wirkung gegen die Blutgruppe „i". Bei einer kleinen Anzahl von Patienten kommt es zum Ausbruch einer autoimmunen thrombozytopenischen Purpura.

Patienten mit infektiöser Mononukleose können eine falsch-positive Serologie auf Lues oder rheumatoide Arthritis aufweisen.

Differentialdiagnose

Für die Differentialdiagnose muß eine große Anzahl von Erkrankungen mit ähnlichen klinischen Befunden und Blutbildern in Erwägung gezogen werden. Ähnlichkeiten mit akuter Leukämie, Zytomegalie-Virusinfektionen, Influenza, Toxoplasmose, Röteln, infektiöser Hepatitis und einer follikulären Tonsillitis werfen mit großer Wahrscheinlichkeit anfänglich diagnostische Probleme auf. Bei der seltenen, als „akute infektiöse Lymphozytose" bezeichneten Kinderkrankheit besteht nur leichtes Fieber. Lymphknotenschwellungen, Splenomegalie oder heterophile Antikörper fehlen.

Behandlung

Die Mehrzahl der Patienten bedarf lediglich einer symptomatischen Therapie. Es gibt keinen Anhaltspunkt dafür, daß Antibiotika oder Kortikosteroide den Verlauf der Krankheit beeinflussen.

Verlauf und Prognose

Die meisten Patienten sind 4–6 Wochen nach Auftritt der ersten Symptome wieder vollkommen geheilt. Die Rekonvaleszenz kann sich jedoch hinauszögern und mit schweren Störungen des Wohlbefindens einhergehen. In ungefähr 6% der Fälle treten Rezidive auf, von denen im Laufe der Zeit jedoch fast alle Patienten genesen. Zu Todesfällen kann es selten durch Enzephalitiden, Glottisödeme, schwere Lebernekrosen oder eine Milzruptur kommen.

Immunglobuline

Hierbei handelt es sich um eine heterogene Gruppe von Proteinen, die von den Plasmazellen und B-Lymphozyten gebildet wird und mit Antigenen reagiert. Man unterteilt sie in die fünf Klassen IgG, IgA, IgM, IgD und IgE. IgG, das *häufigste* Immunglobulin, trägt zu ungefähr 80% zu den normalen Serum-Immunglobulinen bei und wird seinerseits in vier Untergruppen eingeteilt, nämlich IgG_1, IgG_2, IgG_3 und IgG_4. Als erste Reaktion auf einen antigenen Reiz erfolgt im allgemeinen die Bildung von IgM und erst im Anschluß daran, jedoch über einen längeren Zeitraum hinweg, die Bildung von IgG. IgA kommt hauptsächlich in den Körpersekreten vor, insbesondere im Gastrointestinaltrakt. IgD und IgE bilden kleinere Fraktionen. In Tabelle 6.6 sind einige wichtige biochemische und biologische Merkmale der drei Hauptklassen der Immunglobuline zusammengefaßt.

Alle Immunglobuline besitzen die gleiche Grundstruktur (Abb. 6.11), bestehend aus zwei schweren Ketten (die als Gamma-(γ-), Alpha-(α-) oder My-(μ-)Ketten

Tabelle 6.6 Kennzeichen der drei wichtigsten Immunglobulinklassen

	IgG	IgA	IgM
Molekulargewicht	140 000	140 000	900 000
Sedimentationskonstante	7 S	7 S	19 S
Normaler Serumspiegel (g/l)	6,0–16,0	1,5–4,5	0,5–1,5
Vorkommen	Serum und interzelluläre Flüssigkeit	Serum und Körpersekrete, z. B. in Darm und Bronchien	nur im Serum
Komplementbindung	meistens	nein	sehr effektiv
Plazentagängigkeit	ja	nein	nein
Schwere Kette	γ	α	μ

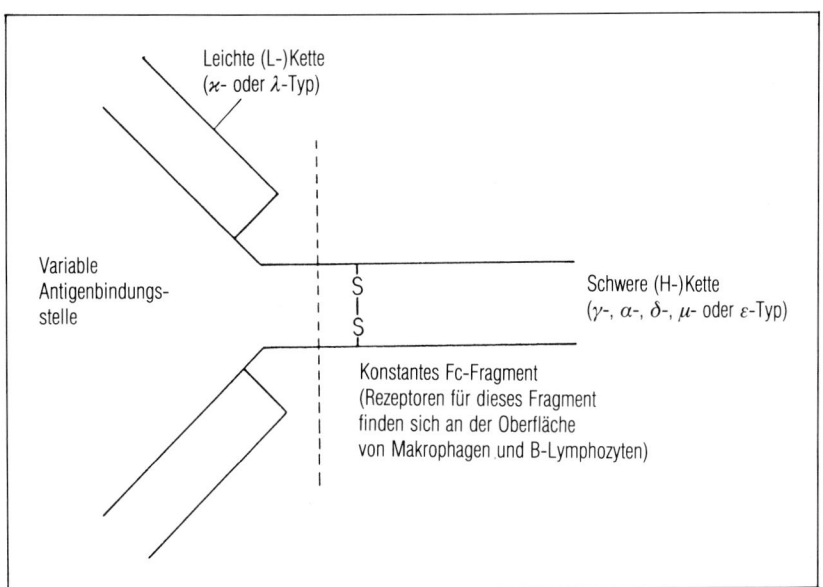

Leichte (L-)Kette
(ϰ- oder λ-Typ)

Variable
Antigenbindungs-
stelle

S
S

Schwere (H-)Kette
(γ-, α-, δ-, μ- oder ε-Typ)

Konstantes Fc-Fragment
(Rezeptoren für dieses Fragment
finden sich an der Oberfläche
von Makrophagen und B-Lymphozyten)

Abb. 6.11 Die Grundstruktur der Immunglobulinmoleküle. IgA neigt zur Ausbildung von Dimeren, während IgM-Moleküle aus fünf solcher Untereinheiten bestehen

bezeichnet werden, je nachdem, ob es sich um IgG, IgA oder IgM handelt) sowie aus zwei leichten Ketten (Kappa-(ϰ-) oder Lambda-(λ-)Ketten), die bei allen drei Immunglobulinen vorkommen. Das IgM-Molekül ist deutlich größer, da es sich aus fünf der oben beschriebenen Struktureinheiten zusammensetzt. Die Genloci für die einzelnen Komponenten der Immunglobuline befinden sich auf unterschiedlichen Chromosomen: die Gene für die schweren Ketten auf Chromosom 14, die der Kappa-Ketten auf Chromosom 2 und die der Lambda-Ketten auf Chromosom 22. Im Verlauf der normalen B-Lymphozyten-Entwicklung findet in den heranreifenden B-Zellen ein Umordnungsprozeß der Immunglobuline statt (Abb. 6.12).

Die Hauptaufgabe der Immunglobuline besteht in der Körperabwehr gegen Fremdorganismen; sie spielen jedoch auch bei der Pathogenese einer Anzahl von hämatologischen Erkrankungen eine wesentliche Rolle. So kommt es beispielsweise bei der Makroglobulinämie (M. Waldenström) und beim Plasmozytom (M. Kahler) zur Produktion von spezifischen Immunglobulinen durch eine monoklonale Population von Lymphozyten und Plasmazellen. Das Bence-Jones-Protein, welches von einigen Plasmozytom-Patienten im Urin ausgeschieden wird, entsteht durch monoklonale Produktion von Leichtketten (entweder Kappa oder Lambda). Immunglobuline heften ferner sich bei einer Anzahl von hämatologischen Immun- und Autoimmunkrankheiten an die Zellmembranen und können folgende Störungen hervorrufen:

1. Agglutination (z. B. bei Krankheiten mit Kälteautoantikörpern, S. 88);
2. Erythrozytenabbau durch Makrophagen des RES (z. B. bei autoimmunhämolytischen Anämien durch Wärmeantikörper oder der Rhesusunverträglichkeit des Neugeborenen) und

3. Anlagerung von Komplement an die Zellmembran, was entweder den anschließenden Zellabbau im RES zur Folge hat (wie z.B. bei vielen medikamentös bedingten Immunopathien der Blutzellen) oder aber direkte Zytolyse, falls es zum Ablauf der gesamten Aktionssequenz des Komplementsystems kommt (wie bei Transfusionen von ABO-inkompatiblem Blut).

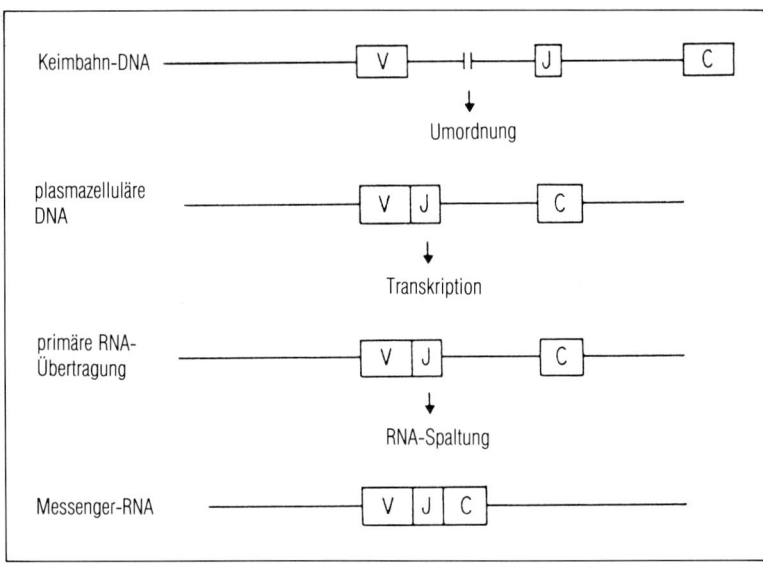

Abb. 6.12 Die Umordnung der Immunglobulingene. Die Genloci der schweren Ketten sowie die der $\varkappa$- und λ-Formen der Leichtketten befinden sich beim Menschen auf den Chromosomen 14, 2 und 22. Im Embryonal- oder Keimbahnstadium lassen sich die Schwerkettengenloci als isolierte Segmente für den variablen (V), verbindenden (joining, J) und konstanten (C) Kettenanteil nachweisen. Bei Zellen, die sich nicht mit der Immunglobulinsynthese befassen, verbleiben diese Gensegmente in ihrer Keimbahnposition. Schon während der ersten Differenzierungsschritte der B-Lymphozyten findet jedoch eine Umordnung der Schwerkettengene statt, so daß sich das Gen für den variablen Kettenanteil mit dem Gen des spezifischen J-Anteils sowie des konstanten Anteils verbindet und zu einem aktiven Transkriptionsgen für eine Schwerkette wird. Auch für die Leichtketten kommt es zu einer ähnlichen Umordnung, indem sich das Gensegment des variablen Kettenanteils mit dem J-Segment verbindet und ein aktives Leichtkettengen bildet

Komplementsystem

Dieses besteht aus einer Reihe von Serumglobulinen, die zur Lyse von Bakterien oder Blutzellen in der Lage sind bzw. eine „Opsonierung" (wörtl. „Würzung", d.h. Umhüllung) von Bakterien und Blutzellen bewirken, so daß sie phagozytiert werden. Am Reaktionsablauf des Komplementsystems beteiligen sich neun Hauptkomponenten (C_1, C_2 etc.), welche nacheinander aktiviert werden (bezeichnet als $C_{\bar{1}}$, $C_{\bar{2}}$ etc.) und auf diese Weise eine Reaktionskaskade auslösen, ähnlich den Vorgängen bei der Blutgerinnung. Die ersten (opsonierenden) Reaktionsschritte

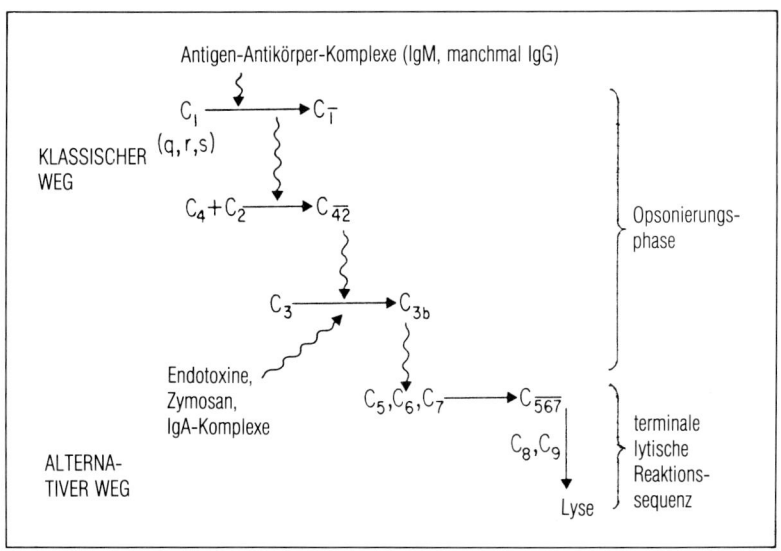

Abb. 6.13 Die Aktionssequenz des Komplementsystems. Die aktivierten Komponenten werden mit einem Querstrich über der Zahl dargestellt

führen zu einer Zellumhüllung mit C_{3b} und laufen über zwei verschiedene Wege ab: den klassischen Weg, der gewöhnlich durch die Bindung von IgM oder IgG an die entsprechenden Oberflächenantigene aktiviert wird, oder über den schnelleren alternativen Weg, welcher durch IgA, Endotoxine (aus gramnegativen Bakterien) oder andere Faktoren aktiviert wird (Abb. 6.13). Makrophagen besitzen C_3-Rezeptoren und phagozytieren die mit C_3 bedeckten Zellen. Nach vollständigem Ablauf der Aktionssequenz des Komplementsystems entsteht eine aktive Phospholipase, welche die Zellmembranen durchlöchert (z.B. von Erythrozyten oder Bakterien) und somit zur direkten Lyse dieser Zellen führt.

Ausgewählte Literatur

Boggs D. R. & Winkelstein A. (1978) White Cell Manual, 3rd edition. F. A. Davis, Philadelphia.

Cline M. J. (1975) The White Cell. Harvard University Press, Cambridge, Mass.

Cline M. J. & Golde D. W. (1977) Granulocytes and Monocytes: Function and Functional Disorders. In: Recent Advances in Haematology, 2nd edition, eds. A. V. Hoffbrand, M. C. Brain and J. Hirsh. Churchill Livingstone, Edinburgh.

Clinics in Haematology (1979) vol. 8.2, Cellular Dynamics of Haemopoiesis. Ed. L. Lajtha. W. B. Saunders, Philadelphia.

Clinics in Haematology (1982) vol. 11.3, The Lymphocytes. Ed. G. Janossy. W. B. Saunders, Philadelphia.

Lachmann P. J. & Peters D. K. (1982) Clincal Aspects of Immunology, 5th edition. Blackwell Scientific Publications, Oxford.

Methods in Hematology (1981) Leucocyte function. Ed. M. J. Cline. Churchill Livingstone, Edinburgh.

Roitt I. M. (1980) Essential Immunology, 4th edition. Blackwell Scientific Publications, Oxford.

Taussig M. J. (1979) Processes in Pathology. Blackwell Scientific Publications, Oxford.

Hämatologische Lehrbücher: siehe Kapitel 1.

Kapitel 7
Leukosen

Diese auch als Leukämien bezeichnete Krankheitsgruppe ist durch eine Ansammlung pathologischer Leukozyten im Knochenmark gekennzeichnet. Hierdurch kann es zu einer Knochenmarkinsuffizienz, einem Anstieg der Leukozytenzahlen im peripheren Blut* und zur Infiltration anderer Organe kommen. Zu den häufigen, aber nicht immer vorhandenen Kennzeichen dieser Krankheiten zählen: Nachweis von abnormen Leukozyten im peripheren Blut*, Anstieg der Leukozytengesamtzahl, Zeichen einer Knochenmarkinsuffizienz (d. h. Anämie, Neutropenie, Thrombopenie) sowie Befall anderer Organe (z. B. Leber, Milz, Lymphknoten, Meningen, Hirn, Haut, Hoden).

Ätiologie

Die Ätiologie der Leukosen ist unbekannt. Möglicherweise spielen bei ihrer Entstehung verschiedene Faktoren und ihre Wechselwirkungen untereinander eine Rolle.

1. *Neoplasie.* Zwischen Leukosen und anderen Neoplasien bestehen offensichtliche Ähnlichkeiten, z. B. autonome Zellproliferation, morphologische Zellatypien sowie Organinfiltrationen. Auch andere chronische Knochenmarkerkrankungen können terminal in eine akute Leukämie übergehen, z. B. die Polycythaemia vera, Osteomyelofibrose und Panmyelopathie. Durch Chromosomen- und Isoenzymanalysen sowie durch immunologische Untersuchungen und Zellkulturen in vitro kann gezeigt werden, daß viele Leukosen auf die somatische Mutation und monoklonale Vermehrung einer einzigen Zelle zurückgehen. Dabei kann es sich um eine Knochenmarkzelle, Thymuszelle oder einen peripheren Lymphozyten handeln. Im weiteren Verlauf der Leukämie kann es durch Auftreten neuer Zellmutanten innerhalb dieses Klons zur Entwicklung neuer Klone kommen, wobei einer oder mehrere dieser neuen Subklone den ursprünglichen Klon verdrängen und ersetzen können, wie es im Rahmen einer chronischen myeloischen Leukämie (CML) beim Übergang von der chronischen in die akute Phase (Blastenschub) zu beobachten ist. In der Regel weisen die Subklone einen höheren Malignitätsgrad auf; oft lassen sich dabei neue chromosomale Veränderungen nachweisen.

---

* Merkmale einer Leukämie im engeren Sinne (Anm. d. Übers.)

2. *Infektionen.* Bei der Maus und beim Geflügel ist es gelungen, Leukosen durch zellfreie Filtrate von Körperflüssigkeit zu übertragen. Gleichzeitig konnten elektronenmikroskopisch Viruspartikel nachgewiesen werden. Es gibt heute wichtige Hinweise auf eine Virusätiologie sowohl bei einer Form von T-Zell-Leukämie/Lymphom des Menschen als auch beim Burkitt-Lymphom. Bei Patienten mit besagter T-Zell-Leukämie konnte das humane T-Leukämie-Virus (HTLV-I), ein Retrovirus vom Typ C, elektronenmikroskopisch und durch Zellkulturen nachgewiesen werden (S. 182). Diese Krankheit kommt in einigen japanischen Provinzen vor sowie sporadisch in anderen Gebieten, insbesondere auch bei jungen Schwarzen der Karibik und der Vereinigten Staaten. Beim Burkitt-Lymphom ist es gelungen, aus dem Tumorgewebe das Epstein-Barr-Virus, ein DNA-Virus, zu isolieren. Vermutlich liegt die Ursache in diesem Falle in einer EBV-Infektion bei Menschen mit beeinträchtigter T-Zell-Immunität, wahrscheinlich auf dem Boden einer chronischen Malariaerkrankung.

Einen indirekten Hinweis auf die Virusätiologie einiger Leukämien liefern sechs bekannt gewordene Leukämierezidive nach Knochenmarktransplantation wegen akuter Leukämie, die von der Spenderpopulation ausgingen.

3. *Bestrahlung,* insbesondere des Knochenmarkes, erhöht das Leukämierisiko. Einen Anstieg der Leukämieinzidenz beobachtet man bei den Überlebenden der Atombombenexplosionen in Japan, bei Patienten mit einer Spondylitis ankylopoetica nach Strahlentherapie der Wirbelsäule und bei Kindern, deren Mütter sich während der Schwangerschaft einer Röntgenuntersuchung des Abdomens unterzogen.

4. *Erbliche Faktoren.* Es gibt Berichte über das gehäufte Auftreten von Leukämien sowohl familiär als auch bei eineiigen Zwillingen. Daneben besteht eine stark erhöhte Inzidenz bei einigen erblichen Krankheiten, insbesondere beim Down-Syndrom (Leukämierisiko um das 20- bis 30fache erhöht), beim Fanconi-Syndrom, dem Bloom-Syndrom und der Ataxia teleangiectatica.

5. *Chemische Substanzen.* Chronische Benzolexposition, die eine Knochenmarkdysplasie und chromosomale Veränderungen hervorrufen kann, kommt als seltene Leukämieursache in Frage. Auch andere industrielle Lösungsmittel und Chemikalien werden vereinzelt für Leukosen verantwortlich gemacht, was jedoch im Einzelfall schwierig nachzuweisen ist. Die leukämieinduzierende Wirkung der Zytostatika ist seit langer Zeit nachgewiesen. In diesem Zusammenhang sind vor allen Dingen alkylierende Verbindungen wie Chlorambucil, Stickstofflost, Melphalan und Procarbazin zu nennen. Leukämien, insbesondere akute myeloische Leukämien (AML) der myelomonozytären (M_4) und der erythroleukämischen (M_6) Form, werden gehäuft bei Lymphompatienten beobachtet, die sowohl durch Bestrahlung als auch mit diesen Medikamenten behandelt worden sind.

6. *Chromosomenveränderungen* (S. 135).

Klassifizierung der Leukosen (Tabelle 7.1)

Zunächst erfolgt die Unterteilung in akute und chronische Leukosen. Die akuten Leukosen, bei denen zur Zeit der Diagnosestellung meist schon über 50% Myelo- oder Lymphoblasten im Knochenmark festzustellen sind, werden weiterhin in die

Tabelle 7.1 Klassifizierung der Leukämien

Akut	Chronisch
Myeloisch (AML)	*Chronisch myeloisch (CML)*
Formen: *M₁ = Myeloblastische Leukämie ohne Reifezeichen	*Chronisch lymphatisch (CLL)* Sonderformen:
M₂ = Myeloblastische Leukämie mit Reifezeichen	*Haarzell-Leukämie* *Prolymphozytenleukämie*
M₃ = stark granulierte Promyelozytenleukämie	*Myelodysplastische Syndrome* (siehe S. 162)
M₄ = Myelomonozytäre Leukämie	
M₅ = Monozytenleukämie	
M₆ = Erythroleukämie	
Megakaryoblastenleukämie (selten)	
Lymphatisch (ALL)	
Formen: Gewöhnliche („c")ALL (Non-T-Non-B, c-ALL-Antigen positiv) Null-ALL (Non-T-Non-B) Thy-ALL B-Zell-ALL ⎫ werden auch unterteilt in L₁, L₂, L₃ (siehe unten) ⎭	

*M₁–M₆ bezieht sich auf das kürzlich erstellte FAB-Klassifizierungssystem.

akute myeloische Leukämie (Synonyma: akute Myelose, AML) und die akute lymphatische Leukämie (Synonyma: akute Lymphoblasten-Leukämie, ALL) eingeteilt. Nach den Vorschlägen der French-American-British (FAB) Co-operative Group unterteilt man die AML in weitere sechs Untergruppen (Tabelle 7.1). Diese ähneln sich grundsätzlich in ihrer Behandlung und Prognose, wobei jedoch einige klinische Unterschiede zu beachten sind. So kommt es beispielsweise im Verlauf einer AML vom Typ M_3 zu einer disseminierten intravasalen Koagulation (DIC), während die Typen M_4 und M_5 häufiger als die anderen Formen mit Gewebsinfiltrationen und einem Befall der Meningen einhergehen. Seltene Fälle, die sich als akute Osteomyelofibrose manifestieren, gehen vermutlich von den Megakaryoblasten aus (siehe S. 206).

Die ALL wird nach der FAB-Klassifikation in die Typen L_1, L_2 und L_3 unterteilt, die sich durch das Erscheinungsbild der Lymphoblasten unterscheiden: Der Typ L_1 zeichnet sich durch gleichförmige kleinere Zellen mit geringem Zytoplasmaanteil aus, der Typ L_2 durch auffälligere Nukleolen, größere Zytoplasmaanteile sowie ein mehr heterogenes Zellbild und der Typ L_3 durch zytoplasmatische Vakuolen. Mit Hilfe von immunologischen Markern wird die ALL auch unterteilt in die gewöhnliche (common, „c") Non-T-Non-B-ALL mit dem Nachweis von c-ALL-Antigen, einen Null-Typ, welcher auch eine Non-T-Non-B-ALL darstellt, aber ohne den Nachweis von c-ALL-Antigen, sowie in die Thy-ALL und die B-ALL. Die B-ALL entspricht in der Regel dem Typ L_3, während die Typen L_1 und L_2 sowohl vom c-Typ als auch vom Null- bzw. Thy-Typ sein können.

Die chronisch verlaufenden Leukosen umfassen zwei Hauptformen, die chronische myeloische Leukämie (= chronische Myelose = CML) und die chronische lymphatische Leukämie (= chronische Lymphadenose = CLL). Zu den restlichen chronischen Formen zählen die Haarzell-Leukämie (= leukämische Retikuloendotheliose), die Prolymphozytenleukämie und eine Anzahl von myelodysplastischen Syndromen, von denen einige als chronische Leukosen und andere als „Präleukämien" betrachtet werden (siehe S. 162).

Ursprungszellen der Leukosen und Lymphome

Aufgrund von Ähnlichkeiten des immunologischen Oberflächenmembran-Phänotyps und der intrazellulären Enzymausstattung gibt es heute zahlreiche Beweise für die Annahme, daß die Leukosen auf die klonale Vermehrung einer einzelnen entarteten Zelle des Knochenmarkes, des Thymus oder des peripheren Lymphgewebes zurückzuführen sind (Abb. 7.1). Bei den akut verlaufenden Leukosen findet man im Knochenmark überwiegend Myeloblasten oder Lymphoblasten. Wahrscheinlich entwickelt sich die akute lymphatische Leukämie (ALL) aus unreifen Zellen der lymphopoetischen Zellreihe. Bei der häufigsten Form der ALL (c-ALL) lassen sich keine B- oder T-Zell-Marker nachweisen; vermutlich entsteht sie jedoch aus einer Population sehr früher B-Vorläuferzellen, bei denen sich Kern-TdT (siehe Abb. 7.1), eine Umordnung der Immunglobuline sowie HLA-DR (Ia)- und c-ALL-Oberflächenantigene nachweisen lassen. In einigen Fällen verfügen diese Zellen über intrazytoplasmatische Immunglobuline und werden als Prä-B-Lymphozyten bezeichnet. Ungefähr 10–20% aller ALL-Fälle erhalten die Bezeichnung Thy-ALL und treten besonders häufig bei Knaben auf. Sie gehen von frühen kortikalen Thymus-T-Zellen aus, welche sowohl TdT als auch T-Oberflächenantigene, jedoch keine HLA-DR-Antigene besitzen. Die phänotypische Ausprägung dieser ALL-Formen erhält somit die abgekürzte Bezeichnung T^+, TdT^+, $HLA-DR^-$, $c-ALL^-$. Eine seltene Form, die B-ALL, geht von TdT-negativen Knochenmarkzellen aus und besitzt Oberflächen-Immunglobulin (SIg). Ihr immunologischer Phänotyp ist: TdT^-, $HLA-DR^+$, SIg^+.

Die akute myeloische Leukämie (AML) geht wahrscheinlich aus einer medullären (myeloischen) Vorläuferzelle hervor, deren Determination in unterschiedlichem Maße in Richtung der erythrozytären, der granulozytär-monozytären bzw. der megakaryozytären Zellreihe erfolgt ist. Die chronische myeloische Leukämie (CML) entwickelt sich vermutlich aus einer frühen Stammzelle vor der Differenzierung zwischen myelopoetischer und lymphopoetischer Zellreihe und kann dementsprechend auch in eine akute myeloische oder eine akute lymphatische Leukämie übergehen. Die chronische lymphatische Leukämie (CLL), die B-Zell-Lymphome sowie einige Fälle von Makroglobulinämie und des peripheren Plasmozytoms gehen auf unterschiedliche Zellen der peripheren lymphatischen Organe zurück. Andere Formen des Plasmozytoms und der Makroglobulinämie entstehen dagegen aus reiferen B-Zellen des Knochenmarkes. Einige seltene Erkrankungen der T-Lymphozyten wie das Sézary-Syndrom, die Mycosis fungoides und andere T-Zell-

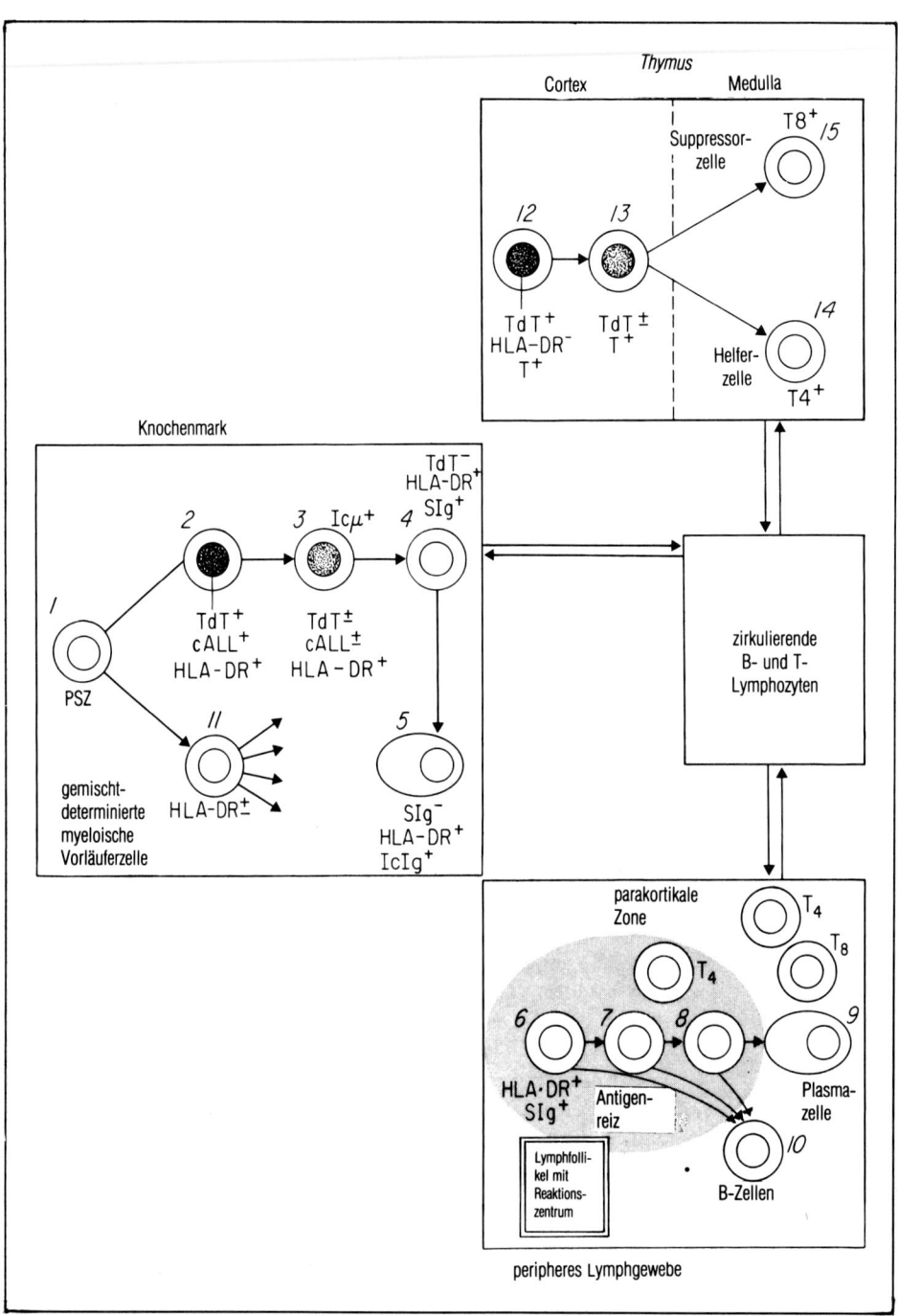

Lymphome sowie die seltene T-CLL gehen von reiferen T-Lymphozyten entweder des Thymus oder des peripheren Lymphgewebes aus. Die malignen Zellen beim Morbus Hodgkin gleichen phänotypisch seltenen monozytenähnlichen Zellen, die man im normalen peripheren Lymphgewebe antrifft.

Es ist unbekannt, warum gerade diese Zellen in solchem Maße zur Ausbildung maligner Klone neigen und warum diese Klone den physiologischen Kontrollfaktoren teilweise oder vollständig entgehen. Ebenso wenig ist bekannt, warum aus diesen verschiedenen Zellen in bestimmten Altersgruppen unterschiedliche Formen von Leukosen (oder Lymphomen) entstehen, warum z. B. die c-ALL am häufigsten bei Kindern um das vierte Lebensjahr vorkommt, während die AML in fast allen Altersgruppen mit fast gleicher Inzidenz auftritt und das Plasmozytom sowie die CLL Erkrankungen des höheren Lebensalters sind.

Chromosomenanomalien

Bei den meisten Patienten mit einer chronischen myeloischen Leukämie läßt sich in den leukämischen Zellen das Philadelphia-(Ph^1)-Chromosom nachweisen (siehe S.

Abb. 7.1 (S. 134) Vereinfachte Darstellung möglicher Ausgangszellen für Leukosen, Lymphome und Paraproteinämien in Knochenmark, Thymus und peripherem Lymphgewebe

Vermutliche Ausgangszelle	*Leukose*
Knochenmark	
1. Pluripotente Stammzelle	Chronische myeloische Leukämie
2. Lymphatische Vorläuferzelle	c-ALL
3. Prä-B-Lymphozyt	Prä-B-ALL
4. B-Lymphozyt	B-ALL
5. Plasmazelle	Plasmozytom
11. Gemischt-determinierte myeloische Vorläuferzellen	AML
Periphere B-Lymphozyten (SIg$^+$, HLA-DR$^+$)	
6. Undeterminierte periphere B-Lymphozyten	CLL, B-Zell-Lymphome
7. Follikuläre periphere B-Lymphozyten (zentrozytisch, zentroblastisch etc.)	
8. Lymphoplasmozytäre Zellen	Makroglubulinämie
9. Periphere Plasmazelle	Peripheres Plasmozytom
10. Koronarer Lymphozyt	B-Prolymphozytenleukämie
Thymus und T-Zellreihe	
12. Große kortikale Thymus-Blasten	Thy-ALL, einige T-Zell-Lymphome
13. Kortikale Thymuszellen	
14. T4$^+$ Zellen	Einige T-Zell-Lymphome, Mycosis fungoides, T-Prolymphozytenleukämie und T-CLL (Entstehung wahrscheinlich aus T-Zellen des peripheren Lymphgewebes)
15. T8$^+$ Zellen	

TdT = terminale Desoxynucleotidyl-Transferase, c-ALL = Nachweis von c-ALL-Oberflächenantigen auf lymphatischen Stammzellen vom Typ Non-T-Non-B, HLA-DR = Histokompatibilitäts-DR-Oberflächenantigen (siehe S. 272), Icμ = intrazytoplasmatische μ-Schwerketten, SIg = Oberflächenimmunglobulin, T = menschliches T-Lymphozyten-Oberflächenantigen

152). Bei ungefähr 50% der Fälle von akuter Leukämie werden unterschiedliche Chromosomenanomalien beobachtet. So weisen z. B. viele Fälle der AML vom Typ M_2 eine 8:21-Translokation auf, während man das Ph^1-Chromosom in den leukämischen Zellen von 30–40% der Erwachsenen mit ALL findet, aber nur selten bei der häufigeren kindlichen Form. Bei der B-ALL und bei Lymphomen findet sich als häufigste Anomalie die Translokation des langen (q) Armes von Chromosom 14 – oft auch von Chromosom 8 (t8q−, 14q+) –, z. B. beim Burkitt-Lymphom, bei B-zellulären Non-Hodgkin-Lymphomen und beim Plasmozytom. Viele dieser Translokationen gehen mit der Mobilisierung von zellulären Onkogenen einher, von denen einige für die Steuerung von Zellwachstum und -vermehrung verantwortlich sind. Auf dieser Grundlage lassen sich theoretische Erklärungen für die autonome Proliferation dieser Zellen finden.

Es ist von Interesse, daß bei vielen erblichen Erkrankungen mit leukämischer Prädisposition (z. B. Down-Syndrom und Fanconi-Syndrom) Chromosomenanomalien nachzuweisen sind. Darüber hinaus kann es durch Bestrahlung und bestimmte chemische Verbindungen zu irreversiblen chromosomalen Veränderungen kommen, bevor sich eine Leukämie manifestiert. Auch bei einigen erworbenen Erkrankungen des Knochenmarkes lassen sich vor dem Ausbruch einer akuten Leukämie Chromosomenanomalien nachweisen (myelodysplastische Syndrome).

Akute Leukämien

Pathogenese

Die leukämischen Zellpopulationen bei der ALL und in vielen Fällen der AML sind wahrscheinlich das Ergebnis der klonalen Proliferation eines einzigen abnormen Blasten. Diese Zellen sind nicht mehr zur normalen Differenzierung, jedoch nach wie vor zur weiteren Teilung befähigt. Ihre Akkumulation führt zur Verdrängung der normalen hämatopoetischen Vorläuferzellen und dadurch schließlich zu Knochenmarkinsuffizienz. Den klinischen Zustand des Patienten kann man in direkten Zusammenhang mit der Gesamtzahl abnormer leukämischer Zellen im Körper stellen (Abb. 7.2).

Die Krankheit läßt sich durch konventionelle morphologische Untersuchungsmethoden nur erkennen, wenn der Blastenanteil im Knochenmark 4% der Gesamtzellen überschreitet. Dies entspricht einer Gesamtzahl leukämischer Zellen von über 10^8. Der Ausdruck „Rezidiv" bezieht sich auf das Überschreiten dieser Nachweisgrenze. Unterhalb der Gesamtzahl von 10^8 bzw. des Knochenmarkanteils von 4% leukämischer Zellen läßt sich die Krankheit durch konventionelle morphologische Verfahren nicht mehr nachweisen oder befindet sich in „Remission". Nähert sich die Gesamtzahl abnormer Zellen dem Wert von 10^{12}, bestehen bei den Patienten in der Regel schwere Krankheitszeichen mit ausgeprägter hämatopoetischer Insuffizienz. Eine Ausschwemmung leukämischer Zellen in das periphere Blut und Organinfiltrationen, beispielsweise von Milz, Leber und Lymphknoten, treten oft erst auf, wenn ihr Anteil an den Gesamtzellen des Knochenmarkes 60% überschreitet. Die Anzahl leukämischer Zellen im Mark kann durch eine zytostatische Therapie bis auf das Niveau einer „Remission" reduziert werden. Ohne eine weitere Therapie

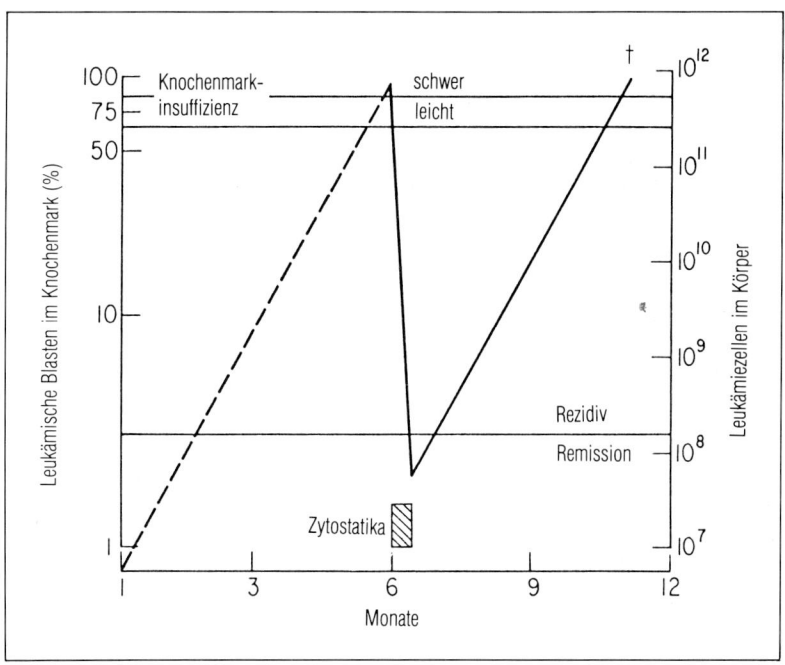

Abb. 7.2 Schematische Darstellung der Pathogenese einer Knochenmarkinsuffizienz bei akuter Leukämie in Abhängigkeit vom Anteil der Blasten im Knochenmark und der Gesamtmasse leukämischer Zellen im Körper

kommt es gewöhnlich jedoch zu erneuter Vermehrung der leukämischen Zellen mit einem nachfolgenden hämatologischen und klinischen Rezidiv.

Die klinische Manifestation und die Mortalität der akuten Leukämie geht hauptsächlich auf die Folgen der Neutropenie, Thrombopenie und Anämie zurück. Im Gegensatz zu den chronischen Leukämien beträgt die Gesamtmasse leukämischen Gewebes bei unbehandelten Patienten zur Zeit des Todes selten mehr als 1–2 kg.

Häufigkeit

Die akuten Leukämien machen in der Klinik über die Hälfte aller Leukämien aus. Bei Kindern ist die ALL am häufigsten. Der Häufigkeitsgipfel der Altersverteilung liegt hier im Bereich des 3.–4. Lebensjahres, wobei die Inzidenz um das 10. Lebensjahr stark abfällt. Während für die c-ALL eine gleichmäßige Geschlechtsverteilung zu verzeichnen ist, überwiegen bei der Thy-ALL, die auch einen späteren Altersgipfel besitzt, die männlichen Patienten. Nach dem 10. Lebensjahr ist die Häufigkeit sehr gering, um jedoch jenseits des 40. Lebensalters wieder anzusteigen. Die AML dagegen ist eine Erkrankung aller Altersgruppen. Sie ist die häufigste Form des Erwachsenenalters und nimmt unter den Leukosen der Kindheit nur einen geringen Anteil ein.

Klinisches Bild

Folgen der hämatopoetischen Insuffizienz

1. Blässe, Apathie, Dyspnoe infolge Anämie.
2. Fieber, allgemeines Krankheitsgefühl, häufig Zeichen von Infektionen im Bereich von Mund, Rachen, Haut, Atemwegen oder Perianalregion (Abb. 7.3a und 7.3b) einschließlich Sepsis. Die hierbei häufig zu beobachtenden Erreger werden weiter unten eingehend besprochen (siehe S. 143).

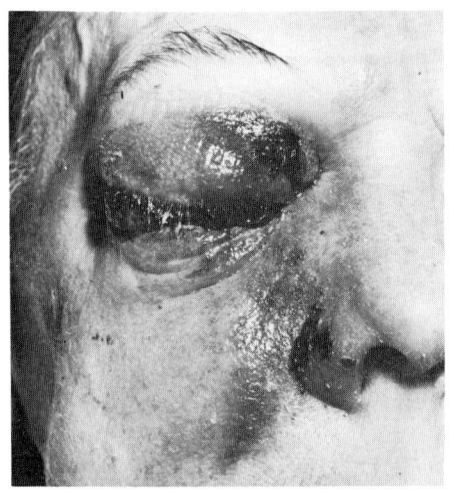

Abb. 7.3a Orbitainfektion bei einer 68jährigen Patientin mit akuter myeloischer Leukämie und schwerer Neutropenie (Hb: 8,3 g/dl (83 g/l), Leukozyten: $15,3 \times 10^3/mm^3$ (10^9/l), Anteil der Blasten: 96%, der Neutrophilen: 1%, Thrombozyten: $30 \times 10^3/mm^3$ (10^9/l))

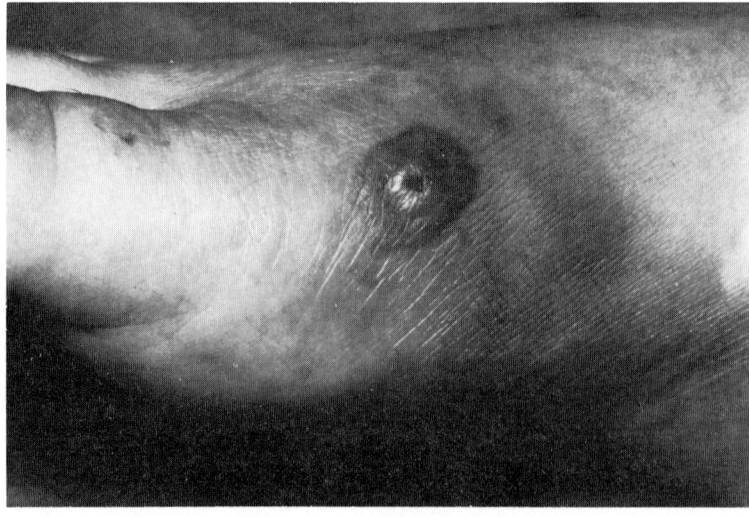

Abb. 7.3b Hautinfektion (Pseudomonas aeruginosa) bei einer 33jährigen Patientin mit einer chemotherapeutisch behandelten akuten lymphatischen Leukämie und schwerer Neutropenie (Hb: 10,1 g/dl (101 g/l), Leukozyten: $0,7 \times 10^3/mm^3$ (10^9/l), Anteil der Neutrophilen: 10%, der Lymphozyten: 90%, Thrombozyten: $20 \times 10^3/mm^3$ (10^9/l))

3. Spontanes Auftreten von Hautblutungen, einer Purpura oder Zahnfleischblutungen sowie anhaltende Nachblutungen im Anschluß an Venenpunktionen infolge einer Thrombozytopenie (Abb. 7.3c). Gelegentlich finden sich innere Blutungen größeren Ausmaßes.

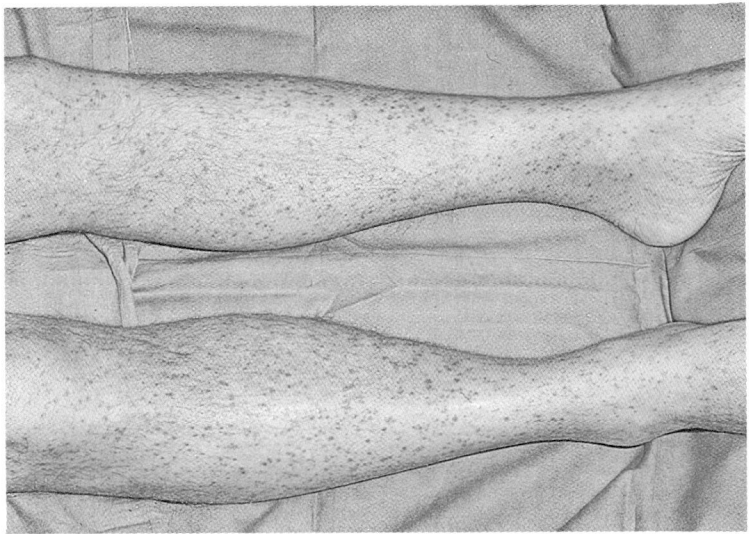

Abb. 7.3c Purpura im Bereich der Unterschenkel bei einem 53jährigen Patienten mit akuter myeloischer Leukämie (Hb: 6,1 g/dl (61 g/l), Leukozyten: $20 \times 10^3/\text{mm}^3$ (10^9/l), davon 90% Blasten, Thrombozyten: $5 \times 10^3/\text{mm}^3$ (10^9/l))

Folgen von Organinfiltrationen

1. Knochenschmerzen, besonders bei Kindern.
2. Schwellungen der peripheren Lymphknoten bei ALL.
3. Mäßiggradige Splenomegalie; Hepatomegalie besonders bei ALL.
4. Zahnfleischhypertrophie und -infiltrationen, rektale Ulzera, Hautbefall (besonders bei den myelomonozytären (M_4) und monozytären (M_5) Formen).
5. Meningeosis leucaemica, insbesondere bei ALL, mit Kopfschmerzen, Übelkeit und Erbrechen, Schleiersehen und Diplopie. Bei der Untersuchung des Augenhintergrundes lassen sich Papillenödeme und gelegentlich Blutungen feststellen.
6. Zu den übrigen seltenen Manifestationen von Organinfiltrationen zählen Hodenschwellungen bei der ALL oder mediastinale Kompressionszeichen (besonders bei der Thy-ALL oder dem damit nahe verwandten T-lymphoblastischen Lymphom (Abb. 7.3d)).

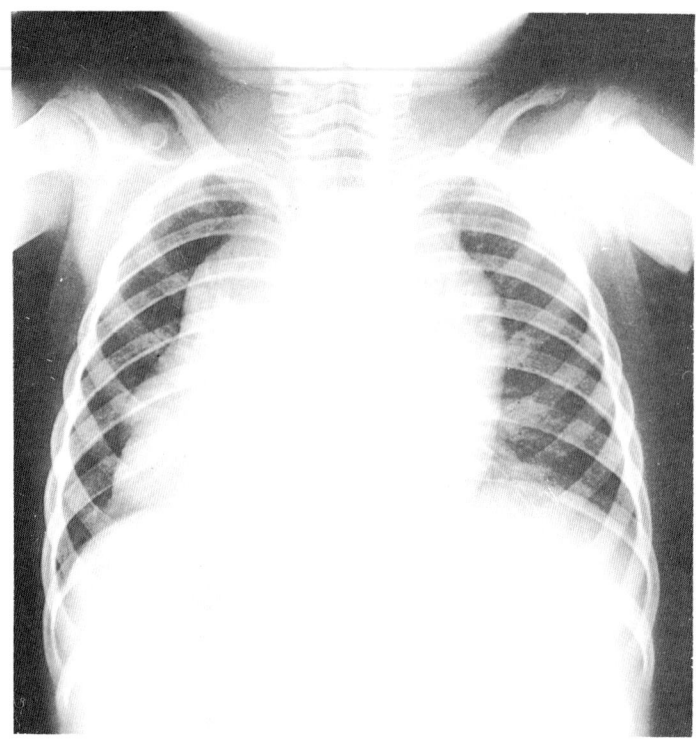

Abb. 7.3d Thorax-Röntgenaufnahme eines 6jährigen Jungen mit Thy-ALL. Die Thymusvergrößerung bietet das Bild eines großen Mediastinaltumors

Laborbefunde

Hämatologische Untersuchungen

1. Normochrome normozytäre Anämie.
2. Leukozytenzahl erniedrigt, normal oder erhöht bis über $200 \times 10^3/mm^3$ ($10^9/l$).
3. Meist Thrombozytopenie, bei AML oft in extremem Ausmaß.
4. Bei der Untersuchung des Blutausstriches lassen sich typischerweise unterschiedliche Mengen von blastären Zellen beobachten (Abb. 7.4). Bei der AML enthalten die Blasten oft Auer-Stäbchen. Daneben gelingt oft auch der Nachweis von anderen abnormen Zellen, z. B. Promyelozyten, Myelozyten, nichtgranulierten Neutrophilen, Pseudopelger-Zellen oder myelomonozytären Zellen. Bei der Erythroleukämie finden sich zahlreiche Erythroblasten, doch können diese in geringerem Umfang auch bei den anderen Leukämieformen auftreten. Die ALL darf nicht mit einer infektiösen Mononukleose oder anderen Erkrankungen mit Lymphozytose verwechselt werden.
5. Im hyperzellulären Knochenmark fällt der hohe Anteil leukämischer blastärer Zellen auf, welcher typischerweise über 75% der Gesamtmasse der Markzellen einnimmt. Bei der ALL kann es beim Versuch einer Markaspiration wegen verstärkter Produktion von Retikulinfasern zu Schwierigkeiten kommen.

140

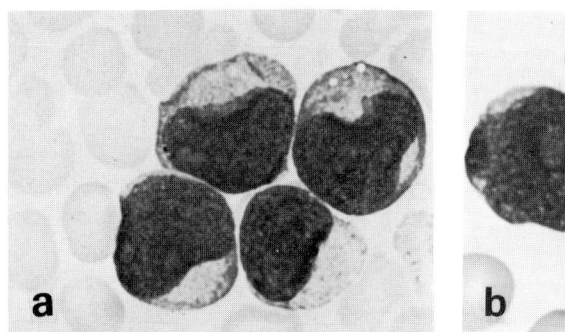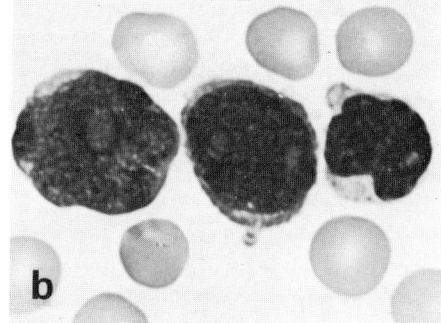

Abb. 7.4 Typische blastäre Zellen bei: a) akuter myeloischer Leukämie (beachte das Auer-Stäbchen in der linken oberen Zelle), b) akuter lymphatischer Leukämie

Spezialuntersuchungen

Patienten mit der promyelozytären (M_3) Variante der AML bieten häufig die Zeichen einer disseminierten intravasalen Gerinnung. Bei Befall der Meningen lassen sich durch Lumbalpunktion eine Erhöhung des Liquordruckes sowie leukämische Zellen im Liquor nachweisen.

Weitere Untersuchungen

Röntgenologisch lassen sich im Skelett Osteolyseherde feststellen, insbesondere bei der ALL des Kindesalters, darüber hinaus Mediastinaltumuren aufgrund einer Vergrößerung des Thymus und/oder der mediastinalen Lymphknoten bei der Thy-ALL (Abb. 7.3d). Daneben finden sich Infiltrationen der Lungenfelder durch Infektionen oder in selteneren Fällen durch die Leukämiezellen selbst.

Biochemische Untersuchungen decken oft einen erhöhten Serumspiegel an Harnsäure und seltener eine Hyperkalzämie auf. Vor Therapiebeginn sollten die Ausgangswerte der Leber- und Nierenfunktionstests bestimmt werden.

Unterscheidung zwischen AML und ALL

In den meisten Fällen gelingt es anhand des klinischen Bildes und der Zellmorphologie nach Routinefärbung, die AML von der ALL zu unterscheiden. Während bei der ALL die Blasten keinerlei Differenzierungsmerkmale aufweisen, zeigen die Blasten der AML in gewissem Ausmaß meist eine Differenzierung in Richtung der Granulozytenreihe. Bei Vorliegen undifferenzierter Zellen und zur weiteren Unterteilung der ALL in ihre unterschiedlichen Formen sind Spezialuntersuchungen erforderlich.

Zytochemische Verfahren. Sie können bei myeloischen Leukämien zum Nachweis von Granula sowie zur Unterscheidung anderer Zelltypen herangezogen werden (Tabelle 7.2).

Immunologische Marker und Enzyme. Sie dienen vor allem der weiteren Klassifizierung der ALL in die gewöhnliche (Non-B- Non-T) Form (= c-ALL), die Null-ALL,

Thy-ALL (aus Thymuszellen hervorgegangen) und die seltene B-ALL. Daneben erleichtern sie die Unterscheidung zwischen ALL und AML. Das Enzym TdT (Tabelle 7.3), welches in den ALL-Blasten erhöhte und in AML-Blasten normale Werte aufweist, kann auf biochemischem als auch auf immunologischem Wege bestimmt werden und stellt somit eine brauchbare Markersubstanz dar. Eine neue empfindliche Methode zur Identifizierung einer monoklonalen Population von unreifen B-Zellen (wie bei der c-ALL oder B-ALL) beruht auf dem Nachweis der

Tabelle 7.2 Spezialuntersuchungen zur Unterscheidung zwischen ALL-Blasten und AML-Blasten (siehe auch Tabelle 7.3)

	ALL	AML
Zytochemisch		
Myeloperoxidase	–	+ (einschl. Auer-Stäbchen)
Sudan-B	–	+
Acetat-Esterase	–	+ bei monozytären Formen
PAS	+ (granulär)	+ (diffus)
Saure Phosphatase	+ bei Thy-ALL	
Enzymuntersuchung		
terminale Desoxynucleotidyl-Transferase (TdT)	+	–
Serum-Lysozym	–	++ bei monozytären Formen
Elektronenmikroskopie	–	+ (Bildung unreifer Granula)
Genumordnung	Umordnung der Immunglobulin-gene (c-ALL) bzw. der T-Zell-Rezeptorgene (Thy-ALL)	Keimbahnkonfiguration der Genanordnung für Immunglobu-line und T-Zell-Rezeptoren

Tabelle 7.3 Immunologische Marker zur Unterteilung der Leukämien

	c-ALL (Non-T-Non-B-ALL)	Thy-ALL	B-ALL, CLL und andere reifzellige B-Zell-Lymphome	AML
Anti-c-ALL	+	–	–	–
Anti-HLA-DR	+	–	+	±
Anti-TdT	+	+	–	–
E-ros	–	+	–	–
Anti-Thy	–	+	–	–
SIg	–	–	+	–

c-ALL = „common" ALL-Antigen; HLA-DR: siehe S. 273; TdT = terminale Desoxynucleotidyl-Transferase; Thy = Thymus-Antigen, E-ros = Rosettenbildung mit Schaferythrozyten; SIg = Oberflä-chenimmunglobulin; die Null-ALL gleicht der c-ALL, jedoch ohne Nachweis des c-ALL-Antigens.

Umordnung von Immunglobulingenen (S. 127 f.). In ähnlicher Weise werden T-Zellen (wie bei der Thy-ALL) durch ihre Gene für T-Zell-Rezeptoren nachgewiesen.

Unterstützende Therapie

Zur allgemein unterstützenden symptomatischen Therapie bei hämatopoetischer Insuffizienz kommen folgende Maßnahmen in Frage:

Anlage eines zentralen Venenkatheters: Ein zentraler Venenkatheter (z. B. Hickman) wird meistens perkutan über die Vena subclavia oder die Vena jugularis interna in die obere Hohlvene gelegt und dient als Zugang zur Verabreichung von Blut, Blutbestandteilen, Antibiotika, parenteraler Ernährung usw. Daneben erleichtert er die Blutabnahme für Laboruntersuchungen.

Anämiebehandlung: Transfusion von Erythrozytenkonzentraten.

Behandlung und Prophylaxe von Hämorrhagien: Hierzu werden Thrombozytenkonzentrate und Frischblut verwendet. Da Hämorrhagien bald nach Diagnosestellung eine häufige Todesursache darstellen, erfolgt eine regelmäßige Thrombozytensubstitution bei wiederholten kleineren Blutungen. Weitere Anwendungsgebiete sind alle Fälle von schwerer Thrombozytopenie (weniger als $20 \times 10^3/\text{mm}^3$ ($10^9/\text{l}$)) sowie die einleitende Therapie (Induktion), bei der ein hohes Risiko einer Thrombozytopenie besteht. Die Substitution von Gerinnungsfaktoren durch gefrorenes Frischplasma und Thrombozytentransfusionen sind insbesondere bei Patienten mit DIC aufgrund einer AML vom Typ M_3 vor und während der Induktionstherapie erforderlich.

Behandlung und Prophylaxe von Infektionen

Infektionsformen. Eine Neutropenie („Agranulozytose") infolge der Knochenmarkverdrängung durch leukämische Blasten und einer intensiven Zytostatikatherapie steigert für diese Patienten in höchstem Maße das Infektionsrisiko, besonders wenn die absolute Zahl der Neutrophilen unter $0,5 \times 10^3/\text{mm}^3$ ($10^9/\text{l}$) absinkt. Bei vielen Patienten bleiben Neutrophilenzahlen von $0,2 \times 10^3/\text{mm}^3$ ($10^9/\text{l}$) oder weniger über mehrere Wochen bestehen. Die Infektionen gehen überwiegend von Bakterien aus, in der Regel von gramnegativen Keimen der eigenen Darmflora, z. B. Pseudomonas aeruginosa, E. coli, Proteus, Klebsiellen und Anaerobiern. Auch Infektionen mit Staphylokokken und Streptokokken treten häufig auf. Selbst durch Erreger, die normalerweise nicht als pathogen angesehen werden, z. B. Staphylococcus epidermidis, kann es zu lebensbedrohlichen Infektionen kommen. Darüber hinaus können bei einer Agranulozytose bereits lokalisierte oberflächliche Hautläsionen rasch zu einer schweren Sepsis führen. Daneben treten häufiger Infektionen mit Viren (z. B. Herpes simplex und Varicella zoster), Pilzen (z. B. Candida) und Protozoen (z. B. Pneumocystis carinii) auf, insbesondere bei anhaltender Neutropenie und nach mehreren Durchgängen einer Antibiotikatherapie zur Behandlung einer bakteriellen Infektion. Mit den folgenden Maßnahmen ist es möglich, diesem dominierenden Problem der Infektionsanfälligkeit zu begegnen:

Infektionsprophylaxe

Isoliereinrichtungen. Die Pflege der Patienten sollte in gesonderten Räumen erfolgen, vorzugsweise unter Anwendung von „reverse-barrier"-Isolationsmaßnahmen oder in Zimmern mit laminärem Luftstrom.

Reduktion der Darm- und übrigen Begleitflora. In vielen Kliniken wird eine Darmsterilisation mit FRAmycetin, COlistin und Nystatin (FRACON) oder anderen Kombinationen von nichtresorbierbaren Antibiotika und Antimykotika (z. B. Ketoconazol oder Amphotericin) vorgenommen. Ebenso hat sich die prophylaktische Gabe von Co-Trimoxazol bewährt. Zur Dokumentation der Bakterienflora des Patienten und deren therapeutischer Ansprechbarkeit sollten in regelmäßigen Abständen Bakterienkulturen aus Urin, Stuhl, Speichel, Vagina, Mundhöhle, Rachen, Nase, nässenden Stellen sowie aus dem Bereich der Achselhöhlen, des Nabels und der Perinealhaut abgenommen werden. Zum Baden und zur Behandlung von Körperstellen, an denen pathogene Keime festgestellt wurden, empfiehlt sich die Anwendung von lokalen Desinfektionsmitteln. Falls dies nicht zur Elimination der Keime führt, sollte eine systemische Antibiotikatherapie in Erwägung gezogen werden.

Infektionsbehandlung

Fieber ist ein verläßliches Leitsymptom für Infektionen. Bei einsetzendem Fieber sollten daher Blutkulturen und aus jedem in Frage kommenden Infektionsherd Erregerkulturen angesetzt werden, um gegebenenfalls auf schnellstem Wege sowohl durch direkte Untersuchungen als auch über Kulturverfahren den verantwortlichen Erreger zu identifizieren. Besonders häufige Ausgangspunkte sind Mundhöhle und Rachen, nässende Stellen sowie die Perineal- und Perianalregion. Wegen fehlender neutrophiler Granulozyten bildet sich kein Eiter, so daß die Infektionen nicht lokalisiert werden können. Aus dem gleichen Grund ist es oft schwierig, die Schwere einer Infektion von Lunge, Harnwegen oder Haut richtig zu beurteilen. In solchen Fällen ist unbedingt eine Thoraxröntgenaufnahme und eine Urinkultur anzufertigen und auf dem schnellsten Wege eine Antibiotikatherapie einzuleiten. Bei mindestens der Hälfte dieser Fieberschübe gelingt es jedoch nicht, einen Erreger zu isolieren. Als sehr wirkungsvolle Anfangstherapie hat sich die Kombination eines Aminoglykosids (z. B. Gentamicin oder Netilmicin) mit einem gegen Pseudomonas wirksamen Penicillin (z. B. Mezlocillin, Ticarcillin oder Piperacillin) bzw. mit einem Cephalosporin in hohen Dosen bewährt. Das Wirkungsspektrum dieser Kombinationen erfaßt sowohl gramnegative Erreger einschließlich Pseudomonas als auch grampositive Kokken und gewährleistet trotz schwerer Neutropenie eine wirkungsvolle bakterizide Behandlung. Sofort nach Identifizierung des Keims und Austestung seiner Antibiotikaempfindlichkeit sind gegebenenfalls Änderungen des

Therapieschemas vorzunehmen. Bei fehlendem Ansprechen sollte man die Möglichkeit von Infektionen mit Anaerobiern, Pilzen oder Viren in Betracht ziehen und entsprechende Behandlungsmaßnahmen veranlassen, z. B. mit Metronidazol, Antimykotika oder Virostatika. In diesem Zusammenhang hat sich Acyclovir als ein wirksames Präparat gegen Herpesinfektionen erwiesen. Diese treten besonders häufig nach erfolgreicher Behandlung mehrerer Infektionen auf, ohne daß es zu einer Normalisierung der Granulopoese gekommen ist.

Leukozytenkonzentrate werden mit Hilfe von Zellseparatoren aus normalem Spenderblut oder aus dem Blut von Patienten mit chronischer myeloischer Leukämie gewonnen. Sie finden Anwendung bei starker Neutropenie mit lebensbedrohlicher Sepsis oder ausgedehnten örtlichen Infektionen, die innerhalb von 24–48 Stunden nicht auf eine Antibiotikatherapie ansprechen.

Zytostatikatherapie

Der Wirkungsmechanismus der meisten bei der Leukämiebehandlung verwendeten Zytostatika beruht auf einer Störung der Zellproliferation (Tabelle 7.4). Hierbei kommen heute zur Induktionstherapie in der Regel Kombinationen von drei Präparaten zur Anwendung, um die zytostatische Wirkung zu erhöhen, die Remissionsquote zu verbessern und um die Häufigkeit einer Resistenzentwicklung gegen die jeweiligen Zytostatika zu reduzieren. Weiterhin hat sich herausgestellt, daß die Polychemotherapie im Vergleich zur Monotherapie eine Verlängerung der Remissionsphasen mit sich bringt.

Da die Induktionstherapie mit einer Hyperkaliämie, Hyperurikämie und Harnsäurenephropathie einhergehen kann, empfiehlt es sich, bereits vor Therapiebeginn mit der Gabe von Allopuriol einzusetzen und für reichliche Flüssigkeitszufuhr zu sorgen.

Das Ziel der zytostatischen Therapie ist zunächst die Induktion einer Remission (d.h. Fehlen von klinischen Zeichen und Laborbefunden, die für eine Leukose sprechen) und anschließend die kontinuierliche Verminderung der noch im Körper vorhandenen Leukämiezellen durch wiederholte Behandlungszyklen. Für diese Erhaltungstherapie gibt es Behandlungsschemen mit zwei, drei oder vier Medikamenten, die therapiefreie Intervalle zur Regeneration des Knochenmarkes einschließen (Abb. 7.5). Das Ergebnis dieser zwischengeschalteten Erholungsphasen hängt indes vom unterschiedlichen Regenerationsverhalten des gesunden hämatopoetischen Gewebes und der leukämischen Zellen ab.

Zytostatikatherapie der akuten lymphatischen Leukämie

Die Kombination aus Prednisolon, Vincristin und Asparaginase ist die zur Zeit gängige Induktionstherapie und leitet bei über 90% der Kinder innerhalb von 4–6 Wochen eine Remission ein. Noch während der Induktionsphase, bzw. in der Konsolidierungsphase nach Erzielen der Remission, werden Daunorubicin oder Hydroxodaunorubicin (Adriamycin) in das Protokoll mitaufgenommen (Abb. 7.6).

Tabelle 7.4 Medikamente zur Behandlung der Leukosen

	Wirkungsmechanismus	Besondere Nebenwirkungen*
Antimetaboliten		
Methotrexat	Hemmung der Purin- und Pyrimidin-synthese bzw. Einbau in die DNA	Ulzera der Mundschleimhaut, Enterotoxizität
6-Mercaptopurin		cholestatischer Ikterus
6-Thioguanin		
Cytosin-Arabinosid		Enterotoxizität, hämolytische Anämie
Hydroxyharnstoff		Enterotoxizität, Hautatrophie
Alkylierende Substanzen		
Cyclophosphamid	Vernetzung zweier DNA-Stränge miteinander, Störung der RNA-Transkription	Hämorrhagische Zystitis, Haarausfall, Kardiomyopathie
Chlorambucil		Knochenmarkdepression, Hepato-toxizität, Dermatitis
Busulfan (Myleran)		Knochenmarkdepression, Lungen-fibrose, Hyperpigmentierung
Zytostatische Antibiotika		
Daunorubicin, Hydroxo-daunorubicin (Adriamycin)	Komplexbildung mit der DNA-Helix, Mitosestörung	Kardiotoxizität, Haarausfall
Mitosehemmer		
Vincristin (Oncovin)	Störung der Spindelbildung und der Metaphase	Neurotoxizität (peripher; im Bereich von Blase und Darm), Haarausfall
Verschiedene		
Kortikosteroide	unbekannt	Ulcus pepticum, Stammfettsucht, Osteoporose, Diabetes, Psychose
L-Asparaginase	Entzug von Asparagin	Überempfindlichkeit, Erniedrigung der Serumspiegel von Albumin und Gerinnungsfaktoren, Pankreatitis
Epipodophyllotoxin (VP 16-213)	Mitosehemmung	Alopezie, Ulzera der Mundschleim-haut

* Die meisten Medikamente führen zu Übelkeit, Erbrechen und Knochenmarkdepression.

Folgende Patientengruppen sind mit einer schlechteren Prognose behaftet:

1. Männliche im Vergleich zu weiblichen Patienten.
2. Patienten mit hohen Leukozytenzahlen zu Anfang der Therapie (z. B. $> 20 \times 10^3/$ mm^3 (10^9/l)).

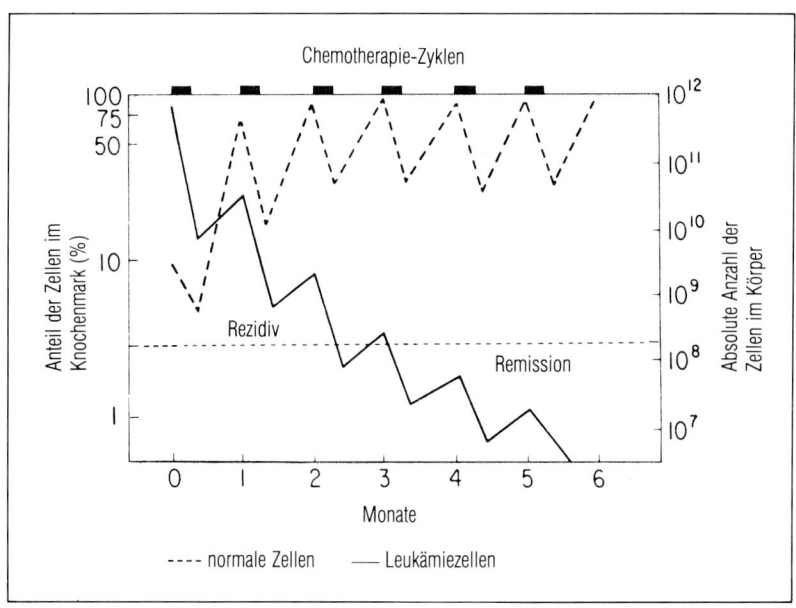

Abb. 7.5 Die Auswirkung mehrerer Chemotherapie-Zyklen auf die leukämischen Blasten und normalen hämatopoetischen Zellen bei akuter Leukämie

3. Sehr junge (< 2 Jahre alt) sowie ältere Patienten (Jugendliche oder Erwachsene).
4. Patienten mit Befall der Meningen bereits bei Diagnosestellung.
5. Fälle von Thy-Zell-Leukämie (20% aller Fälle) oder der seltenen B-ALL.

In diesen Fällen wird die Induktionsbehandlung mit einem aggressiveren Therapieschema durchgeführt, was zwar das Risiko von Frühkomplikationen erhöht, aber die Langzeitüberlebensrate verbessert.

Die 5-Jahres-Überlebensrate von Kindern mit einer c-ALL (Non-T- Non-B) liegt heute nach Durchführung einer solchen Therapie bei 30–50%. Wahrscheinlich sind viele von ihnen als geheilt zu betrachten. Andere Patienten versterben bereits während der Induktionstherapie, der nachfolgenden Erhaltungstherapie oder auch während der Reinduktion nach einem Rezidiv, meist an Infektionen als Folge von Neutropenie und Immunsuppression. Die Behandlung von Rezidiven gestaltet sich schwieriger, wobei Zweitremissionen, falls sie überhaupt erzielt werden, gewöhnlich nur von kurzer Dauer sind. In besonderem Maße neigt die Thy-ALL zu Rezidiven.

Prophylaxe von ZNS- und Hodenbefall

Leukämische Zellen im Bereich der Meningen liegen außerhalb des Wirkungsbereiches der meisten Zytostatika, die bei der Therapie der ALL zur Anwendung kommen. Vor Einführung der ZNS-Prophylaxe trat innerhalb der ersten vier Jahre

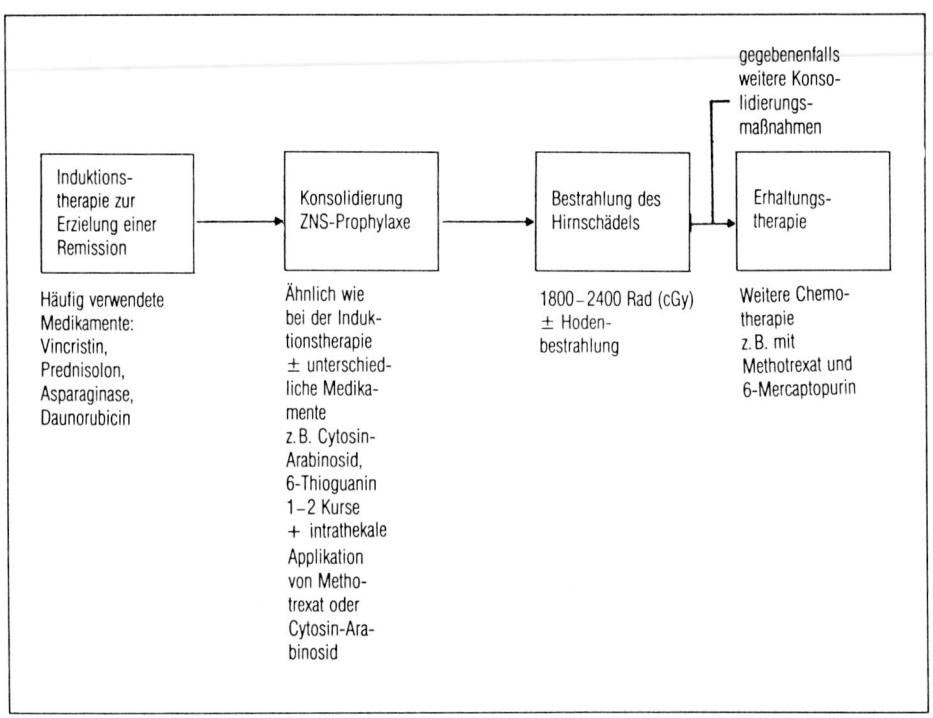

Abb. 7.6 Flußdiagramm des üblichen Behandlungsschemas bei akuter lymphatischer Leukämie

nach Diagnosestellung bei drei von vier Kindern mit ALL eine Meningeosis leucaemica auf. Ausgehend von einem solchen Befall der Meningen erfolgt eine Repopulation des Knochenmarkes und damit ein hämatologisches Rezidiv.

Bei allen ALL-Patienten unterhalb des 40. Lebensjahres erfolgt daher heute zur Vermeidung eines ZNS-Rezidivs eine Bestrahlung des Hirnschädels (1800–2400 rad) sowie mehrere intrathekale Injektionen von Methotrexat noch während der Induktionstherapie oder nach Eintritt der Remission. Hierdurch ist es zu einer bedeutsamen Verbesserung der Überlebensrate gekommen. Dennoch kann es immer noch zu ZNS-Rezidiven kommen, die sich dann durch Kopfschmerzen, Erbrechen, Papillenödem und Blasten im Liquorpunktat manifestieren. Die Therapie eines solchen Rezidivs erfolgt mit intrathekalen Gaben von Methotrexat (oder Cytosin-Arabinosid). Bei Kindern, die jünger als zwei Jahre sind, sollte die Strahlentherapie vermieden werden.

Da bei Jungen daneben Hodenrezidive auftreten können, verspricht eine prophylaktische Hodenbestrahlung eine gewisse Verbesserung der Überlebenschancen, die jedoch mit irreversibler Sterilität erkauft werden muß.

Erhaltungstherapie

Eine zytostatische Erhaltungstherapie mit täglichen Gaben von Mercaptopurin und wöchentlichen Gaben von Methotrexat wird normalerweise über 2–3 Jahre fortgesetzt. Daneben werden auch kompliziertere Protokolle mit Vincristin, Steroiden und anderen zusätzlichen Medikamenten angewandt. Für Patienten mit geringem Risiko sind jedoch auch Versuche im Gange, diese Erhaltungstherapie durch eine intensivere, frühe oder späte Konsolidierungstherapie zu ersetzen.

Für Kinder ohne Antikörper gegen Varizellen und Masern, die eine solche Therapie erhalten, stellen diese Infektionskrankheiten ein hohes Risiko dar. Bei entsprechender Expositionsgefahr empfiehlt sich daher die prophylaktische Gabe von Immunglobulinen.

Zytostatikatherapie der akuten myeloischen Leukämie

Der therapeutische Ansatz bei AML gleicht dem der ALL, wobei jedoch weniger befriedigende Ergebnisse zu verzeichnen sind. Das gebräuchlichste Protokoll bei AML besteht aus einer Kombination der drei Medikamente Cytosin-Arabinosid, Daunorubicin und 6-Thioguanin (Abb. 7.7). Alle Formen der AML (FAB M_1–M_6) werden ähnlich behandelt außer der zusätzlichen Verabreichung von Thrombozytenkonzentraten und gefrorenem Frischplasma zur Substitution von Gerinnungsfaktoren bei der promyelozytären Variante (M_3), bei der bis zum Eintreten einer Remission eine ausgeprägte Neigung zu disseminierter intravasaler Gerinnung besteht. Der typische Verlauf bei einem erfolgreichen Behandlungsversuch ist in Abb. 7.8 wiedergegeben.

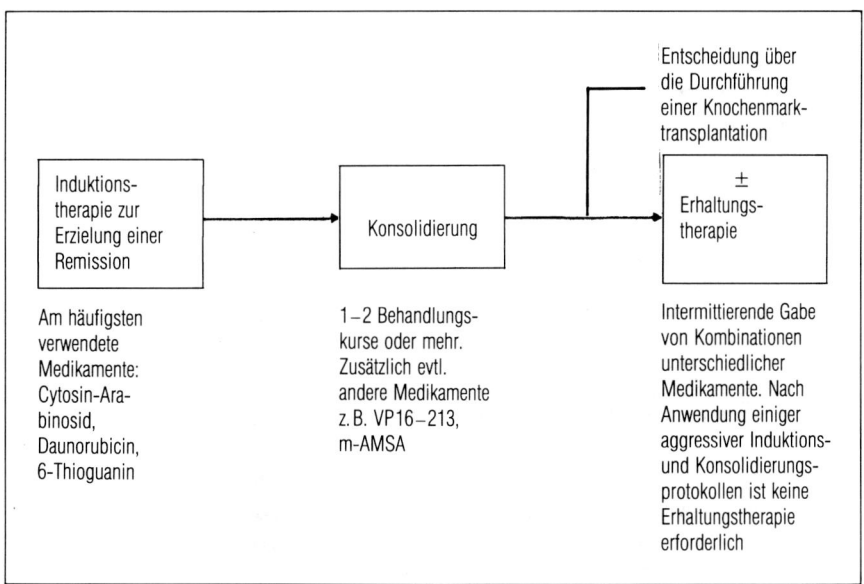

Abb. 7.7 Flußdiagramm des üblichen Behandlungsschemas bei akuter myeloischer Leukämie

Im Vergleich zur ALL:

1. liegt die Remissionsquote niedriger (60–80%),
2. vergeht bis zum Eintritt einer Remission ein längerer Zeitraum,
3. weisen nur myelotoxische Medikamente ausreichende Wirksamkeit auf, deren Selektivität zwischen leukämischen und gesunden Markzellen jedoch geringer ist,
4. sind die Phasen mit Knochenmarkinsuffizienz schwerer und nachhaltiger ausgeprägt, so daß die Patienten einer intensiven unterstützenden Therapie bedürfen und dennoch, insbesondere jenseits des 50. Lebensjahres, häufig schon frühzeitig sterben,
5. sind die Remissionsphasen von kürzerer Dauer, die Erfolge der Erhaltungstherapie fragwürdiger und Fälle von Langzeitüberlebenden selten.

Eine ZNS-Prophylaxe wird bei AML in der Regel nicht durchgeführt, obwohl insbesondere bei Kindern und Jugendlichen gelegentlich von den Meningen Rezidive ausgehen, so daß hier eine Prophylaxe mit intrathekal verabreichtem Methotrexat gerechtfertigt sein kann.

Bei einer Anzahl von älteren Patienten mit unterschiedlichen Formen der AML nimmt die Krankheit einen „schwelenden" oder subakuten Verlauf. Diese Patienten besitzen zunächst eine ausreichende Anzahl von Thrombozyten und Neutrophilen, um lebensbedrohliche Blutungen und Infektionen zu verhindern, doch zeigen bei ihnen auch aggressive Therapieschemen nur eine geringe Wirkung. Oft ist in solchen Fällen eine symptomatische Behandlung durch Bluttransfusionen und die vorsichtige Anwendung leichter Chemotherapeutika die beste Behandlungsform, solange die leukämischen Blasten weniger als 50% der Knochenmarkzellen ausmachen.

Knochenmarktransplantation

Allogene histokompatible Knochenmarktransplantationen (von HLA-kompatiblen, MLC-negativen Geschwistern) werden heute in einigen Zentren bei Patienten vor dem 45. Lebensjahr mit einer AML in der ersten Remission durchgeführt sowie bei ALL-Patienten, die sich nach einem Rezidiv und erfolgreicher zytostatischer Reinduktionstherapie in zweiter Remission befinden. Weiterhin wird sie in Erwägung gezogen bei einigen ALL-Patienten in erster Remission mit besonders schlechter Prognose (z.B. Leukozytenzahlen von $> 100 \times 10^3/mm^3$ ($10^9/l$) bei Diagnosestellung). Knochenmarktransplantationen werden zum Wiederaufbau des hämatopoetischen Systems durchgeführt. Um alle restlichen Leukämiezellen abzutöten, wird der Patient vorher einer Ganzkörperbestrahlung und intensiven Chemotherapie unterzogen. Die vorläufigen Ergebnisse dieser Versuche sind ermutigend und weisen eine Langzeitüberlebensrate von ca. 50% auf. Falls ein syngener Spender (eineiiger Zwilling) vorhanden ist, sollte die Knochenmarktransplantation sowohl bei ALL als auch bei AML zum Zeitpunkt der ersten Remission vorgenommen werden.

Abb. 7.8 Hämatologischer Verlauf bei einer wegen akuter myeloischer Leukämie behandelten 22jährigen Patientin. Die Kurven erleichtern die Überwachung von Verlauf und Wirkung der Chemotherapie sowie die Dokumentation der durchgeführten unterstützenden Maßnahmen. Als Beispiel wird hier eines der unterschiedlichen Therapieschemen wiedergegeben ▶

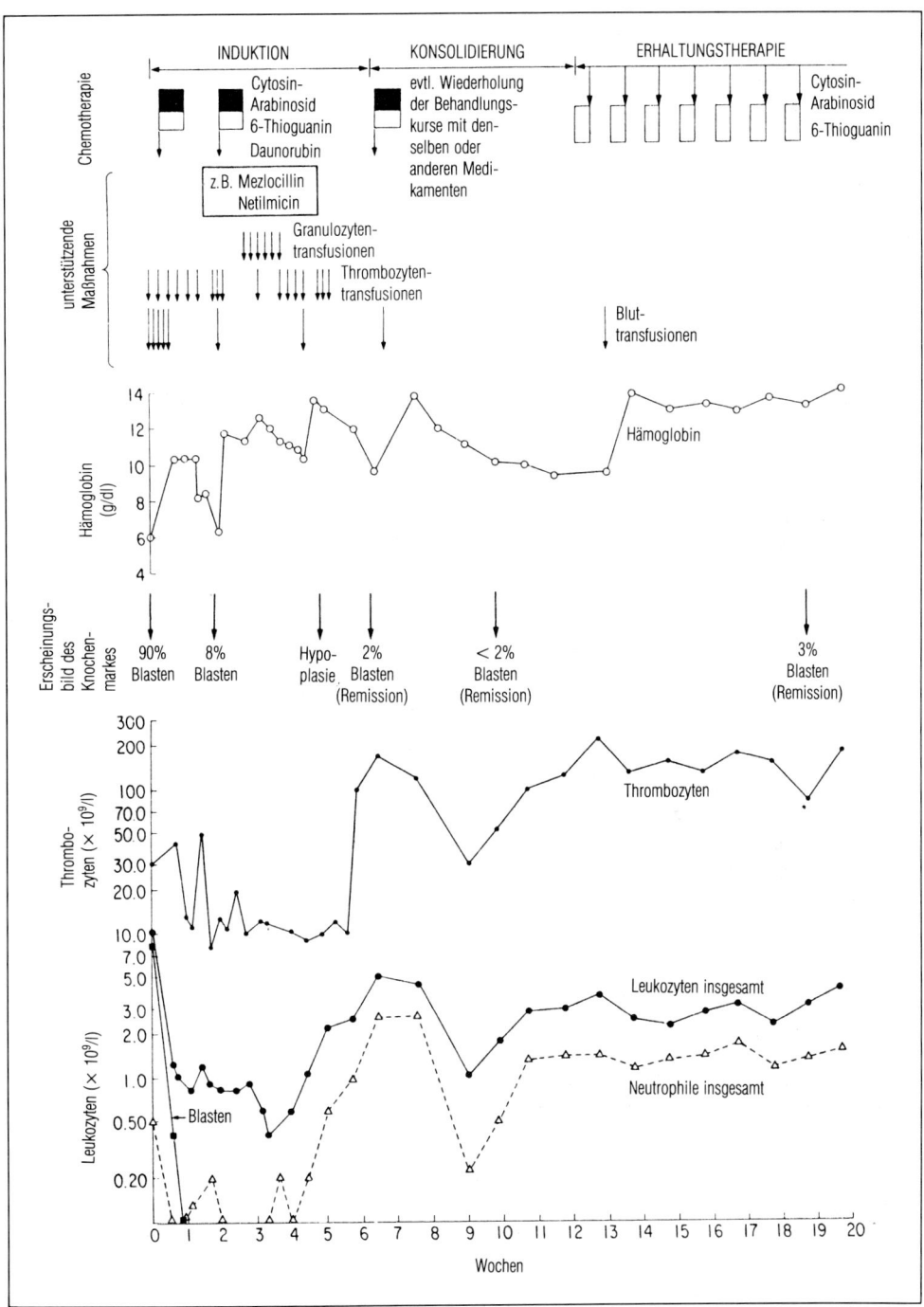

Prognose der akuten Leukämien

Die Prognose der kindlichen ALL hat sich durch Chemotherapie, Bestrahlungstherapie, wirksamere unterstützende Maßnahmen und Schaffung spezialisierter Behandlungszentren erheblich verbessert. Bei der AML sind dagegen weniger spektakuläre Fortschritte gemacht worden. Die durchschnittlichen Überlebenszeiten sind in Tabelle 7.5 wiedergegeben.

Tabelle 7.5 Prognose der behandelten akuten Leukämien

	Mittlere Überlebenszeit (Median, in Monaten)
ALL (Kinder)	
ohne ZNS-Prophylaxe	33
mit ZNS-Prophylaxe	> 60
ALL (Erwachsene)	12–18
AML	12–18

Anmerkung: Im Jahre 1948 betrug die mittlere Überlebenszeit aller Patienten mit akuter Leukämie 2 Monate.

Chronische myeloische Leukämie (CML)

Diese auch als chronische Myelose bezeichnete Krankheit macht 20% aller Leukosen aus und tritt gehäuft im mittleren Lebensalter auf. Bei über 90% der Patienten findet sich eine Verdrängung gesunden Knochenmarkes durch Zellen mit einer Chromosomenanomalie, dem Philadelphia-Chromosom (Ph[1]-Chromosom) (Abb. 7.9). Es handelt sich hierbei um ein Chromosom der G-Gruppe (Nr. 22) mit teilweiser Translokation seiner langen Arme (q) auf ein anderes Chromosom, in der

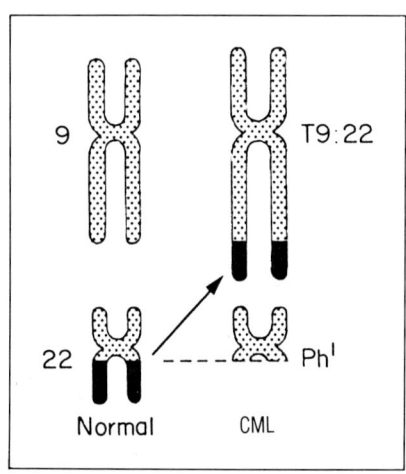

Abb. 7.9 Entstehung des Philadelphia-Chromosoms durch teilweise Translokation der langen (q) Arme von Chromosom 22 auf die langen Arme von Chromosom 9 (T9q[+], 22q[−])

Regel auf Chromosom 9 der C-Gruppe. Diese Anomalie ist erworben und läßt sich in allen proliferierenden Knochenmarkzellen der granulo-, erythro- und megakaryozytären Reihe sowie in B-Lymphozyten nachweisen. Die meisten klinischen Symptome werden durch den starken Anstieg der Gesamtmasse an Granulozyten hervorgerufen. Bei mindestens 70% der Patienten ist in der Endphase der Erkrankung der Übergang in eine akut verlaufende maligne Leukämieform zu verzeichnen („Blastenschub").

Klinisches Bild

Die Krankheit tritt bei beiden Geschlechtern gleichermaßen mit einem Häufigkeitsgipfel zwischen dem 50. und 60. Lebensjahr auf, wobei jedoch auch ein Auftreten im Kindesalter möglich ist. Das klinische Bild ist besonders durch folgende Symptome gekennzeichnet:

1. Hypermetabolisch bedingte Symptome, z.B. Gewichtsverlust, Abgeschlagenheit, Appetitlosigkeit, Nachtschweiß.
2. Splenomegalie in fast allen Fällen, häufig in massiver Form. Bei einigen Patienten ruft diese Vergrößerung beträchtliche Beschwerden, Schmerzen und Verdauungsstörungen hervor.
3. Anämiesymptome wie Blässe, Dyspnoe und Tachykardie.
4. Blaue Flecken, Nasenbluten, Menorrhagien und Blutungen in anderen Regionen.
5. Zu den selteneren Symptomen zählen Gicht, Sehstörungen, neurologische Zeichen sowie der Priapismus.
6. Gelegentlich wird die Krankheit bei Routine-Blutuntersuchungen diagnostiziert.

Laborbefunde

Diagnostische Kriterien

1. Leukozytose in der Regel $> 50 \times 10^3/mm^3$ (10^9/l), in manchen Fällen $> 500 \times 10^3/mm^3$ (10^9/l).
2. Das gesamte Spektrum der myelopoetischen Zellreihen läßt sich im peripheren Blut beobachten. Die Anzahl der Neutrophilen und Myelozyten übersteigt jedoch die der Blasten und Promyelozyten (Abb. 7.10).

Zusätzliche Kriterien

1. Nachweis des Philadelphia-Chromosoms bei Chromosomenanalysen von Blut- oder Knochenmarkzellen.
2. Zellreiches Knochenmark, überwiegend mit Zellelementen der granulopoetischen Reihe.
3. Erniedrigung der alkalischen Leukozytenphosphatase.
4. Zunahme der Basophilen im peripheren Blut.
5. Häufig eine normochrome normozytäre Anämie.

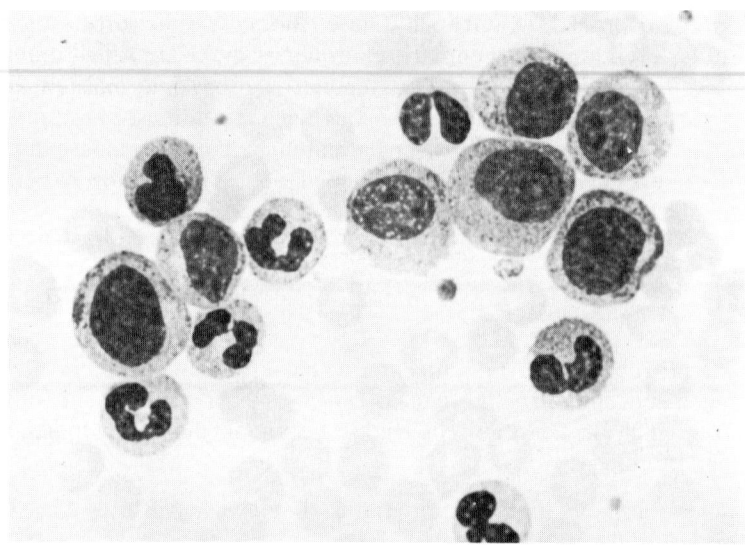

Abb. 7.10 Peripherer Blutausstrich eines 45jährigen Patienten mit chronischer myeloischer Leukämie. Nachweis von Myelozyten, Metamyelozyten und reifen neutrophilen Granulozyten (Hb: 10,6 g/dl (106 g/l), Leukozyten: 250×10^3/mm³ (10^9/l), Thrombozyten: 500×10^3/mm³ (10^9/l))

6. Thrombozytenzahlen erhöht, normal oder auch erniedrigt.
7. Erhöhung des Vitamin-B_{12}-Serumspiegels sowie der Vitamin-B_{12}-Bindungskapazität (siehe S. 48).

Behandlung

In der chronischen Phase ist regelmäßig ein gutes Ansprechen der Krankheit auf die Therapie zu erwarten. Durch Reduzierung der Granulozytenmasse mit Hilfe von Zytostatika ist man in der Lage, die Patienten über lange Zeiträume symptomfrei zu halten.

Busulfan. Diese alkylierende Substanz ist das Mittel der Wahl. Durch regelmäßige Untersuchung des Blutbildes kann für jeden Patienten die individuell günstigste Dosierung gefunden werden (Abb. 7.11). Einige Therapieschemen bevorzugen 6-Mercaptopurin bzw. 6-Thioguanin in Kombination mit Busulfan oder intermittierend hohe Dosen von Busulfan anstatt der täglichen Gabe von geringen Dosen.

Dibrom-Mannit, Hydroxyharnstoff. Diese Substanzen werden gelegentlich als Ausweichpräparate eingesetzt bei Patienten, bei denen es unter Busulfantherapie zu Resistenzentwicklung oder erheblichen Nebenwirkungen kommt.

Allopurinol zur Verhinderung einer erhöhten Harnsäuresynthese mit nachfolgender Gicht-Symptomatik und Nierenschädigung.

Milzbestrahlung oder Splenektomie wird in der Regel nur bei Patienten in Betracht gezogen, deren Splenomegalie nicht auf die Chemotherapie anspricht. Die elektive Splenektomie wird in einigen Zentren empfohlen, hat jedoch keinen nachweisbaren Einfluß auf den Verlauf der Krankheit.

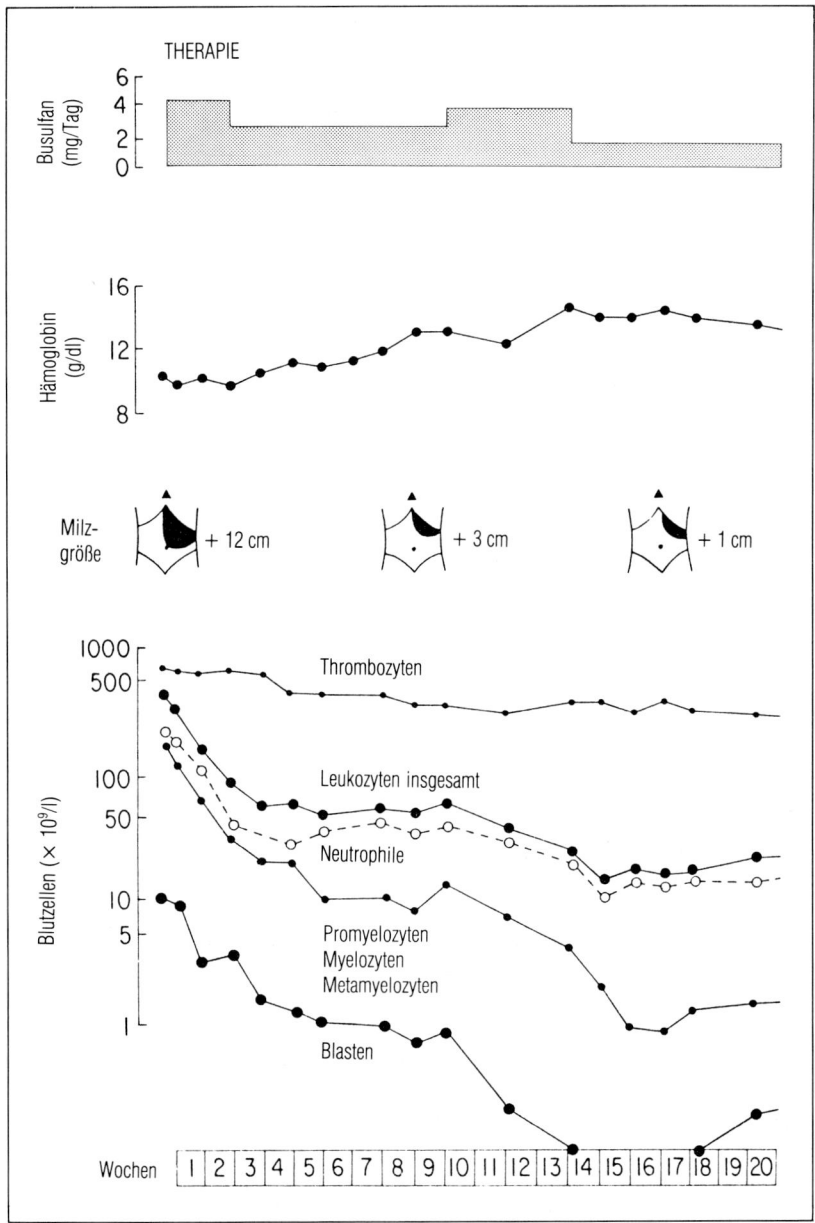

Abb. 7.11 Hämatologischer Verlauf bei einem 39jährigen Patienten mit chronischer myeloischer Leukämie. Therapie: Busulfan

Knochenmarktransplantation. Für Patienten unterhalb des 50. Lebensjahres mit einem histokompatiblen Geschwister (HLA-kompatibel, MLC-negativ) stellen allogene Knochenmarktransplantate in der Anfangsphase der Erkrankung wohl die beste Behandlungsform dar. Nur mit dieser Methode läßt sich regelmäßig eine Elimination des Ph^1-positiven Zellklons erzielen und bietet damit gute Chancen für eine endgültige Heilung.

Verlauf und Prognose

Die CML zeichnet sich durch einen sehr konstanten klinischen Verlauf und in der chronischen Phase durch eine gute Ansprechbarkeit auf die Chemotherapie aus. Die mittlere Überlebenszeit beträgt 3 bis 4 Jahre. Der Tod tritt in der Regel durch eine akute Blastentransformation, infolge von zusätzlichen Blutungen oder Infektionen ein. Die 10-Jahres-Überlebensrate liegt bei 20%.

Blastentransformation (terminale Blastenkrise, Blastenschub) der CML

Es kommt zu zunehmender Therapieresistenz der Leukämie, meistens in Verbindung mit schwerer Anämie, Thrombozytopenie und Zunahme der Blasten in Blut und Knochenmark. Diese akute Blastentransformation kann sich über mehrere Monate hinweg zunehmend verschlechtern, während der die Krankheit leichter der Kontrolle entgleitet als während der chronischen Phase. In der Akutphase lassen sich häufig neue Chromosomenanomalien nachweisen. In ungefähr einem Drittel der Fälle weist die Transformation lymphoblastäre Merkmale auf und spricht dann oft vorübergehend auf Vincristin und Kortikosteroide an. Die Überlebenszeit nach Eintreten des Blastenschubes ist jedoch kurz und beträgt nur selten mehr als zwölf Monate.

Sonderformen der CML

1. Juvenile CML. Diese Ph^1-negative Variante kommt bei kleinen Kindern vor, geht oft mit ausgedehnten Lymphknotenschwellungen einher und ist therapeutisch kaum beeinflußbar.
2. Philadelphia-Chromosom-negative CML. Diese Variante weist hämatologisch nur geringe Unterschiede zur Ph^1-positiven Form auf, spricht jedoch auf die Therapie weniger gut an.
3. Eosinophilenleukämie. Sie ist oft schwer von hypereosinophilen Syndromen (Löffler-Endokarditis, eosinophiles Granulom etc.) abzugrenzen, bei denen es zu Hepatosplenomealie, Exanthemen sowie Herz- und Lungenbeteiligung kommt. Die Leukämie zeichnet sich dagegen durch den Nachweis von Blasten und Chromosomenanomalien aus.
4. Chronische myelomonozytäre Leukämie (siehe S. 163).

Chronische lymphatische Leukämie (CLL)

Die chronische lymphatische Leukämie (= chronische Lymphadenose) macht 25% aller in der klinischen Praxis beobachteten Fälle von Leukosen aus und betrifft in der Hauptsache ältere Menschen. Obwohl sie zu den lymphoproliferativen Erkrankungen gerechnet wird, finden sich bei den meisten Patienten kaum Anzeichen einer aggressiven Proliferation der hierbei auftretenden abnormen Lymphozyten. Die Akkumulation großer Lymphozytenmassen in Blut, Knochenmark, Milz und Leber, die das 50- bis 100fache des normalen Körperbestandes an Lymphozyten erreicht, dürfte mit der immunologischen Funktionslosigkeit und der außergewöhnlich langen Lebensdauer dieser Zellen zusammenhängen. In den meisten Fällen handelt es sich bei den abnormen Lymphozyten um B-Zellen monoklonalen Ursprungs, selten um T-Zellen. Im fortgeschrittenen Stadium kommt es häufig zu einer Knochenmarkinsuffizienz, generalisierten, diskreten Lymphknotenschwellungen sowie zur Ausbildung größerer Tumoren aus gut abgrenzbaren Lymphknoten. Störungen der Immunabwehr beruhen auf der Beeinträchtigung von humoralen und zellulären Immunvorgängen.

Klinisches Bild

1. Symmetrische periphere Lymphknotenvergrößerungen bei den meisten Patienten (Abb. 7.12a). Die Lymphknoten können bis zu Pflaumengröße anschwellen und sind nicht schmerzhaft.
2. Zeichen einer Anämie, z. B. Blässe und Dyspnoe.
3. Milz- und Lebervergrößerungen.
4. Bei Patienten mit Thrombozytopenie evtl. blaue Flecken oder Purpura.

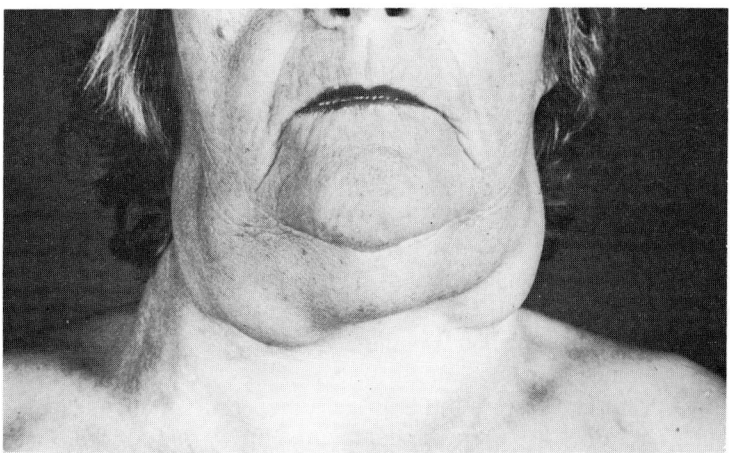

Abb. 7.12a Zervikale Lymphknotenvergrößerungen bei einer 73jährigen Patientin mit chronischer lymphatischer Leukämie

5. Viele Patienten leiden an einem Pruritus. In überdurchschnittlich großer Häufigkeit ist die Krankheit mit einem Herpes zoster assoziiert (Abb. 7.12b), welcher in einigen Fällen sogar das erste Krankheitssymptom darstellt. Daneben beobachtet man überschießende Reaktionen auf Impfungen und Insektenstiche. Bei einer kleineren Anzahl von Patienten kommt es zu Hautinfiltrationen.
6. Tonsillenvergrößerungen. Der Befall von Speichel- und Tränendrüsen (Mikulicz-Syndrom) ist eine seltene, aber interessante Manifestation.
7. Ca. 20% der Fälle werden zufällig anläßlich einer routinemäßigen Blutuntersuchung diagnostiziert.

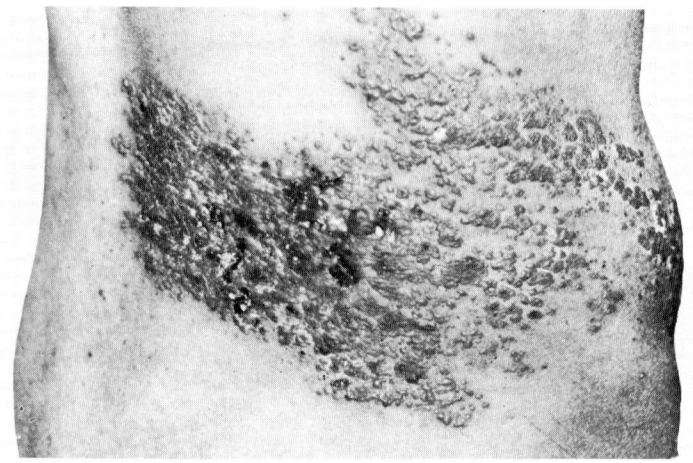

Abb. 7.12b Herpes zoster bei einer 68jährigen Patientin mit chronischer lymphatischer Leukämie

Laborbefunde

1. *Leukozytose.* Die absolute Lymphozytenzahl liegt oberhalb von $5 \times 10^3/mm^3$ (10^9/l) und beträgt bei den meisten Patienten $30{-}300 \times 10^3/mm^3$ (10^9/l). Zwischen 70 und 99% der Leukozyten im Blutausstrich erscheinen als kleine Lymphozyten (Abb. 7.13). Darunter befinden sich sogenannte Kernschatten oder „Gumprecht-Schollen", die durch mechanische Läsion beim Ausstreichen entstehen.
2. Normozytäre normochrome Anämie in fortgeschrittenen Stadien. Daneben kann es zu Autoimmunhämolysen kommen (siehe unten).
3. Thrombozytopenie.
4. Bei einer Knochenmarkaspiration zeigt sich eine Verdrängung normaler hämatopoetischer Zellelemente durch Lymphozyten. Ihr Anteil an den Gesamtzellen beträgt 25–95%.
5. Bei den meisten Patienten, besonders im fortgeschrittenen Stadium, Verminderung der Immunglobuline im Serum.

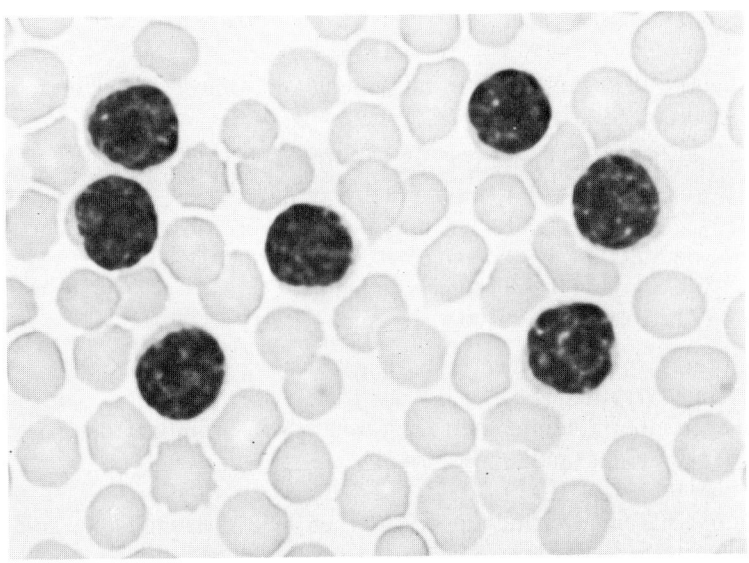

Abb. 7.13 Peripherer Blutausstrich bei chronischer lymphatischer Leukämie (selbe Patientin wie Abb. 7.12 a). Es sind zahlreiche kleine Lymphozyten zu beobachten

Besonderheiten der CLL

1. Bei vielen, insbesondere alten Patienten ohne pathologische körperliche Befunde kann die CLL lange Zeit einen beschwerdefreien Verlauf nehmen. Der Zustand der Patienten mit dieser gutartigen Form kann über viele Jahre stabil bleiben, so daß keinerlei Behandlungsmaßnahmen erforderlich sind.
2. Eine aggressivere Verlaufsform wird bei jüngeren Patienten zwischen dem 30. und 50. Lebensjahr beobachtet und ist gekennzeichnet durch leichte Ermüdbarkeit, Gewichtsverlust, Appetitlosigkeit, Schwitzen, zunehmende Lymphknotenschwellungen, Hepatosplenomegalie sowie hämatopoetische Insuffizienz und Abschwächung der Immunabwehr.
3. Bei ca. 10–15% aller CLL-Patienten entwickelt sich eine *sekundäre autoimmunhämolytische Anämie,* die sich durch Ikterus, auffällige Retikulozytose und Sphärozytose sowie einen positiven direkten Coombs-Test manifestiert. Eine sekundäre autoimmune Thrombozytopenie tritt in ungefähr 5% der Fälle auf.
4. Die Prolymphozytenleukämie stellt eine Variante der CLL dar und ist charakterisiert durch eine massive Splenomegalie mit stark erhöhten Lymphozytenzahlen bis zu $400 \times 10^3/mm^3$ ($10^9/l$) und mehr; es fehlen jedoch die Lymphknotenvergrößerungen. Auf therapeutische Maßnahmen spricht sie nur sehr mäßig an. Die großen Zellen besitzen einen unreifen Kern mit auffälligem Nucleolus und gehören in der Regel der B-Reihe an, wobei jedoch auch T-Formen vorkommen.
5. Die chronische T-Zell-Leukämie nimmt unter allen CLL-Fällen einen Anteil von 1% ein und befällt jüngere Menschen als die übliche B-CLL. Auch hier kommt es nur zu geringgradigen Lymphknotenschwellungen, andererseits jedoch häufiger zu einer Hautbeteiligung. Die Behandlungsergebnisse sind unbefriedigend.

Behandlung

Die Krankheit wird in fünf Stadien mit zunehmend schlechterer Überlebensrate eingeteilt (Rai et al. (1975) Blood *46*, 219):

Stadium 0:   absolute Lymphozytose $> 15 \times 10^3/mm^3$ ($10^9/l$).
Stadium I: wie Stadium 0 + Lymphknotenvergrößerungen.
Stadium II: wie Stadium 0 + Leber- und/oder Milzvergrößerung*.
Stadium III: wie Stadium 0 + Anämie (Hb < 11 g/dl (110 g/l))*‡.
Stadium IV: wie Stadium 0 + Thrombozytopenie
              (Thrombozyten $< 100 \times 10^3/mm^3$ ($10^9/l$))*⁺‡.

* mit oder ohne Lymphknotenvergrößerung
⁺ mit oder ohne Organomegalie
‡ das Vorliegen einer autoimmunen Hämolyse bzw. Thrombozytopenie stuft den Patienten nicht in das Stadium III bzw. IV ein.

In Stadium 0 ist keine Behandlung erforderlich. Die übrigen Stadien sind jedoch therapiebedürftig, insbesondere bei:

a) Vorliegen einer hämatopoetischen Insuffizienz,
b) sekundärem Befall von Lymphknoten oder Haut,
c) Splenomegalie mit Folge eines Hypersplenismus oder anderer Symptome,
d) autoimmuner Hämolyse oder Thrombozytopenie.

Kortikosteroide. Patienten mit Knochenmarkinsuffizienz sollten anfangs eine Prednisolon-Monotherapie erhalten, bis sich eine deutliche Normalisierung der Thrombozyten-, Neutrophilen- und Hämoglobinwerte eingestellt hat. Zu Beginn kommt es hierbei, bedingt durch die Volumenabnahme infiltrierter Organe, zu einem Anstieg der peripheren Leukozytenzahlen, anschließend jedoch zu einem Abfall. Auch bei autoimmunhämolytischer Anämie und autoimmunbedingter Thrombozytopenie sind Kortikosteroide indiziert.

Alkylierende Substanzen. Kontinuierliche oder intermittierende Gaben von Chlorambucil oder Cyclophosphamid vermindern deutlich die Lymphozytengesamtmasse und vermögen über Zeiträume von mehreren Jahren das Auftreten einer Knochenmarkinsuffizienz zu verhindern, bis die Lymphozyten schließlich therapieresistent werden.

Strahlentherapie. Sie dient der Behandlung von Lymphknoten oder lokalisierter Tumoren, die eine Verdrängungssymptomatik hervorrufen, daneben der Größenreduktion der Milz bei Hypersplenismus.

Splenektomie. Sie kommt in Frage für Patienten mit autoimmunhämolytischer Anämie, die weder auf Steroide noch auf alkylierende Substanzen anspricht, sowie gelegentlich für Patienten mit massiver therapieresistenter Splenomegalie mit Folge eines Hypersplenismus.

Unterstützende Maßnahmen. Hierzu zählt die Behandlung und Prophylaxe von Infektionen mit Hilfe von Antibiotika und Antimykotika. Regelmäßige Gammaglobulininjektionen sind bei Patienten mit schwerem Antikörpermangel und rezidivierenden Infekten angezeigt. Allopurinol hemmt die Harnsäuresynthese und sollte bei hohen Lymphozytenzahlen eingesetzt werden. Bei Knochenmarkinsuffizienz kann eine symptomatische Therapie durch Erythrozyten- und Thrombozytentransfusionen erforderlich werden.

Prognose

Die Überlebenszeit von CLL-Patienten beträgt durchschnittlich 3–5 Jahre. Die langsam progrediente Verlaufsform sowie die „gutartige" Form haben oft Überlebenszeiten von 10 Jahren (Rai-Stadium 0: mittlere Überlebenszeit 12 Jahre und mehr, dagegen Stadium I: mittlere Überlebenszeit 8 Jahre). Im Gegensatz zur CML kommt es im Verlauf einer CLL nicht zum Übergang in eine akute Leukämie. Die Patienten sterben in der Regel an Infektionen als Folge von Knochenmarkinsuffizienz und Abwehrschwäche.

Haarzell-Leukämie

Hierbei handelt es sich um eine seltene Krankheit mit einem Häufigkeitsgipfel um das 40. bis 60. Lebensjahr, welche Männer viermal so häufig befällt wie Frauen. Klinisch manifestiert sie sich durch die Folgen einer Panzytopenie; daneben läßt sich oft eine mäßiggradige Splenomegalie feststellen. Im peripheren Blut, Knochenmark, der Leber und anderen Organen finden sich monoklonal vermehrte Zellen mit unregelmäßig begrenztem Zytoplasmasaum, die als „Haarzellen" bezeichnet werden und eine Form der B-Lymphozyten darstellen. Die Knochenmarkstanzbiopsie zeigt ein charakteristisches Erscheinungsbild mit leichter Fibrose und diffuser Zellinfiltration. Manchmal läßt sich im Serum ein Paraprotein nachweisen. Bei ausgeprägter Splenomegalie kann durch Splenektomie eine Verbesserung des hämatologischen Befundes herbeigeführt werden. Es gibt neuere Berichte über ausgezeichnete hämatologische Ergebnisse und Vollremissionen durch langfristige Interferonbehandlung. Ansonsten nimmt die Krankheit einen chronischen Verlauf und erfordert lediglich symptomatische Maßnahmen. Die durchschnittliche Lebenserwartung beträgt 4–5 Jahre, bei einigen Patienten jedoch deutlich mehr.

Maligne Lymphome mit leukämischem Verlauf

Hierbei handelt es sich in der Regel um B-Zell-Lymphome vom Typ der Follikelzentrumzellen (nach der Kiel-Klassifikation: Zentrozyten bzw. Zentroblasten). Diese weisen eingekerbte oder gespaltene Zellkerne auf und fallen im Blutausstrich als abnorme Lymphozyten auf. Der Krankheitsverlauf entspricht dem des jeweiligen Non-Hodgkin-Lymphoms (S. 173 ff., 181).

Sézary-Syndrom

Es stellt die leukämische Form der Mycosis fungoides dar (siehe S. 182).

Myelodysplastische Syndrome

Unter dieser Bezeichnung wird eine Gruppe von Erkrankungen zusammengefaßt, die auf qualitativen oder quantitativen Entwicklungsstörungen einer oder mehrerer der drei medullären Zellreihen (Erythrozyten, Granulozyten und Monozyten, Thrombozyten) beruhen. Der klinische Verlauf wird bestimmt durch Anämien, Infektionen aufgrund einer Beeinträchtigung der Phagozytenproduktion und/oder -funktion sowie durch Hämorrhagien infolge einer Thrombozytopenie oder Funktionsstörung der Thrombozyten. Diese Syndrome werden bei beiden Geschlechtern gleichermaßen und am häufigsten im mittleren oder hohen Lebensalter beobachtet. Sie gehen einher mit einem breiten Spektrum von pathologischen Veränderungen des peripheren Blutes und des Knochenmarkes mit Makrozytose, Ringsideroblasten, megaloblastärer Erythropoese, Störungen der Granulo- und Thrombozytopoese sowie Chromosomenanomalien.

Tabelle 7.6 Klassifizierung der myelodysplastischen Syndrome nach den Kriterien der French-American-British (FAB) Co-operative Group (Bennett et al. (1982) British Journal of Haematology *51*, 189–199).

1. Refraktäre (= therapieresistente) Anämien (RA)*
2. RA mit Ringsideroblasten (Ringsideroblasten > 15%)
3. RA mit exzessiver Blastenbildung (RAEB) (Blasten 5–20%)
4. Chronische myelomonozytäre Leukämie (CMML)
5. RAEB „in der Transformation" (Blasten 20–30%)

* Auch einige Formen der Neutropenie und Thrombopenie mit oder ohne Anämie werden zu dieser Kategorie gerechnet („refraktäre Zytopenien"). Vergleiche auch das Kapitel „Präleukämien", S. 163.

Nach der FAB-Klassifizierung (Tabelle 7.6) umfaßt dieses Krankheitsspektrum auch Fälle von primär erworbener sideroachrestischer Anämie und von „refraktärer" (= therapieresistenter) Anämie ohne exzessive Blastenbildung. Andere Autoren betrachten die primär erworbene sideroachrestische Anämie eher als eine relativ gutartige und eigenständige somatische Mutation des Knochenmarkes (siehe S. 43) und klassifizieren die „refraktäre Anämie ohne exzessive Blastenbildung" als eine Form der Präleukämie. Zur Beschreibung einiger Varianten dieser Syndrome mit ausgeprägteren leukämischen Merkmalen wurde die Bezeichnung „schwelende (smouldering) Leukämie" verwendet. Nach einigen Monaten oder Jahren findet bei einem unterschiedlichen Anteil aller Formen des myelodysplastischen Syndroms schließlich die Transformation in eine akute myeloische Leukämie mit infauster Prognose statt.

Chronische myelomonozytäre Leukämie (CMML)

Diese Krankheit weist oft hinsichtlich des Blutbildes Ähnlichkeiten mit der CML auf mit Ausnahme der niedrigeren Leukozytengesamtzahl, der höheren absoluten Monozytenzahl und dem fehlenden Nachweis des Philadelphia-Chromosoms. Es findet sich eine anteilmäßige Vermehrung der Monozyten im Blut und der Myeloblasten im Knochenmark. Daneben beobachtet man im peripheren Blut und im Mark oft pathologische Granulozytenformen, z. B. agranuläre Zellen, Pseudopelger-Zellen oder Zwischenstufen zwischen Granulozyten und Monozyten. Die absolute Neutrophilen- und Thrombozytenzahl ist oft verringert. In einigen Fällen führen Funktionsstörungen der Neutrophilen und Thrombozyten trotz normaler Zellzahlen im peripheren Blut zu erhöhter Infektanfälligkeit und hämorrhagischer Diathese. In der Regel entwickelt sich eine Anämie unterschiedlichen Ausmaßes und finden sich Ringsideroblasten im Knochenmark. Die Behandlung erfolgt durch symptomatische Maßnahmen, evtl. in Verbindung mit zurückhaltender Chemotherapie (z. B. 6-Mercaptopurin), bis es zu einer akuten Myeloblastentransformation kommt.

„Refraktäre" Anämie mit exzessiver Blastenbildung (RAEB)

Der klinische Verlauf dieser Krankheit gleicht dem der chronischen myelomonozytären Leukämie mit Ausnahme einer in der Regel stärker ausgeprägten Anämie und fehlender Monozytose. Im Knochenmark finden sich 15–20% Blasten. Diese therapieresistente Anämie trägt oft makrozytäre Merkmale mit dem Nachweis pathologischer erythropoetischer Vorstufen einschließlich Ringsideroblasten im Knochenmark. Daneben beobachtet man häufig morphologische und funktionelle Abweichungen der Neutrophilen und Thrombozyten sowie deren Vorstufen im Knochenmark. Die Behandlung ist symptomatisch, evtl. in Verbindung mit einer zurückhaltenden Chemotherapie, z. B. Cytosin-Arabinosid in niedriger Dosierung. Aggressivere Behandlungsformen werden gewöhnlich zurückgehalten, bis der Blastenanteil im Knochenmark 30% übersteigt. Einige Autoren schlagen eine AML-gemäße Therapie jedoch bereits in der „beschleunigten" RAEB-Phase mit Blastenanteilen von 20–30% vor, insbesondere bei Hinzutreten von schweren Infektionen oder Blutungsproblemen.

Präleukämien

Hierbei handelt es sich um eine unscharf definierte Bezeichnung für eine Anzahl chronischer erworbener Knochenmarkanomalien, die bei einem Teil der Patienten in eine Leukämie übergehen, in der Regel in die akute myeloische Form. Die meisten Hämatologen reservieren diese Bezeichnung für Erkrankungen, die einhergehen mit einer „refraktären" (= therapieresistenten) Anämie und/oder Neutropenie bzw. Thrombozytopenie sowie mit Makrozytose und megaloblastären Knochenmarkveränderungen, die nicht auf Vitamin B_{12} und Folsäure ansprechen. Daneben lassen sich oft Störungen der Granulo- und Thrombopoese sowie Chromosomenanomalien und ein gestörtes Wachstumsverhalten der Knochenmarkkulturen in halbfesten Nährmedien feststellen. Der Blastenanteil im Knochenmark beträgt weniger als 5%. Diese Form der „Präleukämie" entspricht weitgehend der „refraktären Anämie" (bzw. „refraktären Zytopenie") der FAB-Klassifizierung (FAB$_1$) (siehe Tabelle 7.6). Bei einigen Patienten mit erworbener sideroachrestischer Anämie, Panmyelopathie, aregeneratorischer Anämie und einer Reihe von „dysmyelopoetischen Syndromen" entwickelt sich in der Endphase eine akute Leukämie, so daß in diesen Fällen das Prodromalstadium in der Retrospektive als Präleukämie bezeichnet werden könnte. In anderen Fällen mit anfänglich sehr ähnlichen Veränderungen im Blut und Knochenmark findet kein solcher Übergang in eine Leukämie statt, nicht einmal nach jahrelangem Krankheitsverlauf. Aufgrund dieser Tatsache ziehen es viele Kliniker vor, auf den Begriff „Präleukämie" ganz zu verzichten.

Ausgewählte Literatur

Catovsky D. (ed.) (1981) The Leukaemic Cell. Churchill-Livingstone, Edinburgh.
Chaganti R. S. K. (1983) Significance of chromosome changes to hematopoietic neoplasms. Blood 62, 515.
Clinics in Hematology (1982) vol. 11.3, The lymphocytes. Ed. G. Janossy. W. B. Saunders, Philadelphia.
Clinics in Haematology (1984) vol. 13.2, Infections and Leukaemia. Ed. H. G. Prentice. W. B. Saunders, Philadelphia.
Clinics in Haematology (1977) vol. 6.1, The Chronic Leukaemias. Ed. D. A. G. Galton. W. B. Saunders, Philadelphia.
Clinics in Haematology (1980) vol. 9.1, Cytogenics and Haematology. Ed. D. G. Pennington. W. B. Saunders, Philadelphia.
Gale R. P. (ed.) (1983) Recent Advances in Bone Marrow Transplantation. Alan R. Liss, New York.
Galton D. A. G. (1981) Chronic Leukaemia. In: Recent Advances in Haematology 3, ed. A. V. Hoffbrand. Churchill-Livingstone, Edinburgh.
Gunz F. W. & Henderson E. S. (1983) Leukaemia, 4th edition. Grune and Stratton, New York.
Hayhoe F. G. T. & Flemens R. J. (1982) Haematological Cytology, 2nd edition. Wolfe Medical, London.
Kay H. E. M. (1981) Acute Leukaemia. In: Recent Advances in Haematology 3, ed. A. V. Hoffbrand, Churchill-Livingstone, Edinburgh.
Prentice H. G. (1983) A review of the current status and techniques of allogeneic bone marrow transplantation for treatment of leukaemia. Journal of Clinical Pathology 36, 1207–14.
Rowley J. D. (1981) Cytogenetic studies in haematologic disorders. In: Recent Advances in Haematology 3, ed. A. V. Hoffbrand, Churchill-Livingstone, Edinburgh.
Seminars in Hematology (1982) vol. 19, Leukemia and Lymphoma. Eds. R. Powles and T. McElwain. Grune and Stratton, New York.
Shaw M. T. (ed.) (1982) Chronic Granulocytic Leukaemia. Praeger Scientific, Eastbourne.
Warnke R. A. & Link M. P. (1983) Identification and significance of cell markers in leukaemia and lymphoma. Annual Review of Medicine 34, 117–31.
Hämatologische Lehrbücher: siehe Kapitel 1.

Kapitel 8
Maligne Lymphome

Diese Krankheitsgruppe wird in den Morbus Hodgkin und die Non-Hodgkin-Lymphome unterteilt. In beiden Fällen wird normales Lymphgewebe durch abnorme Zellen ersetzt. Dabei ist der Morbus Hodgkin durch Sternberg-Riesenzellen charakterisiert, die Non-Hodgkin-Lymphome dagegen durch abnorme Lymphozyten oder, seltener, Histiozyten, die diffus oder nodulär angeordnet sind.

Morbus Hodgkin

Pathogenese

Der Morbus Hodgkin (Synonym: Lymphogranulomatose) ist eine bösartige Erkrankung, die eng mit anderen malignen Lymphomen verwandt ist. Bei vielen Patienten beginnt die Erkrankung lokalisiert in einer einzelnen peripheren Lymphknotenregion und schreitet per continuitatem innerhalb des lymphatischen Systems fort. Wahrscheinlich handelt es sich bei den charakteristischen Sternberg-Riesenzellen und den abnormen kleineren mononukleären Zellen, die neuerdings als Histiozytenabkömmlinge aufgefaßt werden, um neoplastische Zellen. Das zudem beobachtete entzündliche Infiltrat scheint Zeichen einer überschießenden Immunantwort zu sein, deren Effektivität den weiteren Krankheitsverlauf bestimmt. Einzelheiten dazu finden sich bei der Besprechung der histologischen Einteilung (S. 167). Nachdem die Erkrankung anfangs auf das lymphatische System beschränkt ist, kommt es nach einem unterschiedlich langen Intervall auch zum Befall extralymphatischer Organe.

Klinisches Bild

Die Erkrankung kann in jedem Alter auftreten, ist in der Kindheit jedoch selten und befällt insbesondere jüngere Erwachsene. Männer werden doppelt so häufig wie Frauen betroffen.

1. Meist suchen die Patienten wegen einer schmerzlosen, asymmetrischen Lymphknotenvergrößerung den Arzt auf. Die Lymphknoten sind oft von derber, gummiartiger Konsistenz. Die Halslymphknoten sind mit 60–70% am häufigsten

befallen; es folgen die axillären Lymphknoten mit etwa 10–15% und die inguinalen mit 6–12%. Mitunter kommt es zu einer spontanen Größenzu- oder -abnahme der befallenen Lymphknoten, die miteinander verbacken sein können. Retroperitonealer Lymphknotenbefall ist ebenfalls möglich, wird jedoch oft erst durch Laparatomie, Lymphangiographie oder Computertomographie diagnostiziert.

2. Etwa die Hälfte der Patienten hat eine leichte bis mittelgradige Splenomegalie. Bei Leberbefall kann es auch zu Hepatomegalie kommen.

3. Mediastinale Beteiligung bei 6–11% der Kranken. Sie ist typisch für die noduläre Sklerose, besonders bei Frauen, und kann zu Pleuraergüssen und zur Obstruktion der V. cava superior führen.

4. Als Spätkomplikation treten bei ungefähr 10% der Patienten Hautsymptome auf. In seltenen Fällen kann es, sogar zu Beginn der Erkrankung, zum Befall anderer Organe kommen (z. B. Gastrointestinaltrakt, Knochen, Lunge, ZNS).

5. Allgemeinsymptome sind häufig bei ausgedehntem Befall. Dazu zählen:
   a) Fieber, das bei etwa einem Drittel der Patienten auftritt und einen kontinuierlichen oder rezidivierenden Verlauf haben kann. Beim sogenannten Pel-Ebstein-Fieber, der rezidivierenden Verlaufsform, wechseln wenige Tage mit oft hohem Fieber mit fieberfreien Intervallen ab (Abb. 8.1).
   b) Pruritus, der oft starke Formen annimmt und bei etwa einem Viertel der Patienten auftritt.
   c) Alkoholinduzierte Schmerzen in den befallenen Regionen.
   d) Andere Allgemeinsymptome sind Gewichtsverlust, profuse Schweißausbrüche (besonders nachts), Abgeschlagenheit, Schwäche, leichte körperliche Ermüdbarkeit und Kachexie. Hämatologische und infektiöse Komplikationen werden weiter unten besprochen (vergleiche dazu auch die Anmerkung zu Abb. 8.3).

Hämatologische Befunde

1. Sehr häufig findet man eine normochrome normozytäre Anämie. Knochenmarkbefall kann eine Knochenmarkinsuffizienz mit leukoerythroblastärer Anämie zur Folge haben.

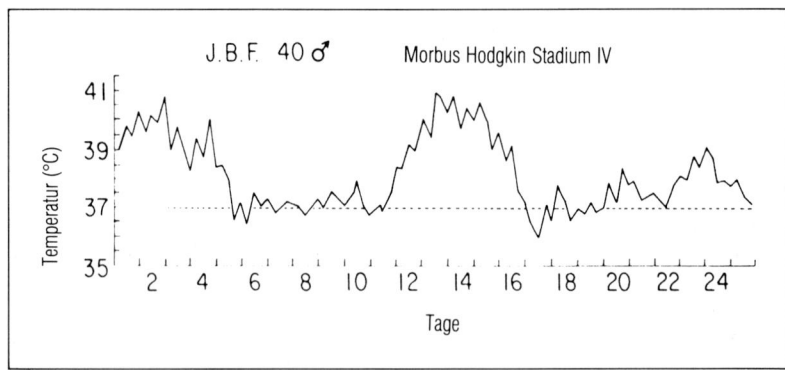

Abb. 8.1 Typische Temperaturkurve bei Morbus Hodgkin (Pel-Ebstein-Fieber)

2. Ein Drittel der Kranken hat eine Leukozytose, die durch einen Anstieg der Neutrophilen bedingt ist.
3. Im Krankheitsschub Anstieg der alkalischen Leukozytenphosphatase.
4. Häufig Eosinophilie.
5. Lymphopenie in fortgeschrittenen Stadien.
6. Zu Beginn unauffällige oder erhöhte Thrombozytenzahl; später kommt es zu einer Thrombozytopenie.
7. BSG-Erhöhung.
8. Eine Knochenmarkbeteiligung ist im Frühstadium selten, kann aber bei generalisiertem Befall in der Regel durch eine Stanzbiopsie nachgewiesen werden.

Immunologische Befunde

Im Laufe der Krankheit kommt es zu einem progressiven Verlust immunkompetenter T-Lymphozyten mit einer Verminderung der zellvermittelten Immunreaktion. Die Antikörperproduktion dagegen wird bis in späte Krankheitsstadien aufrechterhalten. Infektionen sind häufig, besonders Herpes zoster, Zytomegalie und Mykosen (z.B. Cryptococcus, Candida). Gelegentlich tritt eine Tuberkulose auf.

Laborbefunde

Patienten mit Knochenbefall haben häufig eine Hyperkalzämie, eine Hypophosphatämie und einen Anstieg der alkalischen Phosphatase im Serum. Sind die Transaminasen erhöht, ist an eine Leberbeteiligung zu denken. Mitunter wird eine Hyperurikämie beobachtet.

Diagnose und histologische Klassifizierung

Die Diagnose wird üblicherweise durch histologische Untersuchung eines exstirpierten Lymphknotens gestellt. Die multinukleäre polyploide Sternberg-Riesenzelle ist für die Diagnosestellung von zentraler Bedeutung (Abb. 8.2a und Abb. 8.2b). Ansammlungen von Lymphozyten, Histiozyten, Neutrophilen, Eosinophilen und Plasmazellen, dazu eine unterschiedlich stark ausgeprägte Fibrose sind Zeichen einer entzündlichen Reaktion (Abb. 8.2b). Histologisch wird die Erkrankung in vier Formen unterteilt, von denen jede mit einer unterschiedlichen Prognose einhergeht (Tabelle 8.1). Der lymphozytenreiche Typ hat die beste Prognose. Wahrscheinlich ist hier die zelluläre Immunität wirkungsvoller als beim lymphozytenarmen Typ, der eine relativ schlechte Prognose hat. Eine noduläre Sklerose kann bei jedem der drei anderen histologischen Typen auftreten und hat dann die jeweils entsprechende Prognose.

Die noduläre Sklerose herrscht bei jungen Erwachsenen vor, während die anderen Typen eine zweigipfelige Altersverteilung mit einem zweiten Gipfel im höheren Alter haben. Die lymphozytenreiche Form ist am häufigsten bei Kindern, die lymphozytenarme bei älteren Personen.

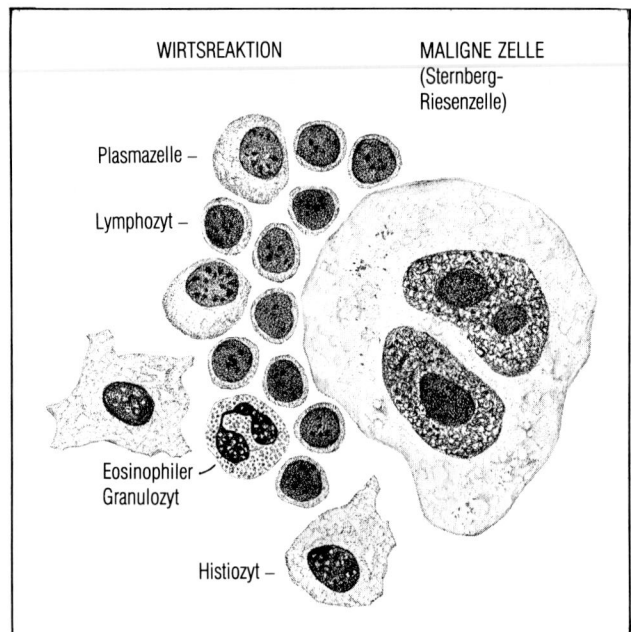

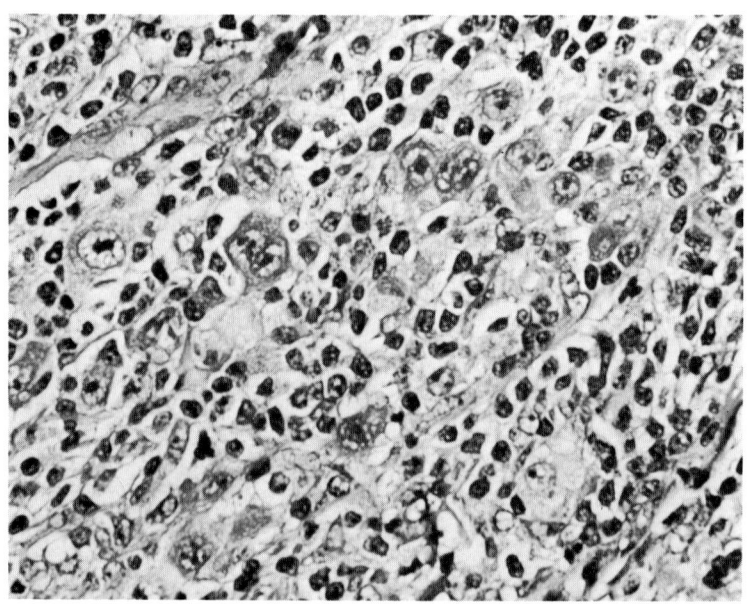

Abb. 8.2a Schematische histologische Darstellung der verschiedenen Zellen bei Morbus Hodgkin

Abb. 8.2b Histologischer Schnitt eines gemischtzelligen Hodgkin-Lymphoms

Tabelle 8.1 Histologische Klassifikation des Morbus Hodgkin

Lymphozytenreiche Form. Nur vereinzelt Sternberg-Riesenzellen; proliferierende Lymphozyten beherrschen das Bild. Noduläre und diffuse Anordnung sind möglich.

Nodulär-sklerosierende Form. Kollagene Faserbündel gehen von der Lymphknotenkapsel aus und umschließen Bereiche von pathologisch verändertem Gewebe. Charakteristisch sind die häufig anzutreffenden sogenannten Lakunenzellen, eine Variante der Sternberg-Zellen. Das Zellinfiltrat kann vom lymphozytenreichen über den gemischtzelligen bis hin zum lymphozytenarmen Typ reichen.

Mischtyp. Die Sternberg-Riesenzellen sind zahlreich; die Lymphozyten sind seltener als beim lymphozytenreichen Typ.

Lymphozytenarme Form. Man findet entweder eine retikuläre Anordnung mit zahlreichen Sternberg-Zellen und nur wenigen Lymphozyten oder aber eine „diffuse Fibrose", bei der es zu einem Ersatz des normalen Lymphgewebes durch ungeordnetes Bindegewebe kommt, das nur wenige Lymphozyten enthält. Beim letztgenannten Typ sind oft auch nur vereinzelte Sternberg-Zellen anzutreffen.

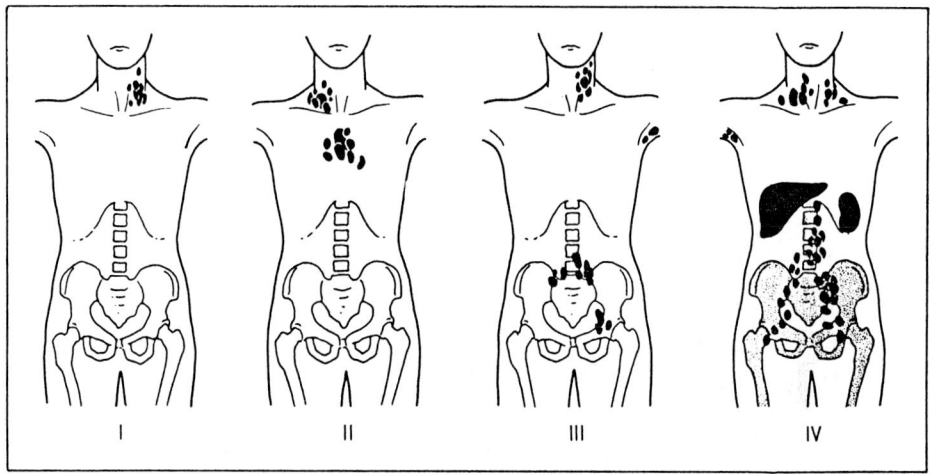

Abb. 8.3 Stadieneinteilung bei Morbus Hodgkin

Stadium I: Befall einer Lymphknotenregion
Stadium II: Befall von zwei oder mehr Lymphknotenregionen auf einer Seite des Zwerchfells
Stadium III: Befall beiderseits des Zwerchfells, Milzbefall (s. dazu Anmerkung)
Stadium IV: disseminierter extranodaler Organbefall

Anmerkung: Je nachdem, ob Allgemeinsymptome fehlen (A) oder vorhanden sind (B), wird der Stadieneinteilung die Bezeichnung A oder B hinzugefügt. Als Allgemeinsymptome gelten: Fieber höher als 38 °C ohne offensichtliche Ursache, Nachtschweiß und Gewichtsverlust von mehr als 10% innerhalb von sechs Monaten. Eine lokalisierte extranodale Ausdehnung des Prozesses bedeutet nicht unbedingt ein fortgeschritteneres Stadium, sondern wird durch die Zusatzbezeichnung $_E$ angegeben. Der Befall einer einzelnen mediastinalen Lymphknotengruppe mit Übergriff auf die Lunge oder die Rückenmarkhäute würde demnach als Stadium I_E klassifiziert. Da die Einbeziehung der Milz oft einer weiteren hämatogenen Aussaat vorausgeht, werden Patienten mit Lymphknoten- und Milzbefall dem Stadium III_S zugeordnet

Klinische Stadieneinteilung

Für die Prognose und die Wahl der geeigneten Therapie ist eine exakte Stadienzuordnung erforderlich. Abb. 8.3 zeigt das zur Zeit empfohlene Einteilungsschema. Neben einer gründlichen klinischen Untersuchung werden folgende diagnostische Methoden angewandt:

Thorax-Röntgenaufnahme, zur Erfassung von Lungenbeteiligung und Befall mediastinaler oder hilärer Lymphknoten (Abb. 8.4a).

Knochenmarkstanzbiopsie, Leberbiopsie (perkutan oder als Keilbiopsie im Rahmen einer Laparatomie).

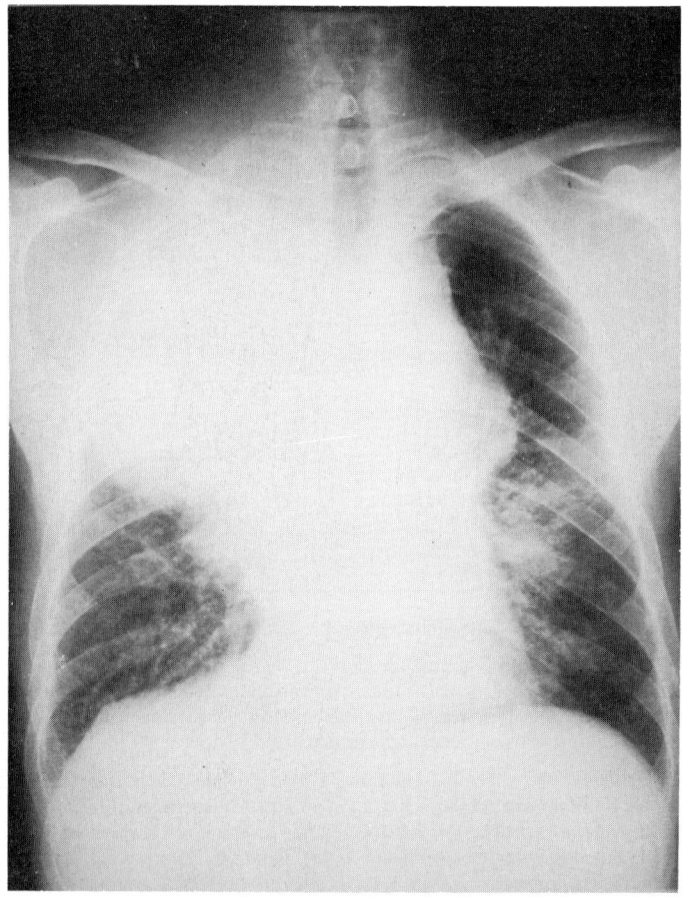

Abb. 8.4a Thorax-Röntgenaufnahme bei Morbus Hodgkin: Ausgedehnte Verbreiterung hilärer und mediastinaler Lymphknoten. Kollaps des rechten Oberlappens. Infiltrationen im Mittelfeld der linken Lunge, evtl. pneumoniebedingt

Szintigraphie oder Ultraschalluntersuchung von Leber und Milz zum Ausschluß von Infiltraten oder einer diffusen Vergrößerung. Zum selben Zweck kann auch die Computertomographie eingesetzt werden.

Lymphangiographie zur Aufdeckung klinisch stummer Lymphknotenbeteiligung im Bereich des Beckens und des paraaortalen Retroperitonealraumes (Abb. 8.4b).

Diagnostische Laparatomie und Splenektomie werden wegen der Unzuverlässigkeit der oben genannten Methoden durchgeführt. Deshalb empfehlen viele Autoren grundsätzlich die Laparatomie mit Leberbiopsie, Splenektomie und Biopsie abdominaler Lymphknoten in all den Fällen, bei denen nach klinischer und radiologischer Untersuchung der Verdacht auf ein Stadium I oder II besteht.

Je nachdem, ob Allgemeinsymptome wie Fieber oder Gewichtsabnahme fehlen oder vorhanden sind, wird die Bezeichnung A oder B der Stadienbezeichnung hinzugefügt (s. Abb. 8.3).

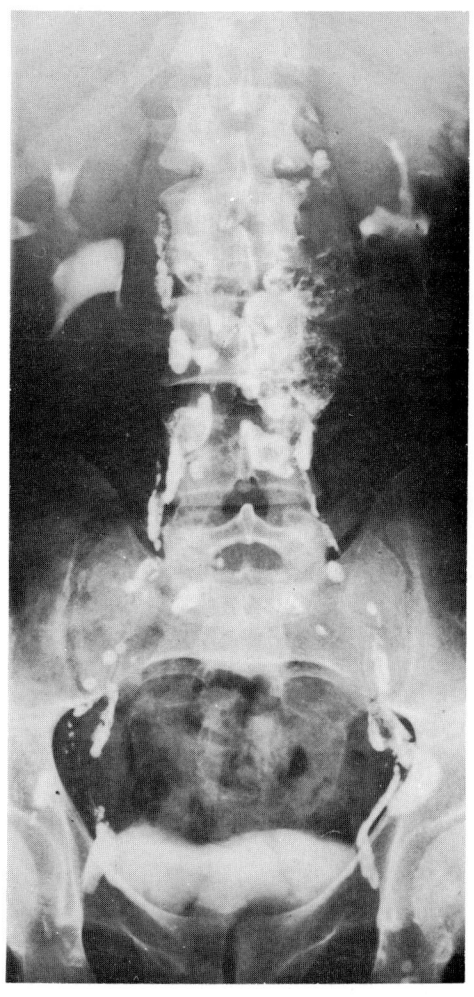

Abb. 8.4b Lymphangiographie bei Morbus Hodgkin. Auffallende Vergrößerung der paraaortalen Lymphknoten mit Unterbrechung des normalen Musters. Die Beckenlymphknoten erscheinen unauffällig. Ein 48 Stunden nach der Lymphangiographie durchgeführtes I.-v.-Urogramm zeigt die Lagebeziehung zwischen Nieren und Ureteren zu den benachbarten vergrößerten Lymphknoten

Behandlung

Strahlentherapie

Sie ist die Behandlung der Wahl im Stadium I und II; im Stadium III und IV hat sie sich in Kombination mit Chemotherapie bewährt. Bei Patienten im Stadium I und II A kann durch alleinige Radiotherapie eine Heilung erzielt werden. In den meisten Fällen ist eine Gesamtdosis von mindestens 4000 Rad (40 Gy) in der Lage, befallenes Lymphknotengewebe zu vernichten. Verbesserte Hochvoltbestrahlungstechniken ermöglichen die Behandlung aller Lymphknotenregionen oberhalb oder unterhalb des Zwerchfells in Form der oberen „Mantelbestrahlung" oder des „umgekehrten Y". Die Radiotherapie spielt ebenfalls eine Rolle bei der Behandlung von besonders großen Tumormassen, von schmerzhaften Infiltrationen in Skelett, Lymphknoten oder Weichteilen und von ulzerierenden Hautläsionen im Stadium II, III oder IV im Anschluß an eine Chemotherapie.

Chemotherapie

Eine zyklische Chemotherapie wird im Stadium III und IV, mitunter auch im Stadium II B angewandt. Bei massivem Befall von drei oder mehr Lymphknotenregionen kann sie auch im Stadium II A indiziert sein. Die Vierfachtherapie mit Stickstofflost (engl. Mustine), Vincristin (Oncovin), Procarbazin und Prednisolon (MOPP) hat sich gegenüber der Monotherapie als überlegen erwiesen. Andere Kombinationen, bei denen Stickstofflost durch Chlorambucil und Vincristin durch Vinblastin ersetzt wurden, haben sich ebenfalls bewährt. Andere Zytostatika wie Adriamycin und Bleomycin werden als Reservemittel zurückgehalten und erst im Falle einer Resistenzentwicklung eingesetzt, dann oft in Kombination mit Vinblastin und Dacarbazin (ABVD). Es zeichnet sich jedoch ein zunehmender Einsatz dieser Mittel bereits in der Initialtherapie ab (z. B. abwechselnd Zyklen von MOPP und ABVD).

Prognose

Die Fünfjahresüberlebensraten sind etwa wie folgt: Stadium I und II 85%, Stadium III A 70%, Stadium III B und IV 50%.

Wie oben erwähnt, beeinflußt in jedem Stadium der histologische Typ ebenfalls die Prognose. Als Spätkomplikation zytostatischer Therapie tritt in 5–10% der Fälle eine akute myeloische Leukämie auf; dies ist besonders dann der Fall, wenn zusätzlich bestrahlt wurde.

Non-Hodgkin-Lymphome

Das klinische Erscheinungsbild dieser Gruppe maligner Lymphome ist vielfältiger als das des Morbus Hodgkin. Die Ausbreitung erfolgt oft nicht von einer Lymphknotenstation zur nächsten und ist nicht vorhersehbar. Ein Befall extranodaler Gewebe sowie leukämische Verlaufsformen finden sich häufiger als beim Morbus Hodgkin.

Klassifizierung und Histopathologie

In den letzten Jahren hat wohl kaum ein Unterfangen der Histopathologie so viel Verwirrung gestiftet wie die Versuche, eine Einteilung der Non-Hodgkin-Lymphome zu erstellen. Es bedeutete einen großen Fortschritt im Verständnis und bei der Klassifizierung dieser Lymphome, als herausgefunden wurde, daß die Mehrzahl der Non-Hodgkin-Lymphome von Follikelzentrumzellen (FCC) der lymphatischen Reaktionszentren abstammen und daß alle zytologischen Typen entweder in follikulärer (nodulärer) oder in diffuser Anordnung auftreten können. Tumorzellstudien mit Hilfe von Lymphozyten-Markern haben zu weiteren neuen Erkenntnissen geführt. Obgleich nicht ohne Widersprüche, wird im folgenden die Kiel-Klassifikation zugrunde gelegt, die sich auf entwicklungszytologische Kriterien des lymphatischen Systems stützt. Tabelle 8.2 zeigt die Kiel-Klassifikation im Vergleich mit der älteren, aber weit verbreiteten Klassifikation nach Rappaport.

Abb. 6.8 zeigt die normale Entwicklung der Lymphozyten. Das Prinzip der Kiel-Klassifikation nun ist es, maligne Lymphome nach dem vermutlich normalen Äquivalent des vorherrschenden Tumorzelltyps zu benennen. Wahrscheinlich nimmt der Tumor seinen Ausgang von einem Zellklon, dessen Reifung aufgrund einer Entwicklungshemmung auf einer bestimmten Stufe stehengeblieben ist.

Das Spektrum der Non-Hodgkin-Lymphome reicht von äußerst bösartigen Formen mit hoher Teilungsrate bis hin zu sehr langsam wachsenden Tumoren, deren klinischer Verlauf sich über viele Jahre erstrecken kann. Die Kiel-Klassifikation unterscheidet Lymphome mit niedrigem Malignitätsgrad von solchen mit hohem Malignitätsgrad. Patienten mit follikulär angeordneten zentrozytischen und zentroblastischen Lymphomen und solche mit relativ kleinen lymphatischen Zellen (Lymphozyten und lymphoplasmozytoide Zellen) haben eine relativ günstige Prognose. Die Lymphome mit hohem Malignitätsgrad dagegen, charakterisiert durch größere Blastenformen, gehen mit einer deutlich niedrigeren Lebenserwartung einher.

Fast alle follikulären und die meisten diffusen Lymphome leiten sich von B-Lymphozyten ab. Weniger als 10% tragen Membraneigenschaften von T-Lymphozyten. Hinzu kommt eine etwa gleichgroße Gruppe, die sich weder der einen noch der anderen Form zuordnen läßt und die als „Null"-Zell-Tumoren bezeichnet wird.

Das lymphozytäre Lymphom ist eng mit der chronischen lymphatischen Leukämie verwandt; deshalb halten viele Autoren beides lediglich für verschiedene Verlaufsformen derselben Erkrankung. Der charakteristische, kleine, eher reif erscheinende als wirklich ausdifferenzierte Lymphozyt ist wahrscheinlich ein undeterminierter B-Lymphozyt ohne vorherigen Antigenkontakt. Klinisch zeichnet sich diese Erkrankung durch einen nur langsam progredienten Verlauf aus. Die Patienten sind oft in höherem Lebensalter und brauchen vielfach über einen langen Zeitraum hin keine Therapie. Bei einigen lymphoplasmozytären Lymphomen kann es zur Produktion von monoklonalen Paraproteinen kommen. Im Falle einer ausgeprägten IgM-Bildung spricht man vom Morbus Waldenström oder von Makroglobulinämie (s. Seite 191).

Die follikulären Formen treten häufig bei Patienten im mittleren Lebensalter auf und zeigen oftmals einen gutartigen Verlauf über viele Jahre hinweg. Jederzeit jedoch ist ein plötzlicher Übergang in die aggressivere diffuse Form mit Blastenbil-

Tabelle 8.2 Einteilung der Non-Hodgkin-Lymphome (FCC = Follikelzentrumzellen)

	Kiel (Lennert)		Rappaport
	Zelltyp	*Varianten*	*Nodular lymphomas*
Lymphome von niedriger Malignität	Lymphozytisch	B- und T-Zell-(CLL-)Varianten, Mycosis fungoides, Sézary-Syndrom	Lymphocytic, poorly differentiated
	Lymphoplasmozytoid (Immunozytom)	B-Zell-Varianten, Makroglobulinämie Waldenström	Mixed lymphocytic histiocytic
	Zentrozytisch Zentrozytisch/zentroblastisch	FCC-Tumoren der B-Lymphozyten mit follikulärer oder diffuser Anordnung	Histiocytic
Lymphome von hoher Malignität	Zentroblastisch		*Diffuse lymphomas*
	Immunoblastisch	B- und T-Zell-Subtypen	Lymphocytic, well differentiated
	Lymphoblastisch	„Null"-, B- und T-Zell-Varianten, Burkitt-Lymphom	Lymphocytic, poorly differentiated
Tumoren des Monozyten-Makrophagen-Systems	Reine „histiozytäre" Lymphome	Histiozytäre medulläre Retikulose	Mixed lymphocytic histiocytic
	Maligne Histiozytose		Histiocytic
			Undifferentiated Burkitt-Type Non-Burkitt-Type

dung möglich, ein Schritt, der manchmal mit einer leukämischen Ausschwemmung der entarteten Zellen einhergeht.

Die Lymphome von hohem Malignitätsgrad, die sogenannten „blastischen" Formen, haben eine hohe Zellteilungsrate. Histologisch findet man bei den immunoblastischen und den zentroblastischen Typen eine ausgedehnte Zerstörung der normalen Lymphknotenarchitektur mit Kapseldestruktion und Infiltration in das umgebende Gewebe. Dieses infiltrative Wachstum kann auf den Gastrointestinaltrakt, das Rückenmark, die Nieren und jedes andere Organ übergreifen. Zwischen den lymphoblastischen Lymphomen, welche hauptsächlich bei Kindern und Jugendlichen auftreten, und der akuten lymphatischen Leukämie mit ihrer schlechten Prognose gibt es klinisch und morphologisch viele Übergänge. Bei einer tumorförmigen Ausbreitung im Mediastinum, häufig bei jungen Leuten auftretend, spricht man vom T-Zell-lymphoblastischen Lymphom bzw. von der Thy-ALL-Form der lymphatischen Leukämie, je nachdem, in welchem Maße Knochenmark und peripheres Blut in das Geschehen miteinbezogen sind.

Studien mit Hilfe von Marker-Substanzen haben ergeben, daß reine histiozytäre oder monozytäre Lymphome selten sind. Diese Formen zeichnen sich durch eine schlechte Prognose aus und erfordern eine aggressive Chemotherapie, die jedoch einige Patienten heilen kann. Bei der histiozytären medullären Retikulose sind die malignen Zellen reine Histiozyten von hoher Teilungsrate. Sie phagozytieren Erythrozyten und verursachen so eine hämolytische Anämie.

Klinisches Bild

Das mittlere Alter bei Krankheitsbeginn liegt bei 50 Jahren.

1. *Periphere Lymphknotenschwellungen.* Die Mehrzahl der Patienten zeigt eine asymmetrische schmerzlose Lymphknotenvergrößerung in einer oder in mehreren Lymphknotenregionen.
2. *Allgemeinsymptome.* Fieber, Nachtschweiß und Gewichtsverlust sind seltener als beim Morbus Hodgkin; ihr Auftreten deutet auf einen ausgedehnten Befall hin. Eine Anämie und Infektionen wie beim Morbus Hodgkin sind ebenfalls möglich.
3. *Oropharyngeale Beteiligung.* Bei 5–10% der Patienten findet sich ein Befall der lymphatischen Strukturen im Oropharyngealraum (Waldeyer-Rachenring), die klinisch mit Halsschmerzen, Angina oder Atembehinderung einhergeht.
4. *Anämie, Infektionen, Purpura.* Sie werden häufig bei diffuser Knochenmarkbeteiligung beobachtet.
5. *Abdominale Beschwerden.* Hepatosplenomegalie und eine Beteiligung retroperitonealer wie mesenterialer Lymphknoten sind häufig (Abb. 8.8). Der Gastrointestinaltrakt ist nach dem Knochenmark das am häufigsten betroffene extranodale Organ. Ein solcher Befall kann sich hinter akuten abdominalen Symptomen verbergen.
6. *Andere Organe.* Haut, Gehirn, Hoden oder Schilddrüse werden nicht selten miteinbezogen. Ein primärer Hautbefall wird bei zwei seltenen, eng miteinander verwandten T-Zell-Lymphomen beobachtet, der Mycosis fungoides und dem Sézary-Syndrom.

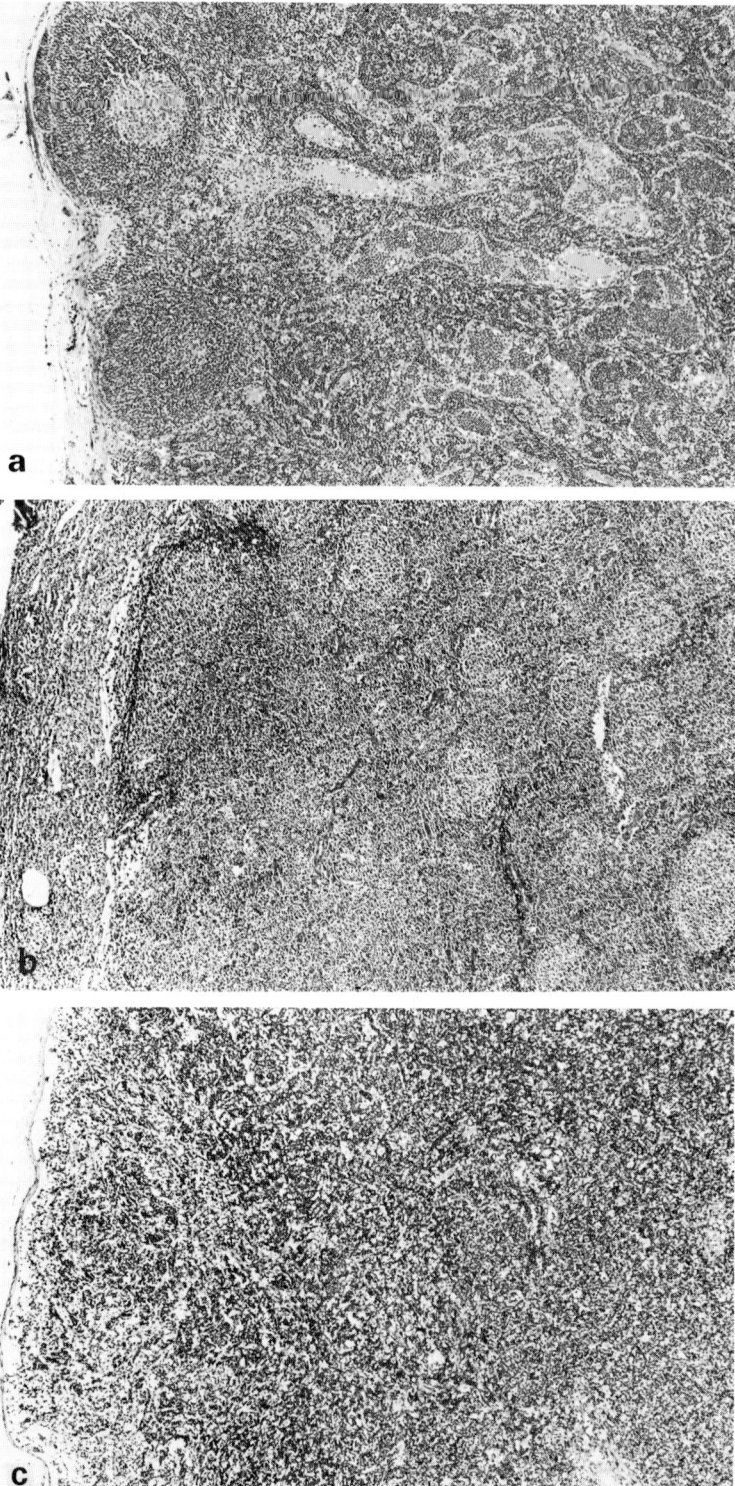

Abb. 8.5 Histologische Schnitte bei geringer Vergrößerung:

a   normaler Lymphknoten
b   Non-Hodgkin-Lymphom mit follikulärer Zellanordnung
c   Non-Hodgkin-Lymphom mit diffuser Zellanordnung

Färbung bei allen Schnitten: Hämatoxylin-Eosin

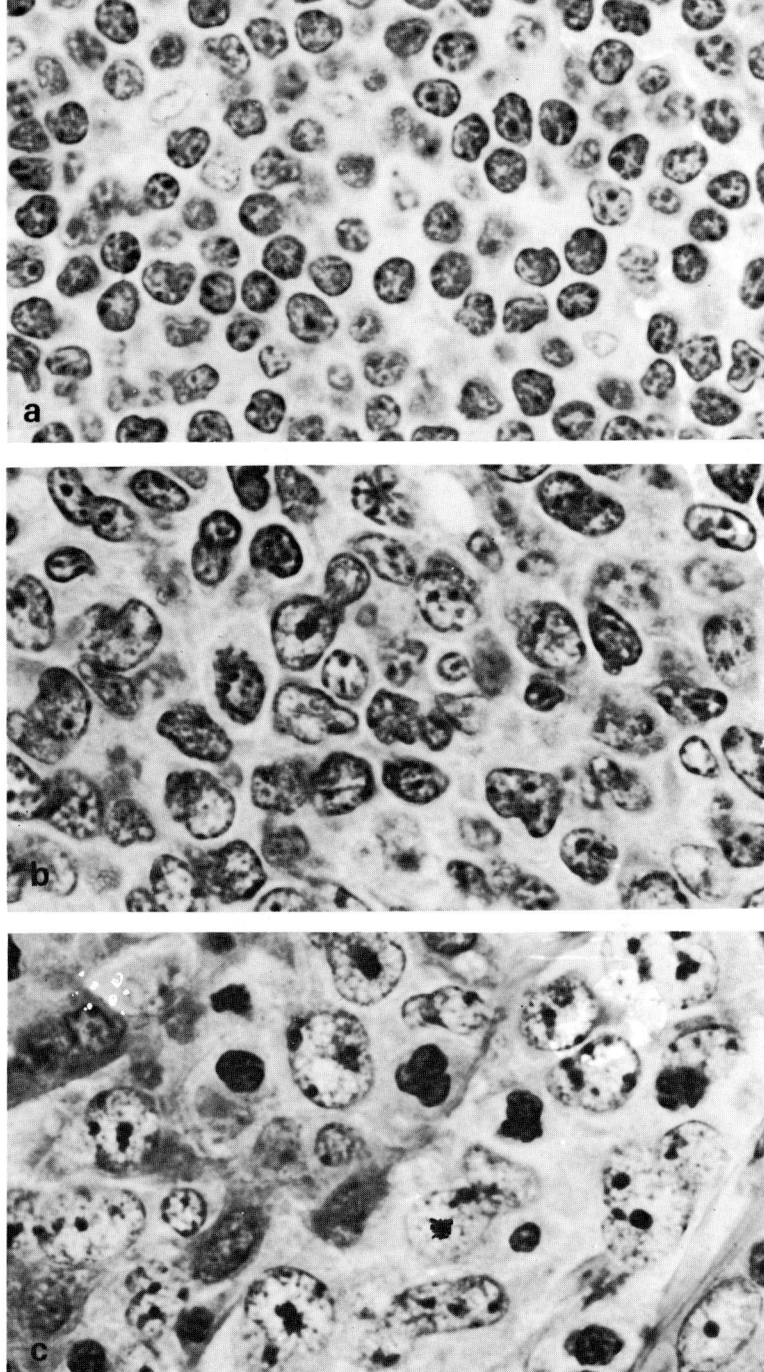

Abb. 8.6 Histologische Schnitte von Non-Hodgkin-Lymphomen bei großer Vergrößerung

a Lymphozytisches Lymphom; die meisten der abgebildeten Zellen sind kleine Lymphozyten
b Zentroblastisch-zentrozytisches Lymphom; die Zellen haben Ähnlichkeit mit den entsprechenden gesunden Zellen im Reaktionszentrum eines normalen Lymphfollikels
c Immunoblastisches Lymphom: der Ausschnitt zeigt große pleomorphe Immunoblasten mit prominenten Zellkernen

Färbung bei allen Schnitten: Hämatoxylin-Eosin

Hämatologische Befunde

1. Meist normochrome normozytäre Anämie, gelegentlich autoimmunhämolytische Anämie.
2. In fortgeschrittenen Fällen Ausdehnung des Prozesses auf das Knochenmark mit der Folge von Neutropenie, Thrombozytopenie oder leukoerythroblastärer Anämie.
3. In einigen Blutausstrichen Lymphomzellen (Zellen eines follikulären Lymphoms oder Lymphosarkoms) mit unterschiedlichen Kernanomalien.
4. Die Knochenmarkstanzbiopsie fördert in etwa 20% eine fokale Beteiligung zutage (Abb. 8.7). Eine diffuse Infiltration mit begleitender Fibrose kann ebenfalls auftreten. Paradoxerweise wird eine Knochenmarkbeteiligung häufiger bei Lymphomen vom niedrigen Malignitätsgrad beobachtet. Mit Hilfe von fluoreszenzimmunologischen Markerstudien und histochemischen Verfahren mit Peroxidase kann bereits dann ein minimaler Knochenmarkbefall nachgewiesen werden, wenn die mit der herkömmlichen Mikroskopie erhobenen Befunde noch unauffällig sind.

Immunologische Befunde

Lymphozytäre Markerstudien zeigen, daß die Mehrzahl der malignen Lymphome monoklonale B-Zelltumoren sind und damit grundsätzlich die Fähigkeit zur Immunglobulin-Produktion besitzen. Gelegentlich kommt es auch zur Abgabe eines

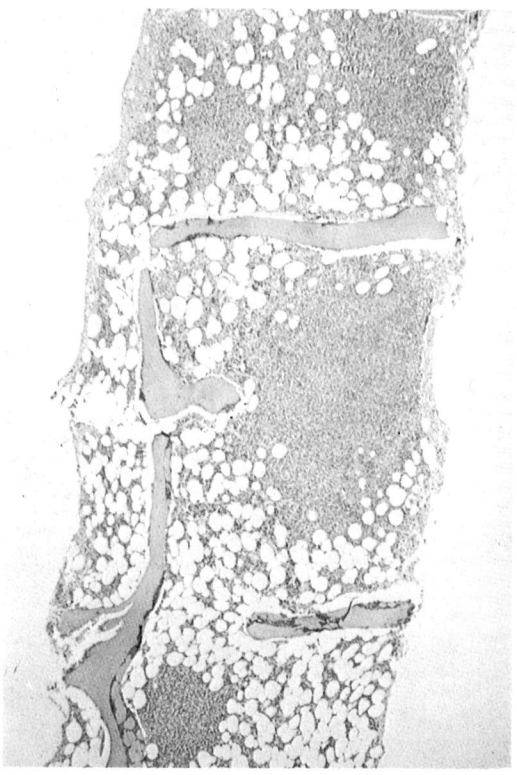

Abb. 8.7 Beckenkammstanzbiopsie bei einem lymphozytischen Lymphom. Im intertrabekulären Raum sind vier Bereiche mit lymphatischem Gewebe zu sehen

178

monoklonalen Paraproteins ins Blut, meist IgM oder IgG. Einige Neoplasien leiten sich von Thymuszellen ab, insbesondere diejenigen mit lymphoblastischer Morphologie, und begleitendem Mediastinaltumor. Sie kommen bevorzugt bei Kindern vor. Andere Tumoren, wie z. B. das Sézary-Syndrom, bestehen aus reiferen T-Lymphozyten. Nur wenige Tumoren erweisen sich nach morphologischen, zytochemischen und immunologischen Untersuchungen als rein histiozytären Ursprungs.

Laborwerte

Neben einer Erhöhung der Harnsäurewerte finden sich oft auch pathologische Ergebnisse der Leberfunktionstests. Sie weisen auf einen disseminierten Befall hin.

Diagnose und Stadienfestlegung

Die Diagnose erfolgt durch histologische Untersuchung von exstirpierten Lymphknoten oder von extranodalen Tumoren (s. Abb. 8.5 und Abb. 8.6) und wird ergänzt durch die Bestimmung des Ausbreitungsgrades der Erkrankung. Die Stadieneinteilung ist die gleiche wie beim Morbus Hodgkin, hat jedoch für die Prognose weniger Bedeutung als der histologische Typ.

Andere Untersuchungen zur Stadieneinteilung sind die Thorax-Röntgenaufnahme zum Nachweis einer thorakalen Beteiligung, die Leberbiopsie, die Lymphangiographie, Szintigraphie, Ultraschall oder Computertomographie (s. Abb. 8.8) zum Ausschluß eines abdominalen Befalls sowie die Knochenmarkstanz- und Aspirationsbiopsie (s. Abb. 8.7).

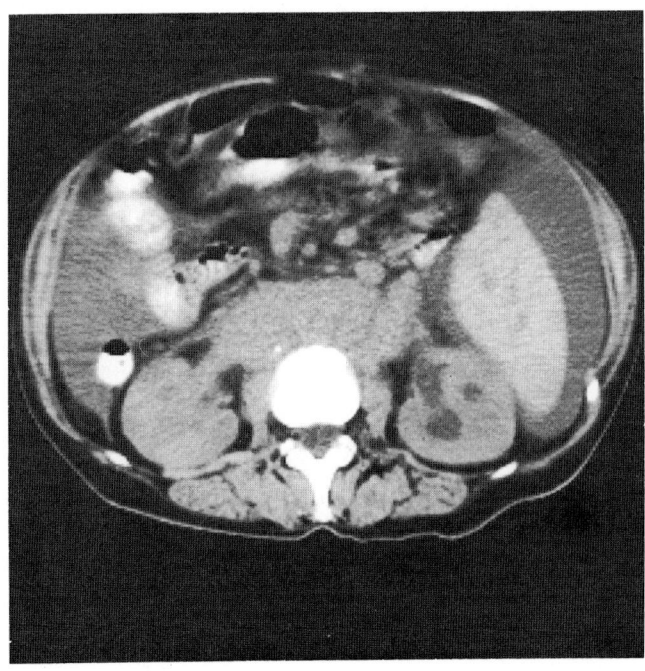

Abb. 8.8 Computertomogramm bei einem Non-Hodgkin-Lymphom: Massive Vergrößerung der retroperitonealen Lymphknoten

Diagnostische Laparatomie und Splenektomie. Sie sind wegen der frühzeitigen hämatogenen Ausbreitung bei der Mehrzahl der Patienten nicht notwendig, es sei denn, die Diagnosestellung ist nicht anders möglich.

Lokalisierter extranodaler Befall und Stadieneinteilung. In 10 bis 15% der Fälle ist bereits zu Beginn der Erkrankung ein extranodaler Befall nachweisbar, z. B. in Gastrointestinaltrakt, Lunge, Haut, ZNS oder Hoden. Falls auch eine sorgfältige Diagnostik keinen weiteren Befall nachweisen kann, sollten diese Patienten eher dem Stadium I_E als dem Stadium IV zugeordnet werden.

Behandlung

Die Art der Behandlung richtet sich nach dem jeweils vorliegenden Lymphomtyp. Viele Patienten mit Lymphomen niedriger Malignität, insbesondere mit lymphozytischen Formen, erfordern zu Beginn häufig gar keine Therapie, vorausgesetzt, sie sind beschwerdefrei und zeigen keine Symptome, die durch Größe oder Lokalisation der Lymphknotenschwellung hervorgerufen werden.

Bestrahlung

Im Stadium I kann durch Bestrahlung eine Heilung erzielt werden, in Stadium II oder III kommt es danach jedoch häufig zu Frührezidiven. Eine lokale Bestrahlung sollte bei Patienten, die bereits eine Chemotherapie erhalten haben, erwogen werden, falls große Tumorpakete vorliegen, insbesondere, wenn diese zu lokalen Kompressionserscheinungen führen.

Bei Lymphomen niedriger Malignität im Stadium III und IV kann eine palliative Ganzkörperbestrahlung von niedriger Dosis ähnliche Erfolge zeigen wie eine Chemotherapie.

Chemotherapie

1. *Monotherapie.* Eine kontinuierliche oder intermittierende Gabe von Chlorambucil bzw. Cyclophosphamid kann mit gutem Erfolg bei Lymphomen niedriger Malignität eingesetzt werden, falls eine Therapie wegen eines progressiven Verlaufs oder wegen systemischer Symptome erforderlich sein sollte.
2. *Kombinationstherapie* (z. B. Cyclophosphamid, Vincristin und Prednisolon (COP)). Sie wird in Abhängigkeit vom histologischen und klinischen Befund oft bei Lymphomen niedriger und mittlerer Malignität angewandt.

Eine aggressive zyklische Chemotherapie verbessert die Überlebensraten bei Lymphomen hoher Malignität im klinischen Stadium II, III und IV. Obgleich diese Erkrankung ohne Therapie rasch zum Tode führt, sind jahrelange Remissionen und sogar Heilungen möglich. In einigen Behandlungsschemen werden Daunorubicin oder Hydroxodaunorubicin und/oder Bleomycin zusätzlich zu Cyclophosphamid, Vincristin und Prednisolon gegeben (CHOP bzw. B-CHOP). Sollte eine noch aggressivere Therapie nötig sein, kann Methotrexat in hoher Dosierung hinzugefügt werden.

Patienten mit lymphoblastischen Lymphomen erhalten eine ähnlich intensive Chemotherapie wie Kinder mit einer akuten lymphatischen Leukämie von schlechter Prognose. Bei jungen Patienten sind zur Verhinderung eines meningealen Rezidivs intrathekale (oder hohe systemische) Gaben von Methotrexat und Hirnschädelbestrahlungen erforderlich.

Prognose

Bei Lymphomen von niedriger Malignität und follikulärem Aufbau lebt fünf Jahre nach Diagnosestellung noch der überwiegende Teil der Patienten, viele von ihnen sogar noch nach zehn Jahren. Ist der Prozeß lokalisiert, kann selbst bei Lymphomen hoher Malignität durch Radiotherapie eine Heilung erreicht werden. In fortgeschritteneren Stadien ist auch bei den bösartigen Formen durch eine aggressive Chemotherapie in 40–50% der Fälle eine zweijährige Remission zu erreichen; längere Überlebenszeiten oder sogar Heilungen sind in Einzelfällen möglich.

Burkitt-Lymphom

Diese seltene, zu den B-lymphoblastischen Lymphomen zählende Neoplasie tritt häufig bei kleinen Kindern in Afrika auf und führt eigenartigerweise häufig zu massiven Läsionen im Kieferbereich, zu extranodalem Abdominalbefall und bei Mädchen zu Ovarialtumoren.

In die Tumorzellmassen sind vereinzelt Histiozyten eingebettet, die das charakteristische „Sternhimmelbild" bei den Gewebeschnitten hervorrufen. In Zellkulturen von Burkitt-Lymphomen konnte das Epstein-Barr-Virus nachgewiesen werden. Häufig findet sich eine Chromosomen-Translokation $14q^+ 8q^-$.

Unter der Chemotherapie kommt es anfänglich zu einer raschen klinischen Remission. Rezidive sind jedoch häufig, so daß nur in 30% mit einer endgültigen Heilung gerechnet werden kann.

Angioimmunoblastische Lymphadenopathie

Diese Erkrankung befällt vornehmlich ältere Patienten und geht mit generalisierten Lymphknotenschwellungen (= Lymphadenopathie), Hepatosplenomegalie, Exanthemen und einem polyklonalen IgG-Anstieg im Serum einher. Gelegentlich scheinen Medikamente die auslösende Ursache zu sein. Histologisch findet man einen Ersatz des normalen Lymphknotengewebes durch Immunoblasten, Plasmazellen, Makrophagen und Granulozyten. In der Mitte dieser bunten Infiltrate finden sich häufig kleine proliferierende Blutgefäße. Die Krankheit kann in ein immunoblastisches Lymphom übergehen.

Sinushistiozytose mit massiver Lymphadenopathie

Klinisch ist diese Erkrankung durch massive zervikale Lymphknotenschwellungen, Fieber, Leukozytose und einen polyklonalen IgG-Anstieg gekennzeichnet. Typisch ist ihr Vorkommen bei jungen Negern. Die Lymphknoten zeigen eine Dilatation der Marksinus mit Infiltration von Plasmazellen und Makrophagen. Wahrscheinlich ist sie Ausdruck einer Virusinfektion und heilt in der Regel nach einem Verlauf von mehreren Monaten oder Jahren spontan aus.

Mycosis fungoides und Sézary-Syndrom

Mit Mycosis fungoides wird ein chronisches T-Zell-Lymphom bezeichnet, das sich vornehmlich in der Haut manifestiert und dort schweren Pruritus und psoriasiforme Veränderungen hervorruft. Im Endstadium werden auch innere Organe befallen, besonders Lymphknoten, Milz, Leber und Knochenmark. Das Sézary-Syndrom dagegen ist gekennzeichnet durch eine Dermatitis exfoliativa, Erythrodermie, generalisierte Lymphknotenschwellungen und das Auftreten von T-Lymphom-Zellen im peripheren Blut. Die Behandlung erfolgt zu Beginn durch örtliche Bestrahlung, lokale Chemotherapie oder PUVA.

Erwachsenen-T-Zell-Leukämie/Lymphom

Diese weitverbreitete Erkrankung befällt Erwachsene beiderlei Geschlechts. Klinische Symptome sind Lymphknotenschwellungen, Hepatosplenomegalie, Hautinfiltrationen und eine Hyperkalzämie. Die Erkrankung ist in Japan, in der Karibik und in Südamerika relativ häufig, tritt aber auch in Afrika, den USA und gelegentlich in anderen Ländern auf. Der klinische Verlauf ist kurz. Blut, Knochenmark und andere Gewebe sind mit gelapptkernigen Lymphomzellen infiltriert. Es konnte nachgewiesen werden, daß diese Lymphomzellen T-Lymphozyten sind, die mit humanem T-Zell-Leukämie/Lymphom-Virus (HTLV-I) infiziert sind.

Das Virus zählt zu den exogenen humanen chronisch-transformierenden Leukämie-Retroviren. Der Ort des Einbaus in die Wirtszell-DNA variiert von Patient zu Patient, bleibt jedoch bei ein und demselben Patienten stets klonal, d. h. findet sich bei den Lymphomzellen stets an der gleichen Stelle. Auch bei vielen klinisch gesunden Personen konnte dieses Virus serologisch nachgewiesen werden, insbesondere bei solchen, die in engem Kontakt zu manifest Erkrankten gestanden haben. Der Mechanismus, mit dessen Hilfe das Virus bei einem Teil der Infizierten eine maligne Entartung der Zellen hervorruft, ist unbekannt, da das Virus kein transformierendes Onkogen (v-onc) besitzt. Für eine HTLV-I-Übertragung scheint enger Kontakt notwendig zu sein.

Ein verwandtes Virus, HTLV-III, gilt als der Erreger von AIDS. Das AIDS-Virus befällt ebenfalls T-Lymphozyten, und zwar spezifisch T_4-Zellen (T-Helferzellen); es tötet die Zellen ab, jedoch mit der Folge einer Immunsuppression anstelle einer malignen Entartung.

Differentialdiagnose von Lymphknotenschwellungen

Die Hauptursachen für Lymphknotenschwellungen sind in Tabelle 8.3 aufgeführt. Anamnese und klinische Untersuchung geben bereits wichtige Hinweise. Zu fragen ist nach dem Alter des Patienten sowie nach Dauer und Schmerzhaftigkeit der Veränderungen. Bei der körperlichen Untersuchung ist nach Begleitsymptomen einer Entzündung oder eines Malignoms zu fahnden. Von Bedeutung ist zudem die Konsistenz der Lymphknotenschwellungen sowie die Frage nach der Ausbreitung des Prozesses, insbesondere, ob ein lokalisierter oder generalisierter Befall vorliegt. Wichtig ist ferner die Beurteilung von Leber- und Milzgröße. Ist nur eine Lymphknotenregion betroffen, so besteht Verdacht auf ein entzündliches oder malignes Geschehen in dem entsprechenden Lymphzuflußgebiet.

Das weitere diagnostische Vorgehen hängt von der Verdachtsdiagnose ab. Blutausstrich, Differentialblutbild und BSG gehören zur Basisdiagnostik. Eine Thorax-Röntgenaufnahme, der Paul-Bunnell-Test, die Bestimmung des Antikörpertiters gegen Toxoplasma gondii (Sabin-Feldman-Test) und der Tuberkulintest nach Mendel-Mantoux sind häufig erforderlich. In vielen Fällen wird sich eine Diagnose nur histologisch stellen lassen. Dabei läßt sich durch eine Feinnadelaspiration in einigen Fällen die Lymphknotenbiopsie vermeiden. Sollten die vergrößerten Lymphknoten aufgrund ihrer tiefen Lage einer Biopsie nicht zugänglich sein, so kann eine Knochenmark- oder Leberbiopsie weiterhelfen. Im äußersten Falle jedoch muß eine diagnostische Laparatomie erwogen werden.

Tabelle 8.3 Ursachen für Lymphknotenschwellungen

Lokalisiert
Lokale Infektionen
    eitrige Infektionen (z. B. Angina tonsillaris, Zahnabszeß, Otitis media)
    virale Infektionen (z. B. Katzenkratzkrankheit, Lymphogranuloma venereum)
    Tuberkulose
    Pilzinfektionen
Lymphome
    M. Hodgkin
    Non-Hodgkin-Lymphome
Metastasen

Generalisiert
Infektionen
    viral (z. B. Mononukleose, Masern, Röteln, Virushepatitis)
    bakteriell (z. B. Brucellose, Syphilis, Tuberkulose, Salmonellose, bakterielle Endokarditis)
    durch Pilze (z. B. Histoplasmose)
    durch Protozoen (z. B. Toxoplasmose)
Nichtinfektiöse entzündliche Erkrankungen (z. B. Sarkoidose, rheumatoide Arthritis, Lupus erythematodes, andere Kollagenosen, Serumkrankheit)
Leukosen, insbesondere CLL, ALL
Lymphome: Non-Hodgkin-Lymphome, Hodgkin-Lymphome
Metastasen (selten)
Angioimmunoblastische Lymphadenopathie
Sinushistiozytose mit massiver Lymphadenopathie
Reaktionen auf Medikamente oder chemische Substanzen (z. B. Hydantoin und verwandte Stoffe, Beryllium)
Hyperthyreose

Ausgewählte Literatur

Clinics in Haematology (1979) vol. 8.3, The Non-Hodgkin's Lymphomas. Ed. G. P. Canellos. W. B. Saunders, Philadelphia.

Kaplan H. S. (1980) Hodgkin's Disease, 2nd edition. Harvard University Press, Cambridge, Mass.

Lennert K. (1981) Malignant Lymphomas other than Hodgkin's Disease. Springer Verlag, New York.

Rappaport H. (1977) Histological classification: non-Hodgkin's lymphoma. In: Cancer Treatment Reports, eds. S. E. Janes & T. Grodden. 61, 1037–48.

Robb-Smith A. H. T. & Taylor C. R. (1981) Lymph Node Biopsy. Miller Heyden, Londen.

Stein H. et al. (1982) The normal and malignant germinal centre. Clinics in Haematology, vol. 11.3, pp. 531–60. W. B. Saunders, Philadelphia.

Wright D. H. (1982) The identification and classification of non-Hodgkin's lymphoma: a review. Diagnostic Histopathology 5, 73–111.

Hämatologische Lehrbücher: siehe Kapitel 1.

Kapitel 9
Paraproteinämien

Plasmozytom (Multiples Myelom, M. Kahler)

Das Plasmozytom ist eine monoklonale neoplastische Plasmazellproliferation, die durch die Trias osteolytische Knochendefekte, Plasmazellnester im Knochenmark und Nachweis eines monoklonalen Immunglobulins in Serum und/oder Urin charakterisiert ist. 80% der Patienten sind älter als 40 Jahre. Auf 100000 Einwohner entfallen 10 Erkrankungsfälle.

Klinisches Bild

1. Knochenschmerzen (besonders Rückenschmerzen, „rheumatische" Beschwerden, pathologische Frakturen.
2. Anämie mit ihren Folgen: Abgeschlagenheit, Schwäche, Dyspnoe, Blässe, Tachykardie etc.
3. Infektneigung. Ursache ist eine mangelhafte Antikörperproduktion und in fortgeschrittenen Stadien eine Neutropenie.
4. Niereninsuffizienz und/oder Hyperkalzämie mit ihren Folgen: Polydipsie, Polyurie, Appetitlosigkeit, Erbrechen, Obstipation, psychische Symptome.
5. Blutungsneigung. Das pathologische Immunglobulin stört die Funktion der Thrombozyten und Gerinnungsfaktoren. In fortgeschrittenen Stadien tritt eine Thrombozytopenie hinzu.
6. Makroglossie, Karpaltunnelsyndrom und Diarrhoe infolge von Amyloidablagerungen werden selten beobachtet.
7. Gelegentlich kommt es zu einem „Hyperviskositätssyndrom" mit Purpura, Hämorrhagien, Sehstörungen, ZNS-Symptomen, Neuropathien und Herzinsuffizienz. Ursache ist eine Polymerisation des pathologischen Globulins, insbesondere, wenn es sich um IgA, IgM oder IgD handelt.

Diagnose

Sie stützt sich auf die drei Kardinalsymptome. Bei 98% der Patienten finden sich monoklonale Globuline entweder im Serum oder im Urin oder in beidem (Abb. 9.1). In zwei Drittel der Fälle lassen sich diese Paraproteine der Klasse IgG zuord-

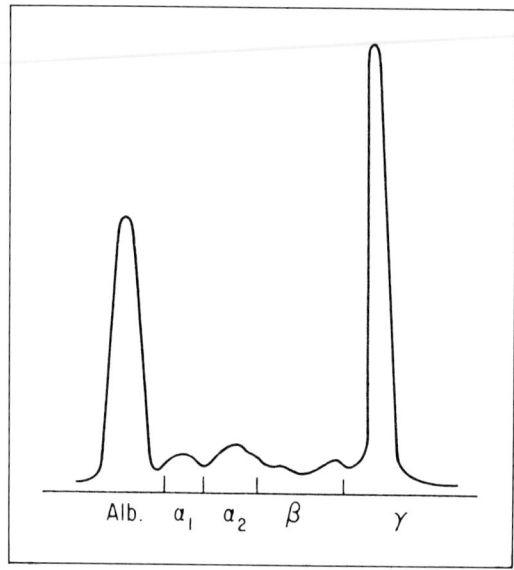

Alb. α₁ α₂ β γ

Abb. 9.1 Serumprotein-Elektrophorese bei Plasmozytom Monoklonales Paraprotein in der Gammaglobulinfraktion mit Verminderung der Beta- und Gammaglobulinfraktionen

nen, in einem Drittel der Klasse IgA und nur in seltenen Fällen IgM oder IgD. Gemischte Formen kommen vor, bilden aber eine Ausnahme. Andere Ursachen von Paraproteinen im Serum sind in Tabelle 9.1 angeführt. In unklaren Fällen können Verlaufsstudien weiterhelfen. Liegt wirklich ein Plasmozytom vor, steigt die Konzentration der Paraproteine im Serum fortlaufend an, vorausgesetzt, es wird nicht therapiert. Der Spiegel normaler Immunglobuline (IgG, IgA und IgM) im Serum dagegen sinkt. Zwei Drittel der Patienten scheiden mit dem Urin das sogenannte Bence-Jones-Protein aus. Dieses Protein besteht aus freien Leichtketten (L-Ketten) (entweder Kappa oder Lambda) und hat dieselbe Zusammensetzung wie das Paraprotein im Serum. In 15% der Fälle von Bence-Jones-Proteinurie findet sich jedoch kein Serum-Paraprotein.

Im Knochenmark finden sich vermehrt Plasmazellen (mehr als 10%, meist sogar mehr als 30%), die vielfach atypisch geformt sind, sogenannte Myelomzellen (Abb. 9.2). Durch immunologische Tests konnte der monoklonale Ursprung der Zellen bewiesen werden. Ferner konnte gezeigt werden, daß sie Immunglobulinketten bilden, die mit dem monoklonalen Serumprotein übereinstimmen.

Bei der Untersuchung des Skeletts lassen sich bei 60% der Patienten osteolytische Defekte nachweisen (Abb. 9.3). Ein reaktiver osteoblastischer Randwall und eine

Tabelle 9.1 Ursachen für Paraproteine

Benigne monoklonale Gammopathie
Plasmozytom
Makroglobulinämie
Maligne Lymphome oder chronische lymphatische Leukämie
Hämolytische Anämie durch Kälteagglutinine
Karzinome (selten)

186

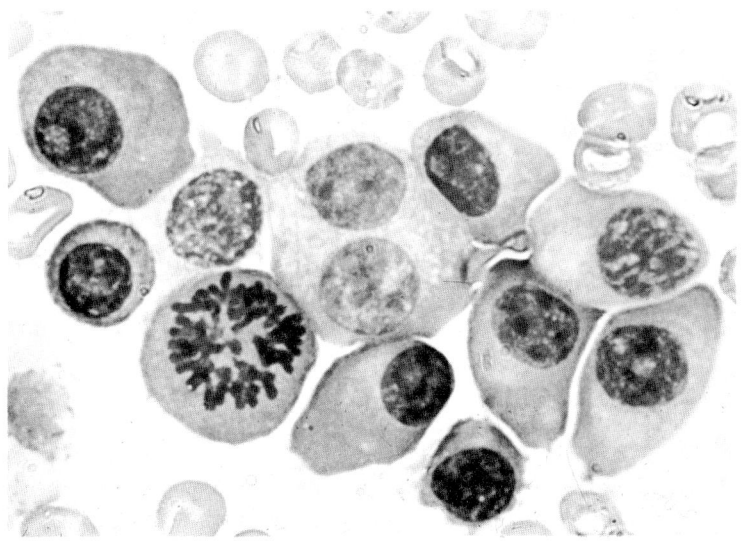

Abb. 9.2 Knochenmark bei Plasmozytom. Zahlreiche Plasmazellen mit vielen atypischen Formen

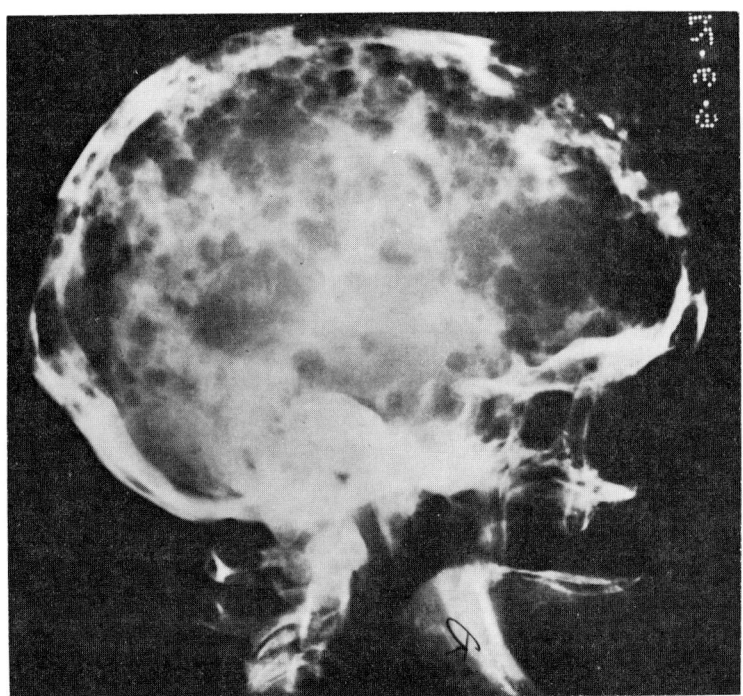

Abb. 9.3 Röntgenaufnahme des Schädels bei Plasmozytom. Zahlreiche ausgestanzte Läsionen („Lochschädel")

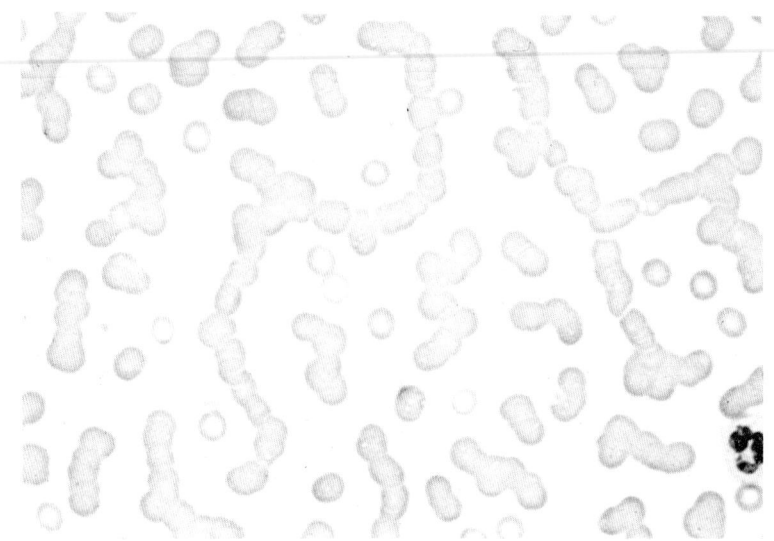

Abb. 9.4 Peripherer Blutausstrich bei Plasmozytom mit Geldrollenbildung

Sklerose fehlen. Eine diffuse Osteoporose kommt in 20% der Fälle vor. Pathologische Frakturen sind dementsprechend häufig. Bei den restlichen 20% der Patienten lassen sich keine Skelettveränderungen nachweisen. In der Regel sind zumindest zwei oder drei der aufgeführten Symptome bei Diagnosestellung vorhanden.

Weitere Laborwerte

1. Häufig normochrome, normozytäre oder makrozytäre Anämie, daneben Geldrollenbildung der Erythrozyten (Abb. 9.4). Im späteren Verlauf kommt es zu Neutropenie und Thrombozytopenie. Bei 15% der Patienten finden sich im Blutausstrich atypische Plasmazellen. Leukoerythroblastäre Veränderungen werden ebenfalls gelegentlich angetroffen.
2. BSG-Beschleunigung.
3. Anstieg des Serumkalziums bei über 45% der Patienten. Dennoch bewegt sich die alkalische Serumphosphatase im Normbereich, es sei denn, eine pathologische Fraktur ist vorausgegangen.

Abb. 9.5 Niere bei Plasmozytom

a) „Plasmozytom-Niere". Die Tubuli sind mit einem hyalinen Protein angefüllt und erweitert (präzipitierte Leichtketten oder Bence-Jones-Protein). Bei der umgebenden zellulären Reaktion sind Riesenzellen vorherrschend.
b) Amyloidablagerung. Sowohl die Glomeruli als auch einige der kleinen Blutgefäße enthalten eine amorphe, sich dunkel anfärbende Ablagerung, die typisch für Amyloid ist (Kongorot-Färbung).
c) „Nephrokalzinose". Kalziumablagerung im Nierenparenchym (dunkles, „gebrochenes" Material)

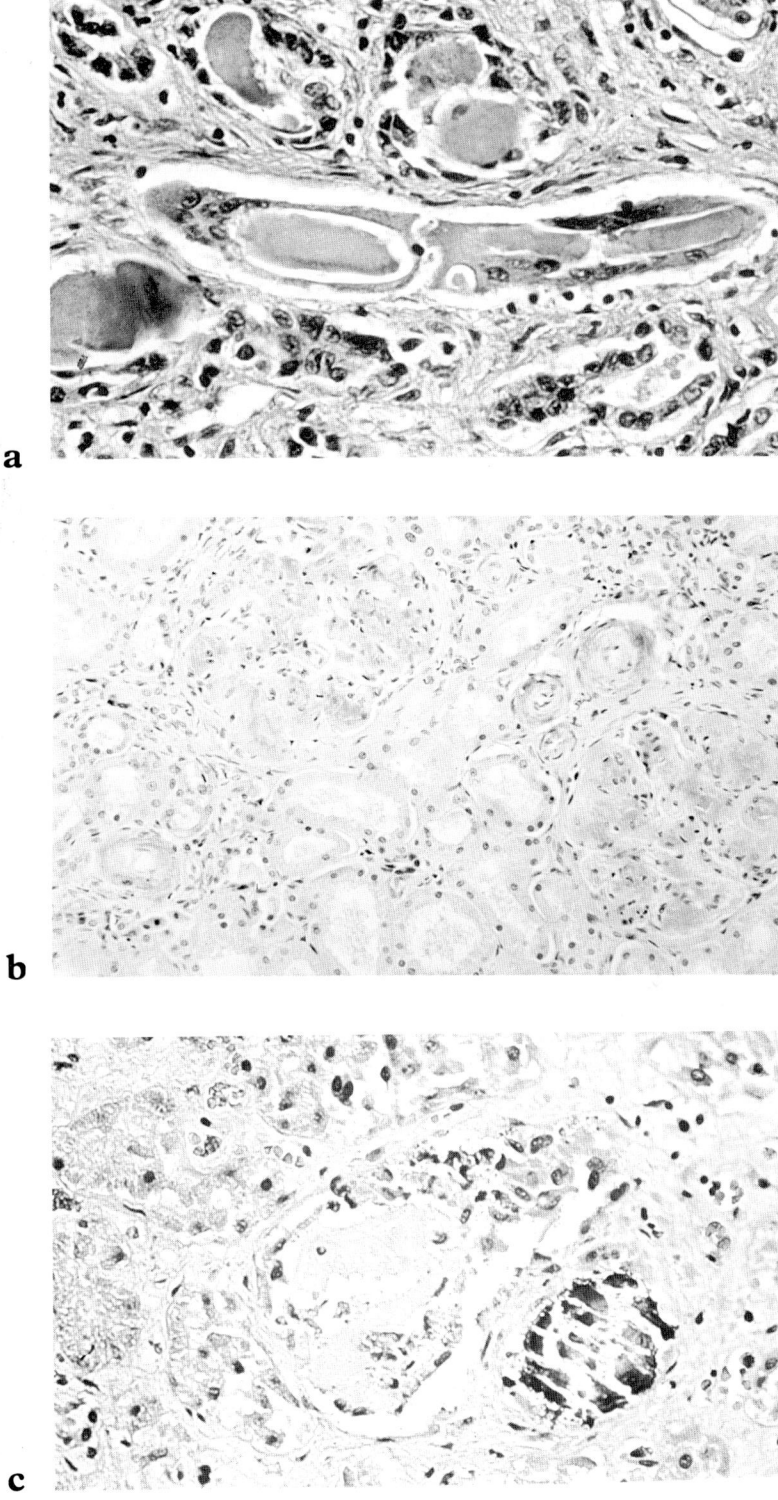

4. Serumharnstoff über 85 mg/100 ml (14 mmol/l); in 20% der Fälle Anstieg des Serumkreatinins. Proteinablagerungen durch eine ausgeprägte Bence-Jones-Proteinurie, erhöhte Kalzium- und Harnsäurewerte, eine Amyloidose sowie Pyelonephritiden sind am Zustandekommen einer Niereninsuffizienz beteiligt (Abb. 9.5).
5. Verringerung des Serumalbumins in fortgeschrittenen Krankheitsstadien.

Behandlung

Notfallsituationen

1. Urämie: Flüssigkeitszufuhr, Behandlung der zugrunde liegenden Ursache (z.B. Hyperkalzämie, Hyperurikämie), evtl. Hämodialyse.
2. Hyperkalzämische Krise: Flüssigkeitszufuhr, Prednisolon, Phosphat (i.v. oder oral). Mithramycin oder Calcitonin haben sich ebenfalls bewährt.
3. Paraplegie durch Kompression des Rückenmarks: Dekompression, Laminektomie, Bestrahlung, Chemotherapie.
4. Umschriebene, schmerzhafte Knochendefekte: Chemotherapie oder Bestrahlung.
5. Schwere Anämie: Transfusion von Erythrozytenkonzentraten.
6. Blutungen, die durch Beeinträchtigung des Gerinnungssystems durch das Paraprotein bedingt sind, sowie das Hyperviskositätssyndrom können durch wiederholte Plasmapherese behandelt werden.

Chemotherapie

Alkylierende Substanzen lindern den Schmerz, reduzieren die Plasmazellproliferation im Knochenmark und senken auf diese Weise den Paraproteinspiegel im Serum. Durch Abtötung der Plasmazellen verbessert sich die normale Knochenmarkfunktion. Mittel der Wahl sind Melphalan oder Cyclophosphamid mit oder auch ohne Prednisolon. Melphalan wird alle 6–8 Wochen täglich über 4–7 Tage gegeben. Die zusätzliche Gabe von Allopurinol soll eine Harnsäure-Nephropathie verhindern. Wegen der unvermeidlichen Resistenzentwicklung im Laufe einer Therapie mit alkylierenden Substanzen ist eine Behandlung bei Symptomlosigkeit zu Beginn der Erkrankung nicht zu rechtfertigen. Durch regelmäßige klinische und labormäßige Untersuchungen sollte der weitere Verlauf überwacht werden. Eine Behandlung ist erst indiziert bei Zeichen einer Knochenmarkinsuffizienz, bei ausgedehntem oder schmerzhaftem Knochenbefall sowie bei erhöhten Blutharnstoffwerten oder einer Bence-Jones-Proteinurie.

Bei entstehender Therapieresistenz geht man zu anderen Medikamenten über, wie z.B. Vincristin, Adriamycin, Bleomycin und Nitrosoharnstoffe.

Prognose

Die mittlere Überlebenszeit liegt bei zwei Jahren, 20% der Patienten leben noch nach vier Jahren. Die Lebenserwartung korreliert am stärksten mit dem Blutharnstoffspiegel. Liegt er bei Krankheitsbeginn oberhalb von 85 mg/100 ml (14 mmol/l), so beträgt die mittlere Überlebenszeit nur wenige Monate. Liegen die Blutharnstoffwerte dagegen unterhalb von 43 mg/100 ml (7 mmol/l), leben die Patienten durchschnittlich noch 33 Monate. Eine schwere Anämie, ein bei Krankheitsbeginn niedriges Serumalbumin und eine ausgeprägte Bence-Jones-Proteinurie sind ebenfalls prognostisch ungünstige Zeichen.

Makroglobulinämie (M. Waldenström)

Diese seltene Erkrankung findet sich meist bei Männern über 50 Jahren und verhält sich klinisch wie ein langsam wachsendes Lymphom. Es kommt zu einer Proliferation von Zellen, die ein monoklonales IgM-Paraprotein produzieren und gewisse Ähnlichkeiten sowohl mit Lymphozyten als auch mit Plasmazellen besitzen.

Der Ausdruck „Makroglobulinämie" (bzw. Morbus Waldenström) wird oft den Fällen vorbehalten, bei denen die klinische Symptomatik primär das Ergebnis von Makroglobulinämie und diffuser Zellinfiltration ist. Steht dagegen ein solider Tumor im Vordergrund, so spricht man häufig von einem „malignen Lymphom mit Makroglobulinämie". In beiden Fällen sind die entarteten Zellen monoklonale B-Lymphozyten.

Klinisches Bild

1. Meist schleichender Krankheitsbeginn; Initialsymptome sind Abgeschlagenheit und Gewichtsverlust.
2. Ein Hyperviskositätssyndrom kann vielfältige Symptome hervorrufen wie Sehstörungen, Abgeschlagenheit, Verwirrung, Muskelschwäche, neurologische Symptome und Herzinsuffizienz mit Stauungszeichen. Das IgM-Paraprotein erhöht die Blutviskosität in größerem Maße als gleiche Konzentrationen von IgG oder IgA. Schon ein geringer Anstieg auf über 30 g/l führt zu einer starken Viskositätszunahme. Die Retina kann eine Vielfalt von Veränderungen aufweisen: Venenstauung, Hämorrhagien, Exsudate und eine verschwommene Papille. Ist das Makroglobulin ein Kryoglobulin, lassen sich das Raynaud-Phänomen und andere Zeichen einer Kälteagglutination beobachten.
3. Eine hämorrhagische Diathese beruht oft auf Wechselwirkungen des Makroglobulins mit Gerinnungsfaktoren und Thrombozyten.
4. Eine Anämie findet sich bei fortgeschrittenen Prozessen und ist bedingt durch Hämodilution, verminderte Lebensdauer der Erythrozyten, Blutverluste und Knochenmarkinsuffizienz.
5. Häufig mäßiggradige Lymphknotenschwellungen mit Splenomegalie.

Diagnose

1. Monoklonales IgM im Serum meist über 15 g/l.

2. Das Knochenmark zeigt eine pleomorphe Infiltration durch kleine Lymphozyten, Plasmazellen, „plasmozytoide" Formen, unreife lymphatische Zellen, Mastzellen und Histiozyten. Die Stanzbiopsie kann eine mehr noduläre Form zutage fördern, die mit einer besseren Prognose als die diffuse Infiltration einhergeht.
3. BSG-Beschleunigung.
4. Im peripheren Blut oftmals Lymphozytose mit einigen plasmozytoiden Lymphozyten.
5. Bei der histologischen Lymphknotenuntersuchung ist der normale sinusoidale Aufbau zwar erhalten, doch kommt es zum Verlust des follikulären Aufbaus mit Zellinfiltraten ähnlich denen des Knochenmarkes.

Behandlung

1. Bei akutem Hyperviskositätssyndrom: Wiederholte Plasmapherese. Da sich der Hauptanteil von IgM intravasal befindet, bringt eine Plasmapherese hier bessere Ergebnisse als bei IgG- oder IgA-Paraproteinen, die sich großenteils extravasal aufhalten und rasch ins Blut nachströmen.
2. Symptomatische Therapie wie Transfusionen bei Anämie, Antibiotika bei Infektionen etc.
3. Das zu den alkylierenden Substanzen zählende Cyclophosphamid ist mit Prednisolon das Mittel der Wahl. Es reduziert die Knochenmarkinfiltration und senkt die Serumkonzentration von IgM.

Schwerkettenkrankheiten (Heavy-Chain-Diseases)

Unter diesem Begriff werden seltene Krankheitsbilder zusammengefaßt, die durch die Produktion eines Immunglobulins mit Schwerketteneigenschaften gekennzeichnet sind. Dabei kann es zur Produktion von Alpha-, Gamma- oder My-Ketten kommen. Weiterhin finden sich Tumoren, die histologisch als malignes Lymphom oder als Plasmozytom imponieren. Die Alpha-Kettenkrankheit geht gewöhnlich mit den klinischen Zeichen einer Malabsorption einher, die durch intestinale Infiltrationen bedingt ist.

Benigne monoklonale Gammopathie

Besonders bei älteren Personen findet sich mitunter ein Paraprotein im Serum, ohne daß sich ein Plasmozytom, eine Makroglobulinämie oder ein Lymphom nachweisen läßt. Knochendefekte fehlen, ebenso meist auch eine Bence-Jones-Proteinurie. Der Anteil der Plasmazellen im Knochenmark liegt mit weniger als 4% im Normbereich oder ist nur leicht erhöht (< 10%). Die Konzentration des monoklonalen Immunglobulins im Serum übersteigt nur selten 20 g/l und bleibt auch über 2–3 Jahre hinweg konstant. Der Spiegel anderer Immunglobuline sinkt nicht. Nach vielen Jahren entwickelt sich jedoch bei einem beträchtlichen Anteil dieser Patienten ein Plasmozytom.

Amyloidose

Diese Erkrankung geht einher mit einer homogenen Gewebsablagerung fibrillärer Proteine, die sich mit Hämatoxylin-Eosin rosa anfärben, mit Kongorot dagegen rot. In der Doppelbrechung erscheinen sie grün. Die Amyloidose wird folgendermaßen eingeteilt:

Amyloidose bei monoklonaler Immunozyten-Proliferation

Dieser Typ besteht aus Leichtketten und/oder dem N-terminalen V_L-Bereich der Leichtketten. Er wird als „AL"-Typ bezeichnet und findet sich bei Plasmozytom, Makroglobulinämie, Schwerkettenkrankheit sowie als primäre Form. Die klinische Symptomatik erklärt sich aus der Beteiligung von Herz, Zunge, peripheren Nerven und Nieren: Herzinsuffizienz, Makroglossie, periphere Neuropathie, Karpaltunnelsyndrom oder Niereninsuffizienz können die Folge sein.

Reaktive systemische Amyloidose

Bei dieser Form kommt es zu Ablagerungen des Amyloidproteins „AA". Sie findet sich bei chronischen Infekten (z.B. Tuberkulose), bei der rheumatoiden Arthritis und bei Neoplasien einschließlich Morbus Hodgkin. Außerdem wird ein gehäuftes Vorkommen bei familiärem Mittelmeerfieber beschrieben. Die klinische Symptomatik ist Folge der retikuloendothelialen Beteiligung mit Hepatosplenomegalie. Eine Nierenbeteiligung ist ebenfalls möglich und kann zu Nierenvenenthrombose und nephrotischem Syndrom führen.

Lokalisierte Amyloidose

Bei älteren Personen kann es in der Umgebung von Tumoren, besonders des endokrinen Systems, aber auch in der Haut und an anderen Stellen zu Amyloidablagerungen kommen.

Hyperviskositätssyndrom

Häufigste Ursache ist die Polyzythämie (s. S. 195). Wie bereits erwähnt, können aber auch bei Plasmozytom oder Makroglobulinämie Probleme infolge einer erhöhten Blutviskosität auftreten. Gelegentlich findet sich ein Hyperviskositätssyndrom bei Formen von chronischen myeloischen oder akuten Leukämien, die mit sehr hohen Leukozytenzahlen im peripheren Blut einhergehen. Doch auch Hämophiliepatienten, die mit hohen Dosen von Kryopräzipitaten behandelt wurden und Hemmkörper entwickelt haben, sind in seltenen Fällen betroffen. Ursache sind die großen Mengen an infundiertem Fibrinogen.

Das klinische Bild des Hyperviskositätssyndroms ist auf S. 191 beschrieben. Die Notfalltherapie richtet sich nach der jeweils zugrundeliegenden Ursache: bei Polyzythämie Aderlaß oder isovolämischer Austausch von Erythrozyten gegen Plasma; bei Plasmozytom und Makroglobulinämie sowie bei Hyperfibrinogenämie Plasmapherese; Leukopherese bei Leukämien mit stark erhöhten Leukozytenzahlen. Die Langzeitbehandlung hängt von der Beherrschung der Primärerkrankung mit ihrer spezifischen Therapie ab.

Ausgewählte Literatur

Clinics in Haematology (1977) vol. 6.2, Disorders of Lymphopoiesis and Lymphoid Function. Ed. H. H. Fundenberg. W. B. Saunders, Philadelphia.

Clinics in Haematology (1982) vol. 11.1, Myeloma and Related Disorders. Ed. S. E. Salman. W. B. Saunders, Philadelphia.

Galton D. A. G. (1981) Myelomatosis. In: Postgraduate Haematology, eds. A. V. Hoffbrand & S. M. Lewis. Heinemann, London.

Seminars in Haematology (1982) vol. 19, Leukemia and Lymphoma. Eds. R. Powles & T. McElwain. Grune and Stratton, New York.

Hämatologische Lehrbücher: siehe Kapitel 1.

Kapitel 10
Myeloproliferative Erkrankungen

Der Begriff „myeloproliferative Erkrankungen" umfaßt eine Gruppe von Krankheitsbildern, die durch die endogene Proliferation einer oder mehrerer hämatopoetischer Zellreihen im Knochenmark und in vielen Fällen auch in Leber und Milz gekennzeichnet sind. Diese Erkrankungen sind eng miteinander verwandt; Übergangsformen sind möglich, und bei vielen Patienten entwickelt sich im Krankheitsverlauf eine Form in die andere (Abb. 10.1a). Die Polycythaemia vera, die hämorrhagische Thrombozythämie und die Osteomyelofibrose werden gemeinsam unter dem Begriff „nichtleukämische myeloproliferative Erkrankungen" zusammengefaßt und werden in diesem Kapitel abgehandelt. Die myeloischen Leukämien werden im Kapitel 7 besprochen.

Polycythaemia vera (Polycythaemia rubra vera, PV)

Der Begriff Polyzythämie oder Erythrozytose bezieht sich auf ein bestimmtes Muster von Blutzellveränderungen. Dabei kommt es üblicherweise zu einem Hämoglobinanstieg (bei Männern über 17,5 g/100 ml, bei Frauen über 15,5 g/100 ml), zu einem Anstieg der Erythrozytenzahlen (über $6,0 \times 10^{12}$/l bei Männern, über $5,5 \times 10^{12}$/l bei Frauen) und zu einer Erhöhung des Hämatokrits (über 55% bei Männern; über 47% bei Frauen). Ursachen einer Polyzythämie sind in Tabelle 10.1 aufgeführt. Untersuchungen mit ^{51}Cr- oder ^{99m}Tc-markierten Erythrozyten zur Bestimmung des Erythrozytengesamtvolumens (TRCV) sowie mit ^{125}I-Albumin zur Messung des Plasmavolumens sind erforderlich, um zu klären, ob eine eigentliche oder eine relative Polyzythämie vorliegt. Bei der eigentlichen Polyzythämie findet sich ein Anstieg des Erythrozytengesamtvolumens auf über 36 ml/kg bei Männern bzw. auf über 32 ml/kg bei Frauen (Tabelle 10.2). Bei einer relativen Polyzythämie fehlt dieser Anstieg (s. Tabelle 10.1).

Bei der Polycythaemia vera ist der Anstieg der Erythrozytenmasse durch eine endogene Myeloproliferation bedingt. Da bei vielen Patienten neben einem Erythrozytenanstieg auch eine Überproduktion von Granulozyten und Thrombozyten vorliegt, ist anzunehmen, daß hier eine Schädigung der Blutstammzellen vorliegt. Sekundäre Formen der Polyzythämie werden auch als Polyglobulie bezeichnet.

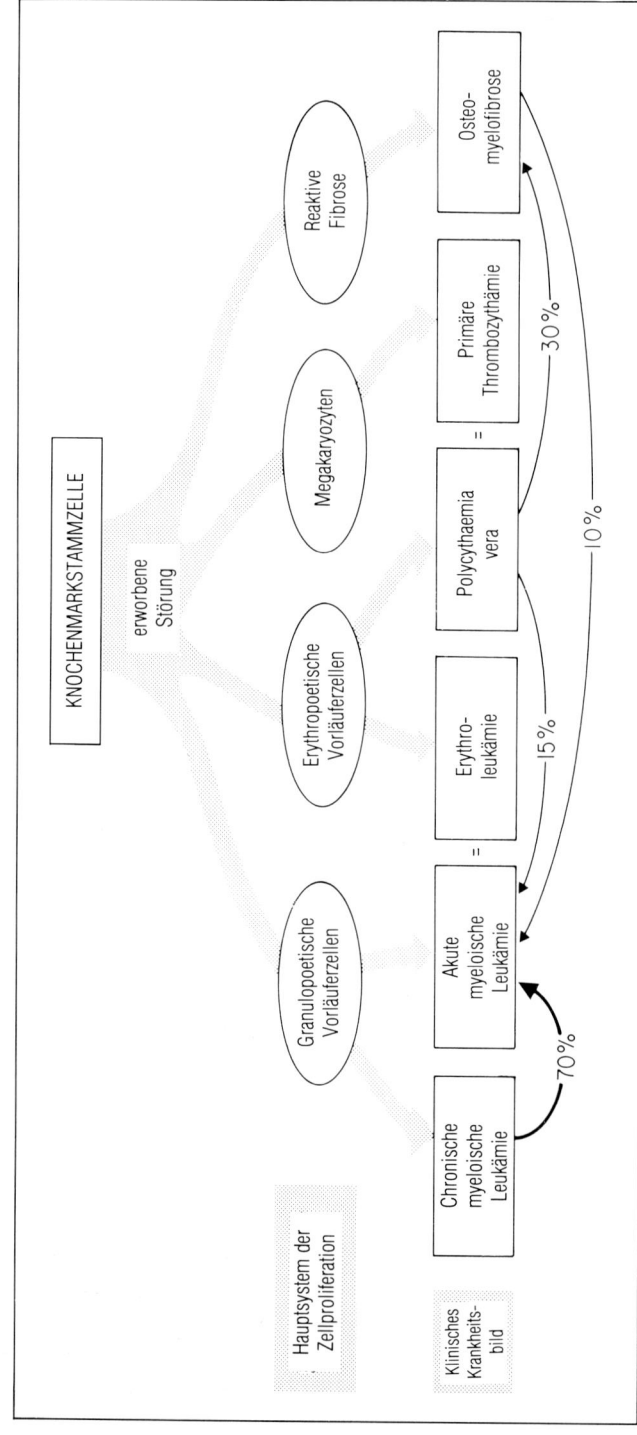

Abb. 10.1a Schematische Darstellung der Beziehungen zwischen den verschiedenen myeloproliferativen Erkrankungen. Übergangsformen sind häufig, sie zeigen charakteristische Merkmale von zwei Erkrankungen. In anderen Fällen kommt es während des Krankheitsverlaufes zum Übergang einer Form in die andere. Dabei kann die chronische myeloische Leukämie auch in eine ALL übergehen

Tabelle 10.1 Ursachen einer Polyzythämie

Primär

Polycythaemia vera

Sekundär (Polyglobulie)

Folge eines kompensatorischen Erythropoetinanstiegs bei:

    Aufenthalt in großen Höhen

    Kardiovaskulären Erkrankungen, besonders bei angeborenen Formen mit Zyanose

    Lungenerkrankungen und alveolärer Hypoventilation

    Erhöhter O_2-Affinität des Hämoglobins (familiäre Polyzythämie) (s. Kapitel 4)

    Starkem Rauchen

    Methämoglobinämie (selten)

Folge eines inadäquaten Erythropoetinanstiegs bei:

    Nierenerkrankungen, z. B. Hydronephrose, Zysten, Karzinom, renovaskulären Erkrankungen

    Großen Uterusmyomen

    Leberzellkarzinom

    Hämangioblastomen des Kleinhirns

Relativ

    „Stress"- oder „falsche" Polyzythämie

    Dehydratation: Wassermangel, Erbrechen

    Plasmaverluste: Verbrennungen, exsudative Enteropathie

Tabelle 10.2 Normales Blutvolumen: Verdünnungsmethoden mit radioaktiven Substanzen

Erythrozytengesamtvolumen (^{51}Cr oder ^{99m}Tc)	Männer	25–35 ml/kg
	Frauen	22–32 ml/kg
Plasmagesamtvolumen (^{125}I-Albumin)		40–50 ml/kg

Klinisches Bild

Die Polycythaemia vera ist eine Erkrankung des höheren Lebensalters und zeigt keine Geschlechtsbevorzugung. Die Symptome sind Folge von Hyperviskosität, Hypervolämie oder gesteigertem Zellstoffwechsel:

1. Kopfschmerzen, Pruritus (besonders nach einem heißen Bad), Dyspnoe, Schleiersehen und Nachtschweiß.
2. Vollblütiges Aussehen – rötliche Zyanose, Konjunktivalblutungen, Stauung der Netzhautvenen.
3. Splenomegalie bei zwei Drittel der Patienten.
4. Blutungen, z. B. in Gastrointestinaltrakt, Uterus und Gehirn, oder aber Thrombosen sind häufig. Die Thrombosen sind entweder arteriell und betreffen dann z. B. Herz, Gehirn und Extremitäten, oder aber sie sind venös und finden sich u. a. in den tiefen oder oberflächlichen Beinvenen sowie den zerebralen, portalen oder hepatischen Venen.

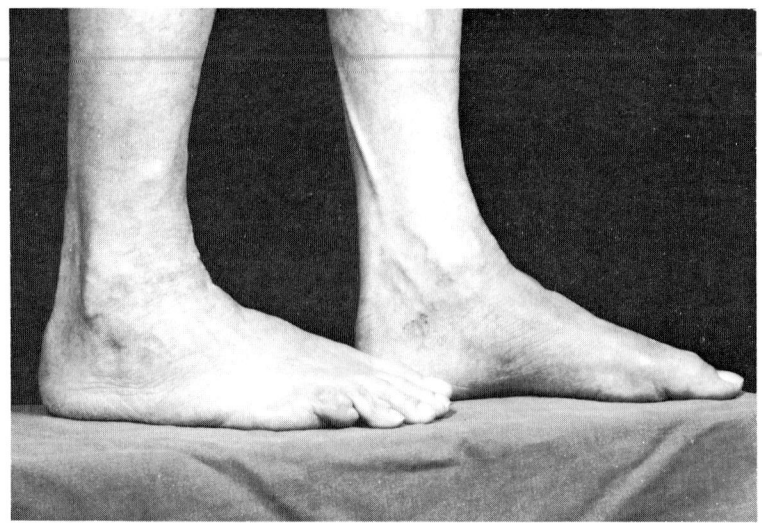

Abb. 10.1b Füße eines 72jährigen Mannes mit Polycythaemia vera. Am linken Metatarsophalangeal-gelenk und an anderen Gelenken sind Zeichen einer Entzündung zu sehen, die durch Harnsäureablage-rungen hervorgerufen wird

5. Bluthochdruck bei einem Drittel der Patienten.
6. Gicht, ausgelöst durch gesteigerte Harnsäureproduktion (Abb. 10.1b).
7. Peptische Ulzera in 5–10% der Fälle.

Laborbefunde

1. Erhöhung von Hämoglobin, Hämatokrit, Erythrozytenzahl und Erythrozytenge-samtvolumen.
2. Neutrophile Granulozytose bei über der Hälfte der Patienten; in manchen Fällen Basophilie.
3. Thrombozytose in ca. 50% der Fälle.
4. Meistens Erhöhung der alkalischen Leukozytenphosphatase.
5. Erhöhung der Vitamin-B_{12}-Bindungskapazität im Serum durch Anstieg von Transcobalamin I.
6. Zellreiches Knochenmark mit auffälligen Megakaryozyten (Abb. 10.2a).
7. Erhöhte Blutviskosität.
8. Oftmals erhöhte Harnstoffwerte im Serum.

Differentialdiagnose

Der Ausschluß symptomatischer Formen von Polyzythämie (Polyglobulie) ist vordringlich (s. Tabelle 10.1). Bei Polyglobulie finden sich oft die Symptome der Grunderkrankung. Die Diagnose wird in der Regel nach Abschluß folgender Untersuchungen gestellt:

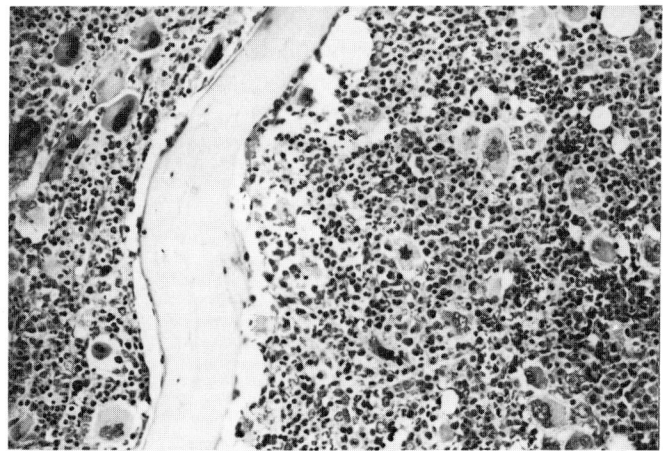

Abb. 10.2a Beckenkammstanzbiopsie bei Polycythaemia vera. Fettgewebe ist durch hämatopoetische Zellen ersetzt. Alle hämatopoetischen Zellreihen sind vermehrt, besonders fallen die Megakaryozyten auf

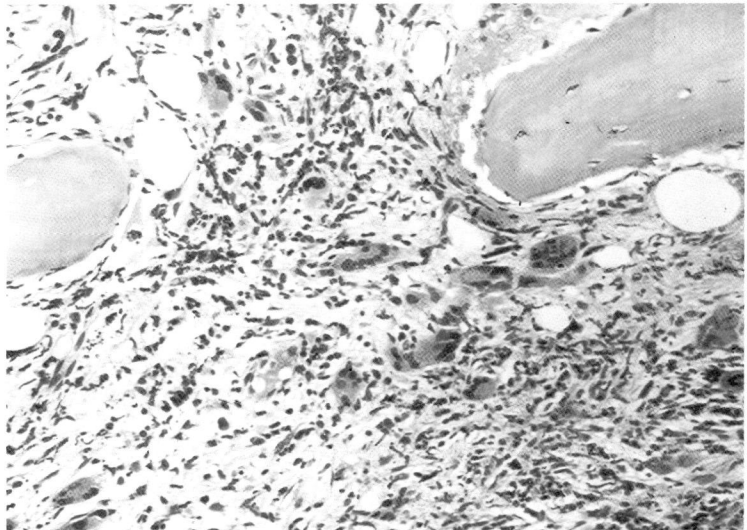

Abb. 10.2b Beckenkammstanzbiopsie bei Osteomyelofibrose. Der normale Knochenmarkaufbau ist verloren. Das fibröse Gewebe und die Interzellularsubstanz sind vermehrt und umgeben die hämatopoetischen Zellen

1. Bestimmung des Erythrozytengesamtvolumens und des Plasmavolumens.
2. Knochenmarkuntersuchung (Histologie).
3. Bestimmung der alkalischen Leukozytenphosphatase und des Vitamin-B$_{12}$-bindenden Proteins im Serum.
4. Arterielle Blutgasanalyse zum Ausschluß einer kardialen oder pulmonalen Ursache.

5. Hämoglobin-Elektrophorese und Ermittlung der O_2-Bindungskurve und des $P_{50}O_2$ zum Ausschluß einer Hämoglobinopathie (siehe S. 12).
6. I.v.-Urogramm zum Ausschluß einer Nierenerkrankung.
7. Erythropoetin-Assays, falls durchführbar. Normale oder niedrige Werte sprechen für Polycythaemia vera, hohe für eine Polyglobulie, normale für eine relative Polyzythämie.

Behandlung

Ziel der Behandlung ist es, das Blutbild im Normbereich zu halten. Der Hämatokrit sollte weniger als 50% betragen und nach Möglichkeit bei 45% oder noch darunter liegen.

Aderlaß

Diese Behandlungsform verspricht dann besonderen Nutzen, wenn eine schnelle Reduzierung der Erythrozytenmasse erforderlich ist, z. B. zu Beginn der Therapie. Die Hauptindikation liegt bei jüngeren Patienten und bei leichtem Verlauf. Das daraus resultierende Eisendefizit kann von sich aus schon die Erythropoese drosseln. Mit Hilfe von Aderlässen lassen sich allerdings nicht die Thrombozytenzahlen unter Kontrolle bringen.

Zytostatische Knochenmarksuppression

Hier hat sich die kontinuierliche tägliche oder die intermittierende Therapie mit hohen Dosen von Busulfan oder Hydroxyharnstoff bewährt. Diese Behandlung erfordert jedoch eine sorgfältige Überwachung und regelmäßige Blutbildkontrollen zur Verhinderung einer Überdosierung.

Phosphor-32-(^{32}P-)Therapie

Diese Behandlung ist vor allem bei schwerem Verlauf indiziert. ^{32}P ist ein Beta-Strahler mit einer Halbwertszeit von 14,3 Tagen. Es reichert sich im Skelett an und führt zu einer stark ausgeprägten Myelosuppression. Die typischen hämatologischen Veränderungen nach ^{32}P-Gabe zeigt Abb. 10.3. Die Remissionsdauer nach einer Einzeldosis beträgt in der Regel zwei Jahre.

Verlauf und Prognose

In vielen Fällen kommt es zu Thrombosen und Blutungen mit Todesfolge. Die Thrombose hat ihre Ursache in erhöhter Blutviskosität, Strömungsverlangsamung in den Gefäßen und einer Thrombozytose. Gefäßerweiterungen, Mikroinfarkte und eine gestörte Thrombozytenfunktion können zu Blutungen führen. Die mittlere Überlebenszeit bei den unterschiedlichen Behandlungsmethoden sind wie folgt: Aderlässe allein: 4–5 Jahre, Chemotherapie: 10–16 Jahre, ^{32}P: 10–16 Jahre.

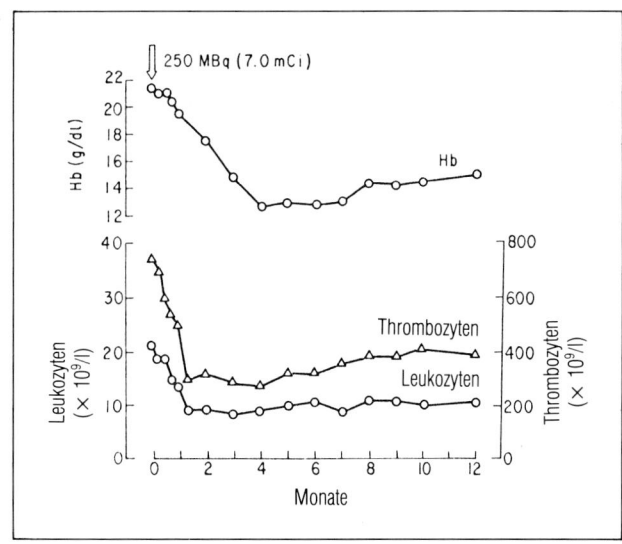

Abb. 10.3 Hämatologische Auswirkungen einer Therapie mit radioaktivem Phosphor (^{32}P) bei Polycythaemia vera

Die Polycythaemia vera geht bei 30% der Patienten in eine Osteomyelofibrose, bei etwa 15% in eine akute Leukämie über. Lange Zeit wurde ^{32}P für die hohe Rate maligner Transformationen verantwortlich gemacht. Heute dagegen ist allgemein anerkannt, daß diese Übergänge zum Spontanverlauf einer Polycythaemia vera gehören und ihr vermehrtes Auftreten bei ^{32}P-behandelten Patienten Folge der längeren Überlebenszeit ist. Eine ähnliche Leukämie-Inzidenz findet sich bei chemotherapeutisch behandelten Patienten.

Relative Polyzythämie

Synonyma: „Stress"-Polyzythämie, Pseudopolyzythämie.

Die relative Polyzythämie ist Folge einer Verminderung des Plasmavolumens. Das Erythrozytengesamtvolumen befindet sich im Normbereich. Diese Erkrankung ist häufiger als die Polycythaemia vera. Sie findet sich bevorzugt bei Männern im mittleren Lebensalter und kann mit kardiovaskulären Symptomen einhergehen, wie z. B. Angina pectoris oder zerebralen transitorischen ischämischen Attacken. In Verbindung mit Hypertonie wird sie auch als Gaisböck-Syndrom bezeichnet. Die Patienten unterliegen häufig einer diuretischen Therapie und sind starke Raucher. Der Wert von spezifischen Behandlungsformen ist umstritten; zur Zeit werden Versuche mit Aderlässen mit bzw. ohne Plasmaersatz gemacht.

Hämorrhagische Thrombozythämie

Für die hämorrhagische Thrombozythämie (Synonyma: primäre Thrombozythämie, idiopathische Thrombozythämie, megakaryozytäre Myelose) ist eine Proliferation der Megakaryozyten und eine Überproduktion von Thrombozyten charakteristisch. Es findet sich eine anhaltende Erhöhung der Thrombozyten auf über 1000 × 10^3/mm^3 (1000 × 10^9/l). Die Erkrankung ist eng mit der Polycythaemia vera verwandt. Einige Patienten haben eine umschriebene Osteomyelofibrose. Die klinischen Leitsymptome sind rezidivierende Blutungen und Thrombosen. Obgleich in der Frühphase der Erkrankung eine Splenomegalie häufig ist, entwickeln viele Patienten eine Milzatrophie, die auf einer thrombozytären Obstruktion der Mikrozirkulation in der Milz beruht.

Manchmal wird eine Anämie durch chronische gastrointestinale Blutungen und den dadurch bedingten Eisenmangel beobachtet. Einige Fälle von hämorrhagischer Thrombozythämie sind von einer Polyzythämie begleitet.

Labor, Behandlung und Verlauf

Der Blutausstrich weist oft ungewöhnlich große Thrombozyten und megakaryozytäre Fragmente auf (Abb. 10.4). Die Erkrankung muß von anderen Ursachen einer

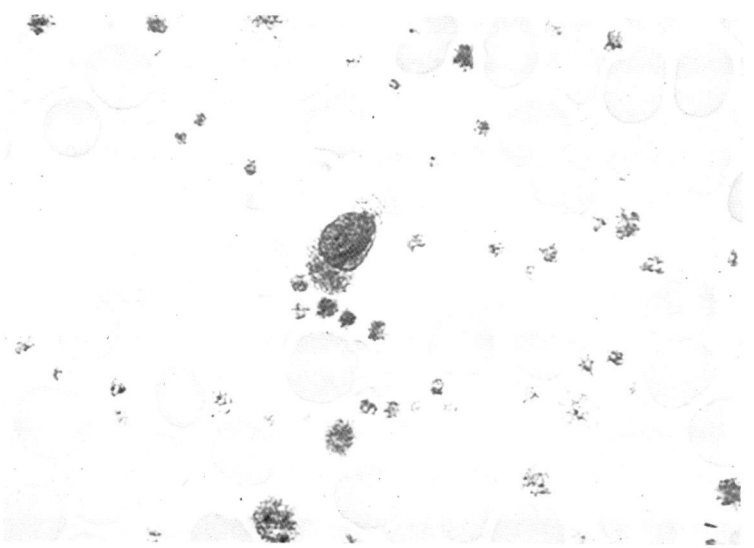

Abb. 10.4 Peripherer Blutausstrich bei hämorrhagischer Thrombozythämie mit einem megakaryozytären Fragment und Zunahme von vergrößerten Thrombozyten

Thrombozytose abgegrenzt werden (Tabelle 10.3). Thrombozytenfunktionstests (s. Seite 236f.) fallen durchweg pathologisch aus. Zur Drosselung der Thrombozytenproduktion werden ^{32}P oder alkylierende Substanzen eingesetzt; allerdings erfordert hier die Behandlung geringere Dosen als die Polycythaemia vera. Eine Beherrschung der rezidivierenden Blutungen führt oft zu einem Anstieg der Erythrozytengesamtmasse wie bei der Polyzythämie.

Tabelle 10.3 Ursachen einer Thrombozytose

Reaktiv
Blutungen, Traumen, postoperativ
Chronischer Eisenmangel
Bösartige Erkrankungen
Chronische Infektionen
Kollagenosen, z. B. rheumatoide Arthritis
Nach Splenektomie wegen fortbestehender hämolytischer Anämie
Endogen
Hämorrhagische Thrombozythämie
In einigen Fällen von Polycythaemia vera, Osteomylofibrose und chronischer myoloischer Leukämie

Osteomyelofibrose

Synonyma: Osteomyelosklerose (OMS), Osteomyeloretikulose, Myelofibrose, Myelosklerose.

Bei dieser Erkrankung findet sich eine hämatopoetische Stammzellproliferation, die in größerem Maße generalisiert ist und eine Leber- und Milzbeteiligung miteinschließt. Im Knochenmark kommt es zu einer sekundären Fibrosierung. Wahrscheinlich geben pathologische Megakaryozytenvorläufer Wachstumsfaktoren ab, die die Fibroblastenproliferation anregen. Bei mindestens einem Drittel der Patienten sind polyzythämische Bilder vorausgegangen, andere wiederum haben klinische und labormäßige Charakteristika beider Krankheiten („myeloproliferative Mischformen").

Klinisches Bild

1. Meist schleichender Beginn. Vorkommen meist bei älteren Personen und in Verbindung mit Anämiesymptomen.
2. In vielen Fällen Symptome, die auf eine massive Splenomegalie zurückzuführen sind (z. B. Oberbauchbeschwerden, Schmerz, Verdauungsbeschwerden und Völlegefühl). Bei der körperlichen Untersuchung ist die Splenomegalie der häufigste pathologische Befund (Abb. 10.5).
3. Häufig Gewichtsverlust, Appetitlosigkeit und Nachtschweiß.
4. Gelegentlich hämorrhagische Diathese, Knochenschmerzen oder Gicht. In vielen europäischen Ländern und Nordamerika sind Osteomyelofibrose und chronische myeloische Leukämie die häufigsten Ursachen einer massiven Splenomegalie (> 20 cm).

Laborbefunde

1. Eine Anämie ist zwar die Regel, doch kann man bei Patienten mit myeloproliferativen Mischformen auch normale oder erhöhte Hämoglobinwerte antreffen.

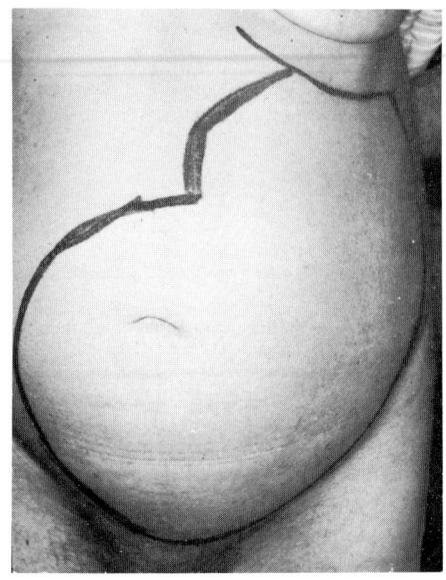

Abb. 10.5 Massive Vergrößerung der Milz bis in das Becken hinein bei einer Patientin mit Osteomyelofibrose

2. Bei Krankheitsbeginn häufig Leuko- und Thrombozytose. Im weiteren Krankheitsverlauf entwickelt sich meist eine Leuko- und Thrombozytopenie.
3. Im peripheren Blut finden sich Vorstufen der Erythro- und Granulopoese (Leukoerythroblastose) (Abb. 10.6). Die Erythrozyten zeigen eine Poikilozytose und charakteristische „tear-drop"-Zellen.
4. Bei der Knochenmarkaspiration läßt sich meist kein Material gewinnen (Punctio sicca). Die Knochenmarkstanzbiopsie zeigt vielfach ein sehr zellreiches Knochenmark mit Vermehrung der Retikulinfasern (s. Abb. 10.2b). In anderen Fällen nimmt die Interzellularsubstanz zu, und es finden sich manchmal Kollagenablagerungen. Oft besteht eine Zunahme der Megakaryozytenzahlen. Bei einigen Patienten kommt es zu vermehrter Knochenneubildung mit Dichtezunahme im Röntgenbild.
5. Meist erniedrigter Folsäurespiegel im Serum, Erhöhung von Vitamin-B_{12}-Spiegel, Vitamin-B_{12}-Bindungskapazität, sowie der Aktivität der alkalischen Leukozytenphosphatase.
6. Anstieg von Harnsäure, LDH und Hydroxybutyrat-Dehydrogenase als Zeichen der vermehrten, aber weitgehend ineffektiven Hämatopoese.
7. Mit Hilfe von Radioeisenuntersuchungen (Abb. 10.7) oder Leberbiopsie Nachweis der extramedullären Erythropoese.

Behandlung

1. Bei Anämie symptomatische Bluttransfusionen und regelmäßige Folsäuretherapie.

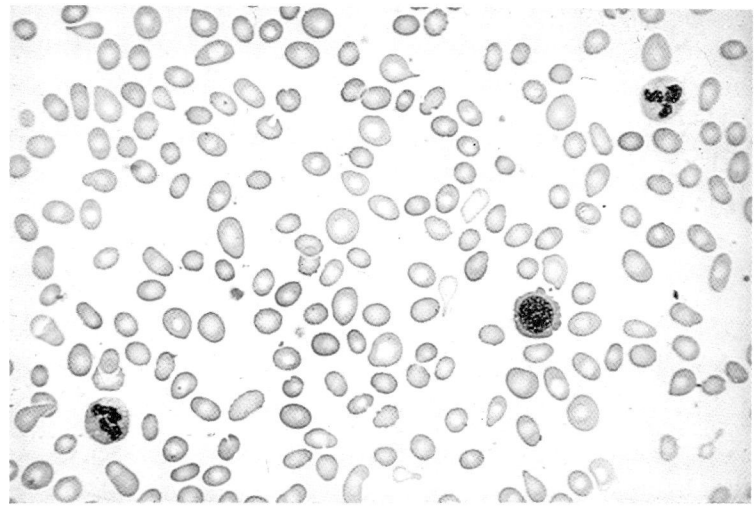

Abb. 10.6 Peripherer Blutausstrich bei Osteomyelofibrose mit deutlicher Anisozytose und Poikilozytose. Vereinzelt „tear-drop"-Zellen. Die Zelle mit zentral gelegenem Kern ist ein Erythroblast

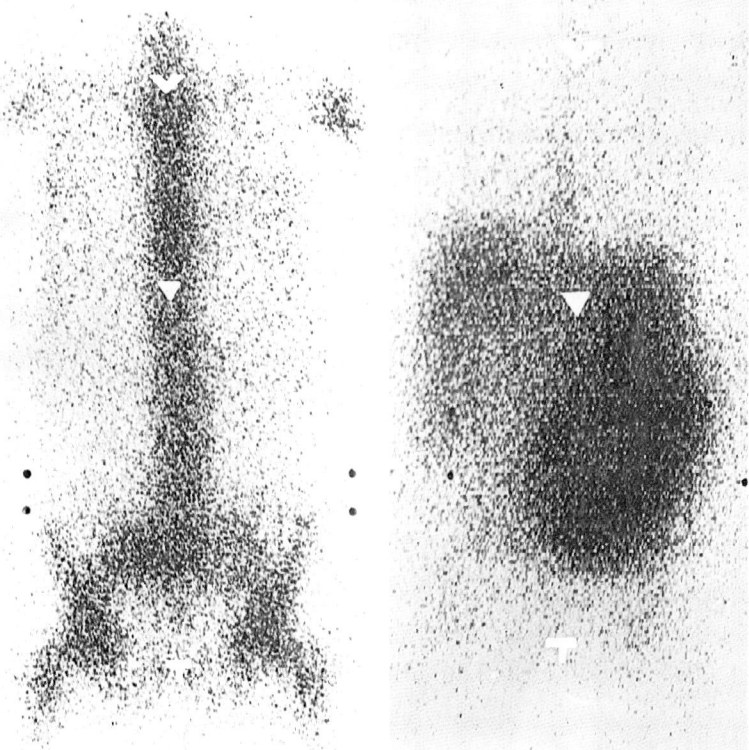

Abb. 10.7 Links: ^{52}Fe-Szintigramm bei Polycythaemia vera. Die Aufnahme des Isotops in die zentralen Skelettanteile zeigt die Orte der Blutbildung im Knochenmark an.
Rechts: ^{52}Fe-Szintigramm bei Osteomyelofibrose. Die starke Konzentration des Isotops in Leber und Milz läßt die extramedulläre Erythropoese in diesen Organen erkennen

2. Alkylierende Substanzen wie Busulfan oder Hydroxyharnstoff bei starker Myeloproliferation und starkem Abbau der Blutzellen. Allopurinol zur Prophylaxe von
Harnsäure-Nephropathie und Gicht.
3. Evtl. vorübergehende Drosselung der Myeloproliferation durch Milzbestrahlung. Sie reduziert die Milzgröße und mildert die Symptome, die durch Splenomegalie und gesteigerten Blutzellabbau bedingt sind.
4. Eine Splenektomie kommt in Frage bei Patienten, die
   a) eine unvertretbar große Zahl von Bluttransfusionen benötigen,
   b) unter einer massiven Splenomegalie leiden, die starke Beschwerden verursacht und nicht mit Radiotherapie oder Chemotherapie behandelt werden kann,
   c) die eine ausgeprägte Thrombozytopenie mit rezidivierenden Blutungen
   haben. Allerdings ist in fortgeschrittenen Fällen das Operationsrisiko bei einem
   großen Milztumor nicht gering. Die Patienten befinden sich in einem schlechten
   Allgemeinzustand. Die hohe Letalität ist durch postoperative Blutungen und
   Infektionen bedingt. Die ausgeprägte Thrombozytose nach Splenektomie geht
   zudem mit einem hohen Risiko einer Thromboembolie einher.

Verlauf und Prognose

Die mittlere Überlebenszeit liegt bei 3–4 Jahren; doch leben viele Patienten 10
Jahren und länger. Haupttodesursachen sind Blutungen, Infektionen, Herz- oder
Niereninsuffizienz. Nur bei weniger als 10% der Patienten entwickelt sich im
Finalstadium ein Blastenschub und ein Übergang in eine akute Leukämie.

Akute Myelosklerose und Megakaryoblastenleukämie

Dies sind kurz verlaufende Krankheiten, die mit den klinischen Symptomen einer
Thrombozytopenie, Neutropenie und/oder Anämie einhergeht. In der Regel
besteht eine Panzytopenie mit vereinzelten abnormen Blasten im peripheren Blut.
Die Knochenmarkaspiration bleibt erfolglos, doch lassen sich mit Hilfe der Knochenmarkstanzbiopsie abnorme primitive megakaryozytäre Zellen und eine Vermehrung der Retikulinfasern nachweisen. Die meisten Fälle werden zwar heute der
akuten Megakaryoblastenleukämie zugeordnet, jedoch können Non-Hodgkin-
Lymphome und Tuberkulose gelegentlich ähnliche klinische Bilder verursachen.

Ausgewählte Literatur

Clinics in Haematology (1975) vol. 4.2, Polycythaemia and Myelofibrosis. Ed. A. Videbeck. W. B.
   Saunders, Philadelphia.
Seminars in Hematology (1975, 1976) vols. 12.4 & 13.1, Polycythaemia I and II. Ed. N. I. Berlin. Grune
   and Stratton, New York.
Hämatologische Lehrbücher: siehe Kapitel 1.

Kapitel 11
Thrombozyten, Blutgerinnung und Hämostase

Thrombozyten

Thrombozytopoese

Die Thrombozyten (Blutplättchen) lösen sich im Knochenmark durch Fragmentation aus dem Plasmaverband der Megakaryozyten heraus. Die Ausgangszelle der Megakaryopoese differenziert sich aus der gemeinsamen hämatopoetischen Stammzelle und wird als Megakaryoblast bezeichnet. Dieser reift unter stetiger Vergrößerung seines Zytoplasmavolumens durch einen endomitotischen Prozeß mit mehreren synchronen Kernverdopplungsschritten zum Megakaryozyten heran. In einem unterschiedlichen Stadium dieses Entwicklungsvorgangs, in der Regel nach Ausbildung von acht Zellkernen, kommen Kernvermehrung und Wachstum des Megakaryozyten zum Stillstand. Sein Zytoplasma nimmt ein granuläres Aussehen an, woraufhin es zur Herauslösung der Thrombozyten kommt (Abb. 11.1). Dieser Vorgang wird durch die Bildung von Mikrovesikeln im Zytoplasma vorbereitet, die miteinander verschmelzen und sich dadurch zu sogenannten Plättchendemarkations-Membranen entwickeln. Aus jedem Megakaryozyten entstehen auf diese Weise ca. 4000 Thrombozyten. Der Zeitraum zwischen Differenzierung der Stammzelle und Thrombozytenbildung beträgt beim Menschen ca. 10 Tage.

Die Thrombozytopoese steht unter dem Einfluß einer humoralen Substanz, die als Thrombopoetin bezeichnet wird. Umstände und Ort der Thrombopoetinsynthese sind noch nicht bekannt, doch gibt es zahlreiche Hinweise darauf, daß bei Thrombozytopenien erhöhte Thrombopoetinspiegel vorliegen. Eine Zunahme der Thrombozytenbildung kann durch eine Erhöhung der Megakaryozytenzahl erreicht werden, durch Erhöhung ihres Gesamtvolumens oder durch eine Vergrößerung ihrer sogenannten „Kerneinheiten" (Megakaryozytenkern mit dazugehörigem Plasmaanteil).

Kreislauf der Thrombozyten

Die Thrombozyten können in vitro mit ^{51}Cr sowie ^{111}In markiert werden und in vivo mit DF ^{32}P oder ^{75}Se-Selenmethionin. Für klinische Untersuchungen stellen ^{51}Cr und ^{111}In die geeignetsten Markierungsisotope dar. Die Lebensdauer der Thrombozyten beträgt in der Regel 7–10 Tage und die normale Thrombozytenzahl im peripheren

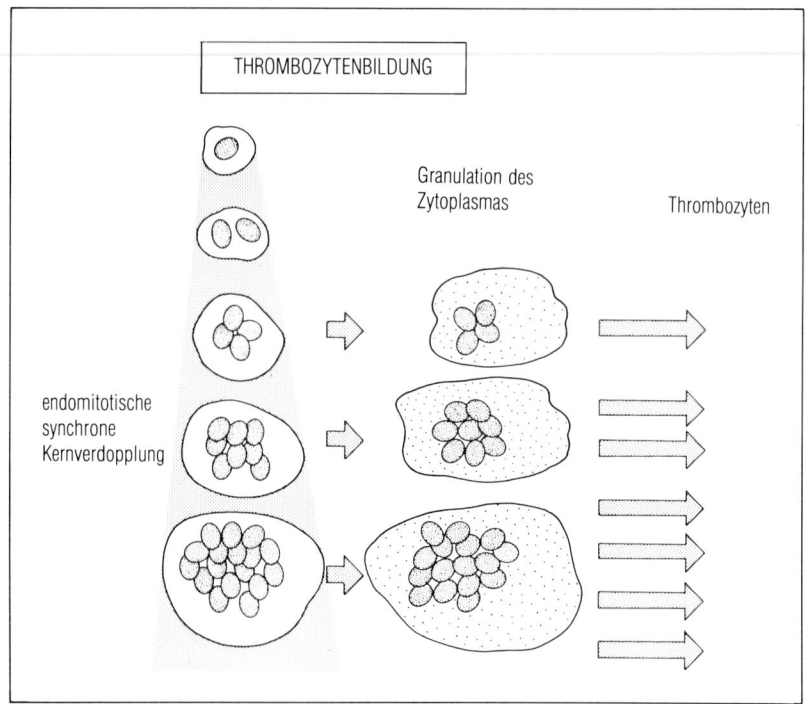

Abb. 11.1 Vereinfachte Darstellung der Thrombozytenbildung durch Megakaryozyten

Blut 250 × 10^3/mm³ (10^9/l) (mit einem physiologischen Schwankungsbereich zwischen 150 und 400 × 10^3/mm³ (10^9/l)). Sie besitzen einen mittleren Durchmesser von 1–2 μm und ein durchschnittliches Zellvolumen von 5,8 fl. Durch Reifungsvorgänge während ihres Aufenthaltes im Blutkreislauf kommt es zu einer weiteren Volumenverminderung der Thrombozyten. Aus neueren Untersuchungen geht hervor, daß die Thrombozyten nach ihrer Ausschwemmung aus dem Knochenmark bis zu 24–36 Stunden in der Milz verweilen und daß die Milz unter normalen Bedingungen ständig bis zu einem Drittel der Knochenmarkproduktion abfängt. Bei dieser Speicherung in der Milz erfahren die Thrombozyten jedoch keinerlei Schädigung.

Morphologie der Thrombozyten

Die elektronenmikroskopische Struktur der Thrombozyten ist in Abb. 11.2 dargestellt. Der Oberflächenschicht aus Mukopolysacchariden kommt besondere Bedeutung bei der Adhäsion und Aggregation der Thrombozyten zu, welche die ersten Reaktionsschritte bei der Bildung von Abscheidungsthromben während der Hämostase sind. Die Blutplättchen sind von einer dreischichtigen Plasmamembran umgeben. Sie wird von einem offenen „Kanalsystem" durchzogen, welches bis in das Zellinnere reicht und eine ausgedehnte reaktive Oberfläche darstellt, an der die Gerinnungsproteine des Blutplasmas selektiv absorbiert werden können. Daneben

208

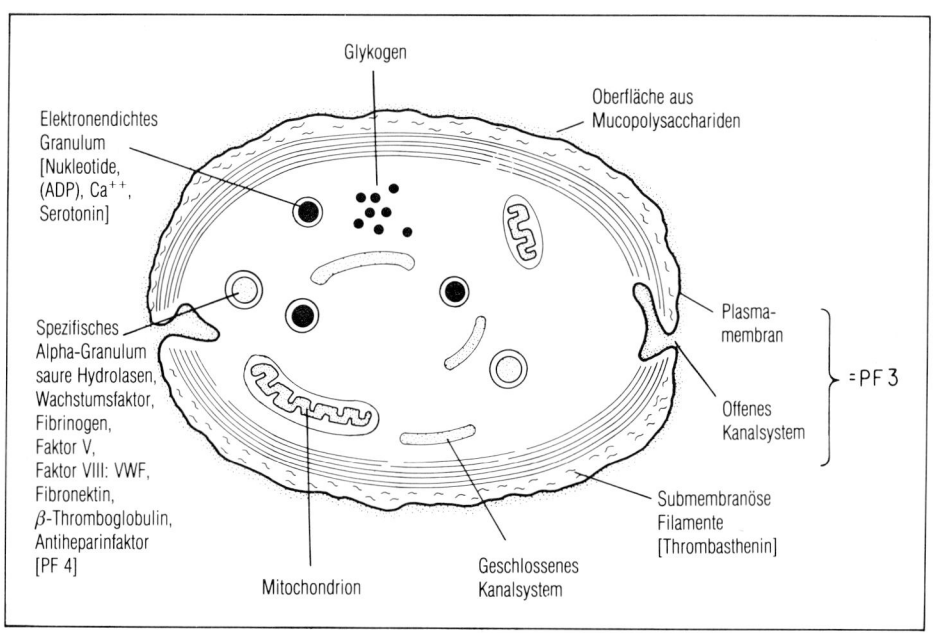

Abb. 11.2 Elektronenmikroskopische Darstellung der Thrombozyten-Morphologie

ist in der Lipidschicht dieser Membran der Plättchenfaktor 3 (PF 3) lokalisiert. In der submembranösen Zone findet sich ein kontraktiles Thrombasthenin-(Actomyosin-)System aus Filamenten und Mikrofilamenten. Ein äußeres Skelett aus Mikrotubuli ist verantwortlich für die Aufrechterhaltung der Scheibenform im zirkulierenden Blut. Im Plätteninneren befinden sich elektronendichte Granula, in welchen sich Kalzium, Nucleotide (insbesondere ADP) und Serotonin nachweisen lassen. Einige spezifische (Alpha-)Granula enthalten einen Heparinantagonisten (Plättchenfaktor 4), Plättchenwachstumsfaktor, β-Thromboglobulin, Fibrinogen und andere Gerinnungsfaktoren. Andere spezifische Granula sind mit Lysosomen identisch und enthalten hydrolytische Enzyme. Im Verlauf der weiter unten beschriebenen Freisetzungsreaktionen wird der Inhalt der Granula in das offene Kanalsystem abgegeben. Die Energiegewinnung für die Thrombozytenreaktionen erfolgt durch oxidative Phosphorylierung in den Mitochondrien sowie durch anaerobe Glycolyse unter Verwendung von Glycogen. Das geschlossene Kanalsystem (= dichtes tubuläres System) stellt Reste von endoplasmatischem Retikulum dar.

Funktion der Thrombozyten

Die Hauptaufgabe der Thrombozyten besteht in der Bildung von Thromben im Verlauf der physiologischen Blutstillung nach Gefäßwandverletzungen. Die dabei ablaufenden Reaktionsschritte sind: Adhäsion, Freisetzung, Aggregation und Fusion sowie die gerinnungsfördernde Aktivität der Thrombozyten.

Adhäsion

Nach Verletzungen der Gefäßendothelien heften sich die Thrombozyten an das freigelegte subendotheliale Bindegewebe. Dieses für die Blutstillung entscheidende Phänomen beruht auf der Wirkung eines Anteils von Gerinnungsfaktor VIII im Plasma, welcher als Von-Willebrand-Faktor (VIII:VWF) bezeichnet wird und seinerseits eine Untereinheit der Hauptfraktion des Faktor-VIII-Proteinmoleküls darstellt, die als Faktor VIIIR:AG (factor VIII-related antigen) bezeichnet wird (Abb. 11.3). Die Beziehungen dieser Faktor-VIII-Fraktion zum gerinnungsaktiven Molekül werden weiter unten in diesem Kapitel besprochen. Ferner beruht die Adhäsion auf einem Glycoprotein der Plättchenoberflächenmembran, welches bei dem seltenen Bernard-Soulier-Syndrom fehlt (siehe S. 235).

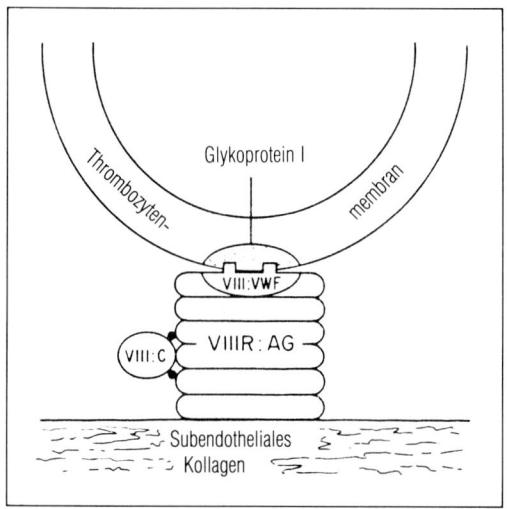

Abb. 11.3 Die Rolle von Faktor VIII:VWF und Faktor VIIIR:AG bei der Thrombozytenadhäsion

Freisetzungsreaktion

Durch Kollagenkontakt und die Wirkung des Thrombins erfolgt die Freisetzung des Inhalts der Thrombozytengranula einschließlich ADP, Serotonin, Fibrinogen, lysosomaler Enzyme und des Antiheparin-Faktors (Plättchenfaktor 4). Hierbei aktivieren Kollagen und Thrombin die Prostaglandinsynthese der Thrombozyten (Abb. 11.4), wodurch es zur Bildung einer labilen Verbindung, Thromboxan A_2, kommt, welche die Plättchenkonzentration an zyklischem AMP (cAMP) verringert und die Freisetzungsreaktion auslöst. Thromboxan A_2 potenziert nicht nur die Plättchenaggregation, sondern besitzt auch äußerst starke vasokonstriktive Eigenschaften. Die Freisetzungsreaktion wird durch solche Substanzen unterdrückt, welche die cAMP-Konzentration der Thrombozyten erhöhen. Hierzu zählt z. B. das

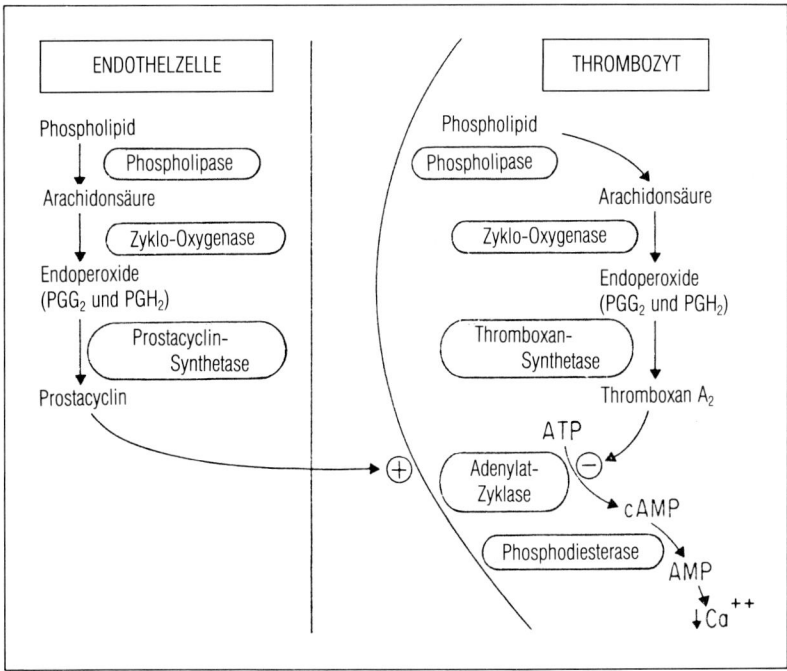

Abb. 11.4 Die Synthese von Prostacyclin und Thromboxan. Die antagonistische Wirkung dieser beiden Substanzen wird gesteuert durch Konzentrationsveränderungen von zyklischem AMP in den Thrombozyten über die Aktivierung oder Hemmung des Enzyms Adenylat-Zyklase. Zyklisches AMP steuert die Konzentration freier Kalziumionen im Thrombozyten, welche bei den Vorgängen, die zu Adhäsion und Aggregation führen, eine wichtige Rolle spielen. Hohe Konzentrationen von zyklischem AMP bewirken niedrige Spiegel an freien Kalziumionen und verhindern die Aggregation und Adhäsion

Prostaglandin Prostacyclin (PGI$_2$), welches von den Zellen der Gefäßendothelien synthetisiert wird. Es stellt einen sehr wirksamen Plättchenaggregationshemmer dar und verhindert wahrscheinlich auch die Thrombozytenablagerung an intakten Gefäßendothelien.

Aggregation

Freigesetztes ADP und Thromboxan A$_2$ führen zur Aggregation zusätzlicher Thrombozyten am Ort der Gefäßwandverletzung. Hierbei bewirkt ADP eine Größenzunahme der Thrombozyten sowie die Adhäsion anliegender Plättchenmembranen aneinander. Bei diesem Vorgang kommt es zu weiteren Freisetzungsreaktionen mit zusätzlicher Sekretion von ADP und Thromboxan A$_2$ und hierdurch zur sekundären Thrombozytenaggregation. Dieser sich selbst unterhaltende Prozeß führt schließlich zur Bildung einer zusammenhängenden Thrombozytenmasse (Abscheidungsthrombus), deren Größe für einen effektiven Verschluß der Endothelverletzung ausreicht.

Prokoagulatorische Wirkung

Nach Ablauf der Plättchenaggregation und der Freisetzungsreaktionen steht das nun freigelegte Membranphospholipid (Plättchenfaktor 3) für die Komplexbildung der Gerinnungsproteine zur Verfügung. Diese Phospholipidoberfläche ist wichtig für das Erreichen der kritischen Konzentration und bildet den idealen Ansatzpunkt für die Ausrichtung dieser Proteine bei der Reaktionsfolge des normalen Gerinnungsablaufes (Abb. 11.5).

Fusion

Zur irreversiblen Fusion der Thrombozytenaggregate am Ort der Gefäßwandverletzung tragen hohe Konzentrationen von ADP, der bei der Freisetzungsreaktion abgegebenen Enzyme und von Thrombasthenin bei. Daneben wird die Plättchenfu-

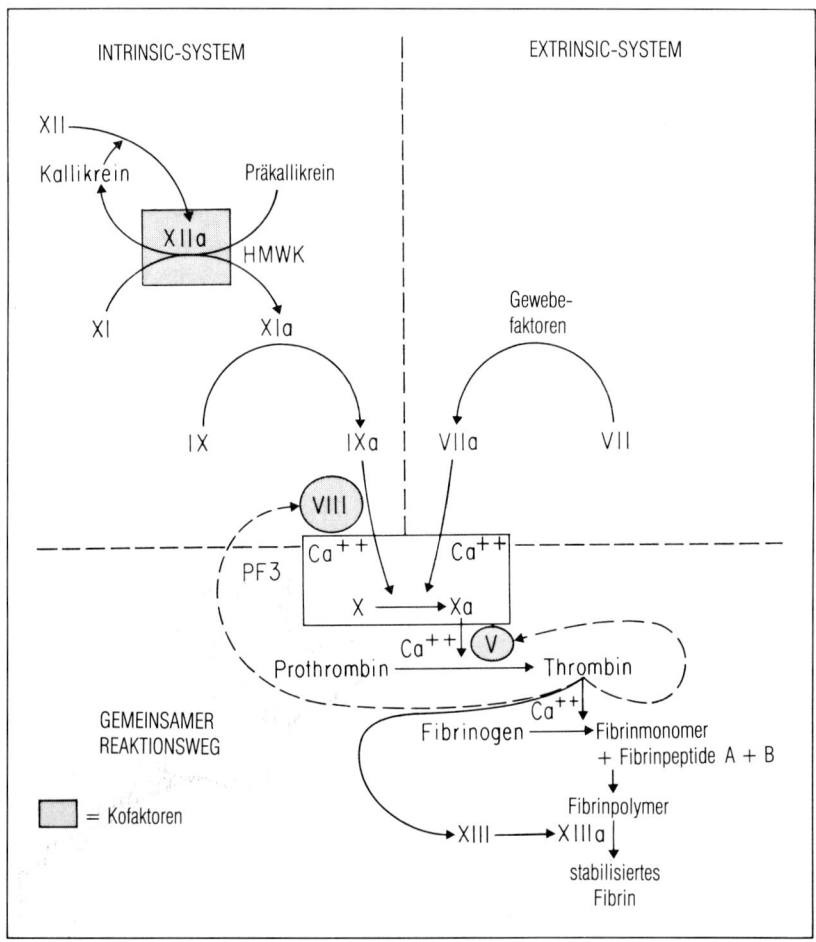

Abb. 11.5 Die Reaktionsfolge der Blutgerinnung. HMWK = high molecular weight kininogen; PF3 = Plättchenfaktor 3; „a" bezeichnet den jeweils aktivierten Gerinnungsfaktor

sion auch durch Thrombin unterstützt, während durch Fibrinbildung eine weitere Stabilisierung des entstehenden Abscheidungsthrombus herbeigeführt wird.

Der in den spezifischen Thrombozytengranula nachweisbare Wachstumsfaktor übt einen Proliferationsreiz auf die glatten Muskelzellen der Gefäßwände aus, was nach einer Gefäßwandverletzung zur Beschleunigung der Heilungsprozesse beiträgt.

Blutgerinnung

Das Prinzip der Blutgerinnung beruht auf einem biologischen Verstärkungssystem, wobei eine relativ kleine Menge einer Auslösersubstanz durch Proteolyse nacheinander eine Reaktionsfolge („Kaskade") von zirkulierenden Proteinvorstufen (die Gerinnungsfaktor-Enzyme) aktiviert. Diese Kaskade führt schließlich zur Bildung von Thrombin, welches seinerseits lösliches Plasmafibrinogen in Fibrin umwandelt (s. Abb. 11.5). Ein Fibrinnetz bespannt am Ort der Gefäßwandverletzung die Thrombozytenaggregate und verwandelt somit ihr zunächst noch recht unstabiles Gefüge in feste, dauerhafte, blutstillende Abscheidungsthromben. Eine Liste der Gerinnungsfaktoren wird in Tabelle 11.1 wiedergegeben.

Die Funktionsfähigkeit dieser Enzymkaskade erfordert die Konzentration zirkulierender Gerinnungsfaktoren am Ort der Wandverletzung. Zur Auslösung der

Tabelle 11.1   Die Gerinnungsfaktoren

Römische Ziffer	Bezeichnung	Aktive Form
I	Fibrinogen	Fibrin-Monomer
II	Prothrombin	Serin-Protease
III	Gewebefaktor	
IV	Kalziumionen	
V	Proakzelerin	Kofaktor
VII	Prokonvertin	Serin-Protease
VIII	Antihämophiles Globulin A/Von-Willebrand-Faktor	Kofaktor
IX	Christmas-Faktor, antihämophiles Globulin B (Bestandteil des Plasmathromboplastins)	Serin-Protease
X	Stuart-Prower-Faktor	Serin-Protease
XI	„Plasma thromboplastin antecedent", PTA-Faktor	Serin-Protease
XII	Hageman-(Kontakt-)Faktor	Serin-Protease
XIII	Fibrinstabilisierender Faktor	Transglutaminase
—	Präkallikrein (Fletcher-Faktor)	Serin-Protease
—	Hochmolekulares Kininogen (Fitzgerald-Faktor, HMWK)	Kofaktor

Anmerkungen: Die Bezeichnungen Fibrinogen, Prothrombin, Gewebefaktor und Kalzium werden häufiger als die entsprechenden römischen Ziffern gebraucht. Als Faktor VI wurde ursprünglich der aktivierte Faktor V bezeichnet; heute wird dieser Name nicht mehr verwandt. Die Nomenklatur des Kininsystems entstand vor der Erkenntnis, daß Präkallikrein und hochmolekulares Kininogen auch im Gerinnungssystem eine Rolle spielen.

Reaktionskette kommt es durch Oberflächenkontakt mit Kollagen, Plättchenfaktor 3 und einigen Gewebefaktoren. Mit Ausnahme von Fibrinogen, welches den Baustein für die Polymerisation des Fibringerinnsels darstellt, sind die Gerinnungsfaktoren entweder Enzymvorstufen oder Kofaktoren (siehe Tabelle 11.1). Alle Enzyme, außer Faktor XIII, sind Serin-Proteasen, d. h. ihre Fähigkeit zur Hydrolyse von Peptidbindungen beruht auf der Anwesenheit der Aminosäure Serin in ihrem aktiven Zentrum (Abb. 11.6). Beim Ablauf der Reaktionsfolgen wird die Wirkung des Gerinnungssystems auf dramatische Weise verstärkt. So kann z. B. ein Mol des aktivierten Faktors XI durch die aufeinanderfolgende Aktivierung der Faktoren IX, X und Prothrombin bis zu 2×10^8 Mol Fibrin erzeugen.

Im *Intrinsic-System* führt der Kontakt mit freigelegtem Kollagen und anderen negativ geladenen Bestandteilen des subendothelialen Bindegewebes zur Aktivierung von Faktor XII. Dieser aktiviert Faktor XI und überführt außerdem Präkallikrein in Kallikrein. Kallikrein und Faktor XI binden sich an den Kofaktor „hochmolekulares Kininogen" (high-molecular-weight-kininogen oder HMWK). Während dieser Kontaktphase der Gerinnungsaktivierung wird durch Kallikrein das niedrigmolekulare vasoaktive Peptid Bradykinin vom HMWK-Molekül abgespalten. Darüber hinaus besitzt Kallikrein eine autokatalytische Wirkung auf das Gerinnungssystem, indem es zu einer weiteren Aktivierung von Faktor XII führt.

Der nächste Schritt in der enzymatischen Reaktionsabfolge des Intrinsic-Systems besteht in der Aktivierung von Faktor IX durch den aktivierten Faktor XI. In Verbindung mit Kalzium und dem Kofaktor Faktor VIII aktiviert der aktivierte Faktor IX daraufhin Faktor X auf der Membranoberfläche, welcher von Plättchenfaktor 3 bereitgestellt wird.

In der Reaktionskette des *Extrinsic-Systems* aktivieren Gewebefaktoren (Lipoproteine aus beschädigten Zellen) den Gerinnungsfaktor VII, welcher seinerseits auf direktem Wege Faktor X aktiviert.

In dem *abschließenden gemeinsamen Reaktionsweg* überführt der aktivierte Faktor X in Verbindung mit dem Kofaktor Faktor V, mit Kalzium und Plättchenfak-

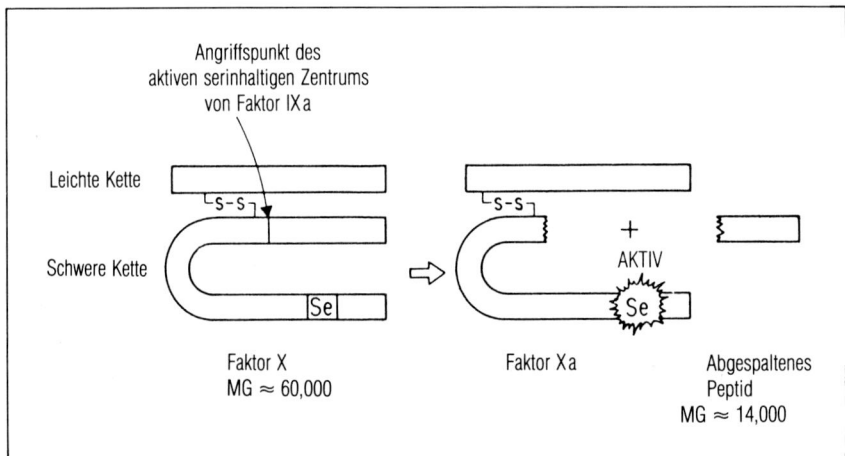

Abb. 11.6 Die Aktivierung der Serin-Proteasen. Das Beispiel zeigt die Aktivierung von Faktor X durch Faktor IX. Se = Serin

tor 3 Prothrombin in Thrombin. Durch Hydrolyse von Arginin-Lysin-Bindungen führt Thrombin zur Abspaltung der Fibrinpeptide A und B vom Fibrinogenmolekül und somit zur Bildung des Fibrinmonomers (s. Abb. 11.8). Viele dieser Fibrinmonomere verbinden sich spontan über Wasserstoffbrücken zum lockeren, unlöslichen Fibrinpolymer. Der durch Thrombin und Kalzium aktivierte Faktor XIII führt durch Vernetzung über kovalente Bindungen zu einer Stabilisierung des Fibrinpolymers.

Extrinsic- und Intrinsic-System ergänzen sich gegenseitig. Wahrscheinlich führen die Gewebefaktoren nach Gewebeverletzungen zur Bildung geringer Thrombinmengen, welche neben ihrer Aktivierung der Fibrinbildung auch eine starke Beschleunigung des Intrinsic-Systems durch Aktivierung der Kofaktoren Faktor VIII und Faktor V bewirken. Da Patienten mit einem Faktormangel nur eines der beiden Systeme bereits an schweren Gerinnungsstörungen leiden, sind zur normalen Blutstillung offensichtlich beide Systeme notwendig.

Einige Kennzeichen der Gerinnungsfaktoren sind in Tabelle 11.2 aufgeführt. Die Wirksamkeit der Faktoren II, VII, IX und X hängt von Vitamin K ab, welches für die postribosomale γ-Karboxylierung einiger endständiger Glutaminsäurereste an jedem dieser Moleküle verantwortlich ist. Dieser Karboxylierungsschritt erleichtert die Bindung von Kalzium, welches zur Komplexbildung mit dem Phospholipid erforderlich ist (Abb. 11.7). Unter Entzug von Vitamin K findet keine Karboxylierung der Glutaminsäurereste statt, so daß kein Kalzium gebunden wird und sich die oben genannten Gerinnungsfaktoren nicht an das Plättchenphospholipid heften können. Ohne die kritische Konzentration und Ausrichtung dieser reaktiven Faktoren kann jedoch nur eine minimale Prothrombinmenge zu Thrombin umgewandelt werden.

Faktor VIII ist ein hochmolekulares Protein (Molekulargewicht $1{,}5{-}2{,}0 \times 10^6$) mit zwei Funktionseinheiten. Der Hauptanteil des Proteins (Faktor-VIII-assoziiertes-Antigen, VIIIR:AG) läßt sich durch heterologe Antisera präzipitieren und ist notwendig für die Thrombozytenadhäsion an freigelegtem subendothelialem Bindegewebe sowie für die ristocetininduzierte Aggregation. Ein Bestandteil dieses Faktors VIIIR:AG ist der Von-Willebrand-Faktor (VIII:VWF). Im zirkulierenden Plasma liegt der Faktor VIIIR:AG als ein komplexes Proteinmolekül aus mehreren Kettenuntereinheiten ähnlicher Größe vor, die über Disulfidbrücken miteinander

Tabell 11.2 Die Gerinnungsfaktoren

Fibrinogengruppe: Faktoren I, V, VIII, XIII
Wechselwirkung mit Thrombin
Aktivitätsverlust während des Gerinnungsvorganges (fehlender Nachweis im Serum).
Anstieg bei Entzündungen, Schwangerschaft und Einnahme von oralen Kontrazeptiva.
Aktivitätsverlust von V und VIII in Plasmakonserven.

Prothrombingruppe: Faktoren II, VII, IX, X
Synthese Vitamin-K-abhängig, zur Aktivierung ist Ca^{++} erforderlich.
Werden außer Prothrombin (II) nicht bei der Gerinnung verbraucht (Nachweis im Serum).
Stabil, gute Haltbarkeit in Plasmakonserven.

Kontaktgruppe: Faktoren XI, XII, Präkallikrein
Synthese nicht Vitamin-K-abhängig, Kalzium nicht erforderlich.
Stabil, gute Haltbarkeit in Plasmakonserven.

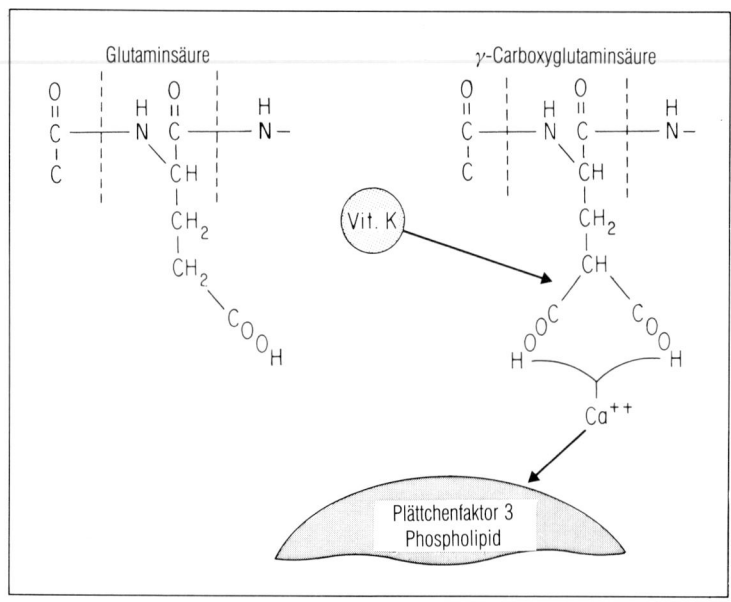

Abb. 11.7 Die Rolle von Vitamin K bei der γ-Karboxylierung der Glutaminsäure in den Faktoren II, VII, IX und X, welche dadurch in die Lage versetzt werden, Ca^{++} zu binden und sich an das Phospholipid Plättchenfaktor 3 zu heften

verbunden sind. Das Molekulargewicht dieses Komplexes liegt zwischen 800 000 und 12 000 000. Die kleinere gerinnungsaktive Funktionseinheit (VIII:C) ist über nichtkovalente Bindungen mit dem VIIIR:AG-Molekül verknüpft (siehe Abb. 11.3). Die Synthese von VIIIR:AG findet in den Endothelzellen statt. Es bestehen noch Unklarheiten, ob sich diese Einheit mit VIII:C verbindet oder ob es die Gerinnungsaktivität durch irgendeine biochemische Veränderung erlangt. Weiterhin ist unbekannt, ob diese Aktivierung in den Endothelzellen stattfindet oder ob VIIIR:AG in Leber, Milz oder ein anderes Organ gelangt, um sich dort mit VIII:C zu verbinden bzw. aktiviert zu werden.

Wie Faktor V ist Faktor VIII:C ein Kofaktor, welcher durch eine Serin-Protease (in der Regel Thrombin) modifiziert werden muß, bevor er seine volle Aktivität erhält.

Faktor VIII steht in Zusammenhang mit dem Gefäßendothel und der Randströmung. Belastungsstreß sowie Infusionen von Adrenalin oder Desmopressin (einem Vasopressin-Präparat) führen zu einem beträchtlichen Anstieg des Plasmaspiegels an Faktor VIII. Nach Modifizierung durch Thrombin oder andere Serin-Proteasen destabilisiert sich die biologische Aktivität (= VIII:C) von Faktor VIII. Bei Blutkonserven, die zu Transfusionszwecken bei 4 °C gelagert werden, ist innerhalb der ersten drei Tage ein fortschreitender Aktivitätsverlust bis unter 10% zu verzeichnen.

Fibrinogen hat ein Molekulargewicht von 340 000 und besteht aus drei Polypeptid-Kettenpaaren (αA, βB und γ), die über Disulfidbrücken miteinander verbunden sind (Abb. 11.8). Nach Abspaltung der Fibrinpeptide A und B besteht das Fibrinmonomer aus drei α-, β- und γ-Kettenpaaren.

Physiologische Regulation der Blutgerinnung

Ohne die folgenden Schutzmechanismen würde es durch unkontrollierte intravasale Blutgerinnung zu gefährlichen Gefäßverschlüssen durch Thrombose kommen:

1. Plasmainhibitoren der aktivierten Gerinnungsfaktoren

Es ist von großer Bedeutung, daß sich die Wirkung von Thrombin auf den Ort der Gefäßwandverletzung beschränkt. Im übrigen Blutstrom wird Thrombin (und andere Serin-Protease-Faktoren) unmittelbar durch zirkulierende Inhibitoren inaktiviert, von denen Antithrombin III das wirksamste ist. Dieses verbindet sich über Peptidbindungen mit den Serin-Proteasen und inaktiviert sie durch Bildung hochmolekularer stabiler Komplexe. Seine Wirkung wird durch Heparin beträchtlich verstärkt. Auch α_2-Makroglobuline, α_2-Antiplasmin und α_2-Antitrypsin üben auf die zirkulierenden Serin-Proteasen einen hemmenden Effekt aus. Innerhalb des Komplementsystems ist der C_1-Esterase-Inhibitor ein wirksamer Hemmstoff des Plasmakallikreins.

Thrombin bindet sich an einen Endothelzellen-Oberflächenrezeptor, der als Thrombomodulin bezeichnet wird. Seit kurzem ist bekannt, daß der hierbei entstehende Komplex eine zirkulierende Vitamin-K-abhängige Vorstufe der Serin-Proteasen aktiviert, welche Protein C genannt wird. Dieses Protein vermag die Faktoren V und VIII zu zerstören und dadurch weitere Thrombinbildung zu verhindern.

2. Blutströmung

In der Peripherie eines verletzten Gefäßwandbereiches führt die Blutströmung noch vor Einsetzen der Fibrinbildung zu einer raschen Verdünnung und Verteilung der

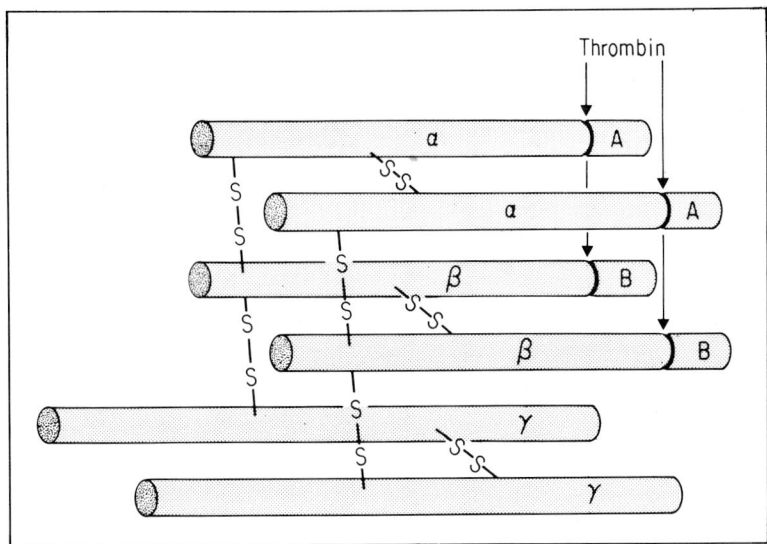

Abb. 11.8 Die Struktur des Fibrinogenmoleküls und Angriffspunkte von Thrombin zur Freisetzung der terminalen Fibrinpeptide A und B aus Fibrin

aktivierten Gerinnungsfaktoren. Diese werden von den Zellen des Leberparenchyms zerstört, während kleinste Gerinnsel durch die Kupfferschen Sternzellen der Leber und andere Zellen des RES entfernt werden.

Plasmin- und Fibrinspaltprodukte

Auch durch Plasminbildung am Ort der Gefäßwandverletzung (siehe unten) wird durch enzymatische Spaltung von Fibrin, Fibrinogen sowie der Faktoren V und VIII das Ausmaß der Thrombusentwicklung in Grenzen gehalten. Die Spaltprodukte der Fibrinolyse sind kompetitive Hemmstoffe von Thrombin und der Fibrinpolymerisation.

Fibrinolyse

Wie die Blutgerinnung so ist auch die Fibrinolyse als eine physiologische Reaktion auf eine Gefäßwandverletzung zu betrachten. Plasminogen, ein Proenzym der β-Globulin-Fraktion von Blut und Gewebeflüssigkeit, wird durch Aktivatoren der Gefäßwand (Intrinsic-Aktivierung) bzw. des Gewebes (Extrinsic-Aktivierung) in die Serin-Protease Plasmin überführt (Abb. 11.9). Die Freisetzung zirkulierender Plasminogenaktivatoren aus den Endothelzellen erfolgt durch Reize wie Traumen, physische Belastung oder emotionalen Streß. Daneben steigert der aktivierte Faktor XII die Wirkung der Plasminogenaktivatoren. Das Fibrinolytikum Streptokinase ist ein Peptid, welches von β-hämolysierenden Streptokokken gebildet wird. Es aktiviert durch Komplexbildung mit Plasminogen andere Plasminogenmoleküle.

Plasmin besitzt ein umfangreicheres Wirkungsspektrum als Thrombin und hydrolysiert sowohl Arginin- als auch Lysin-Peptid-Bindungen. Es ist in der Lage,

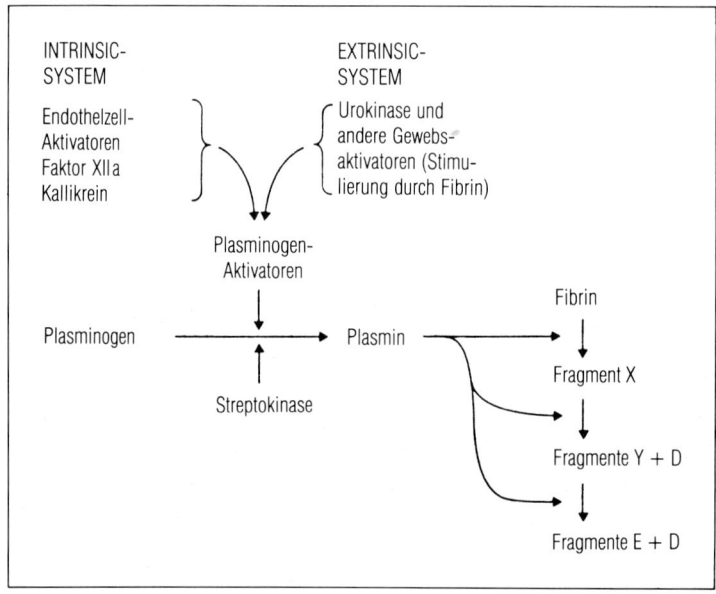

Abb. 11.9 Das fibrinolytische System

Fibrinogen, Fibrin, Faktor V und VIII sowie viele andere Proteine enzymatisch zu spalten. Durch diese Spaltung von Peptidbindungen im Fibrin- und Fibrinogenmolekül entsteht eine Reihe von Spalt-(„Degradations-")Produkten (FDP) (siehe Abb. 11.9). Unter ihnen behält Fragment X, welches in der Anfangsphase der Proteolyse von Fibrin und Fibrinogen als größtes Abbauprodukt abgespalten wird, seine thrombinspezifischen Angriffsstellen und führt so zu einer kompetitiven Hemmung von Thrombin. Nach weiterem enzymatischem Abbau wird das kleinere Fragment Y freigesetzt, ein kompetitiver Hemmer der Fibrinpolymerisation. Große Mengen der kleinsten Fragmente D und E werden im Plasma von Patienten mit disseminierter intravasaler Gerinnung nachgewiesen.

Plasmininaktivierung

Zirkulierendes Plasmin wird durch die starken Inhibitoren α_2-Antiplasmin und α_2-Makroglobulin inaktiviert. Hierdurch wird der ausgedehnte Abbau von Fibrinogen und anderen Gerinnungsfaktoren verhindert.

Kininsystem

Während der Kontaktphase der Gerinnung überführt Faktor XII a Präkallikrein in Kallikrein. Hochmolekulares Kininogen, das große Kofaktor-Molekül, welches diese beiden Enzyme miteinander verbindet, enthält das niedrigmolekulare Peptid Bradykinin (9 Aminosäuren). Seine Freisetzung erfolgt nach spezifischer proteolytischer Abspaltung durch Kallikrein.

Bradykinin ist ein Vasodilatator und erhöht die Gefäßwandpermeabilität. Kallikrein dagegen übt sowohl auf Neutrophile als auch auf Monozyten einen chemotaktischen Reiz aus und bewirkt die Wanderung dieser Phagozyten an den Ort von Verletzungen oder Infektionen.

Faktor XII und die mit ihm assoziierten Enzymvorstufen stellen somit ein wichtiges Bindeglied zwischen den homöostatischen Funktionen von Blutgerinnung, Fibrinolyse und Entzündung dar (Abb. 11.10).

Die Endothelzelle

Die Rolle der Endothelzelle bei der Aufrechterhaltung der Gefäßintegrität ist hinreichend bekannt. Die Zelle liefert die Basalmembran, das Kollagen, Elastin und Fibrinectin des subendothelialen Bindegewebes. Verlust oder Defekte der Endothelauskleidung führen sowohl zu Blutungen als auch zur Auslösung der hämostatischen Mechanismen. Daneben spielt die Endothelzelle auch selbst eine aktive Rolle im hämostatischen Geschehen. Durch Synthese von Prostacyclin, den Faktoren VIII R:AG und VIII:VWF, Plasminogenaktivatoren, Antithrombin III und Thrombomodulin (das Oberflächenprotein für die Aktivierung von Protein C) werden Substanzen bereitgestellt, denen sowohl bei den Thrombozytenreaktionen als auch bei der Blutgerinnung eine lebenswichtige Aufgabe zukommt (Abb. 11.11). Dane-

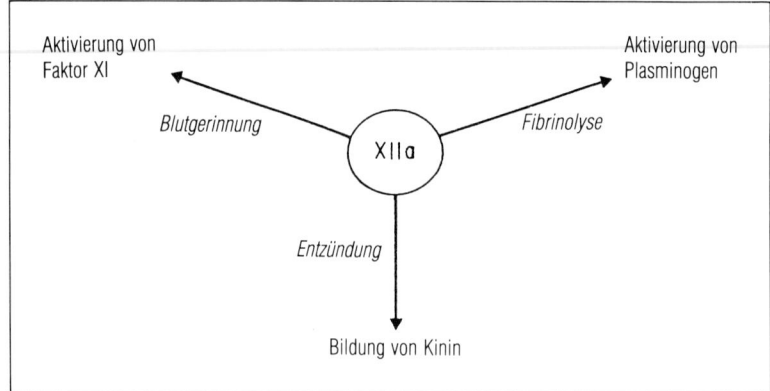

Abb. 11.10 Die zentrale Rolle des aktivierten Faktors XII bei den Anfangsreaktionen von Gerinnung, Fibrinolyse und Entzündung

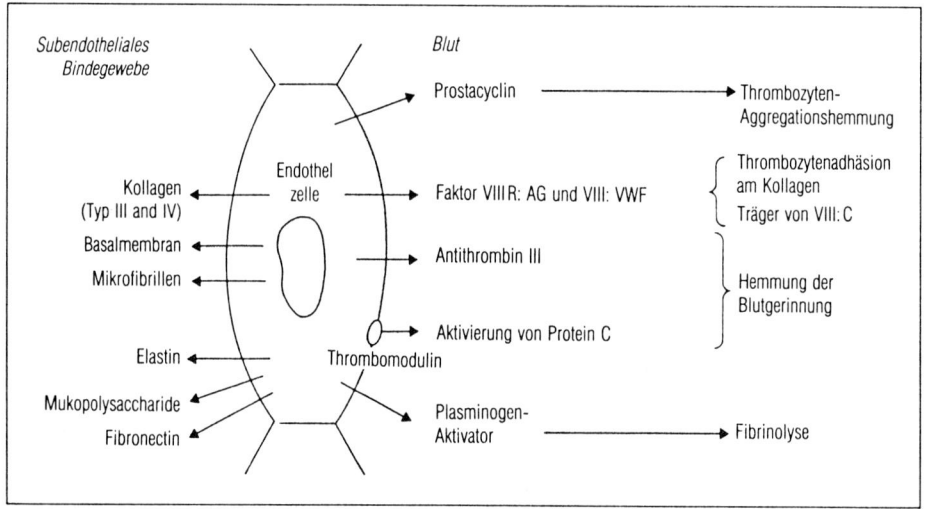

Abb. 11.11 Die Rolle der Endothelzelle bei der Verhütung der Blutgerinnung und beim Schutz der Thrombozyten vor aggregationsauslösenden subendothelialen Substanzen

ben gibt es Anhaltspunkte dafür, daß die Endothelzellen besonders in der Mikrozirkulation der Lunge wirksame vasoaktive und thrombozytenaggregierende Substanzen wie Serotonin, Bradykinin und Angiotensin I aus dem Blutstrom entfernen.

Reaktionsmechanismen der Hämostase

Die physiologische hämostatische Reaktion auf eine Gefäßwandläsion beruht auf dem engen Zusammenspiel von Gefäßwand, zirkulierenden Thrombozyten und Blutgerinnungsfaktoren (Abb. 11.12).

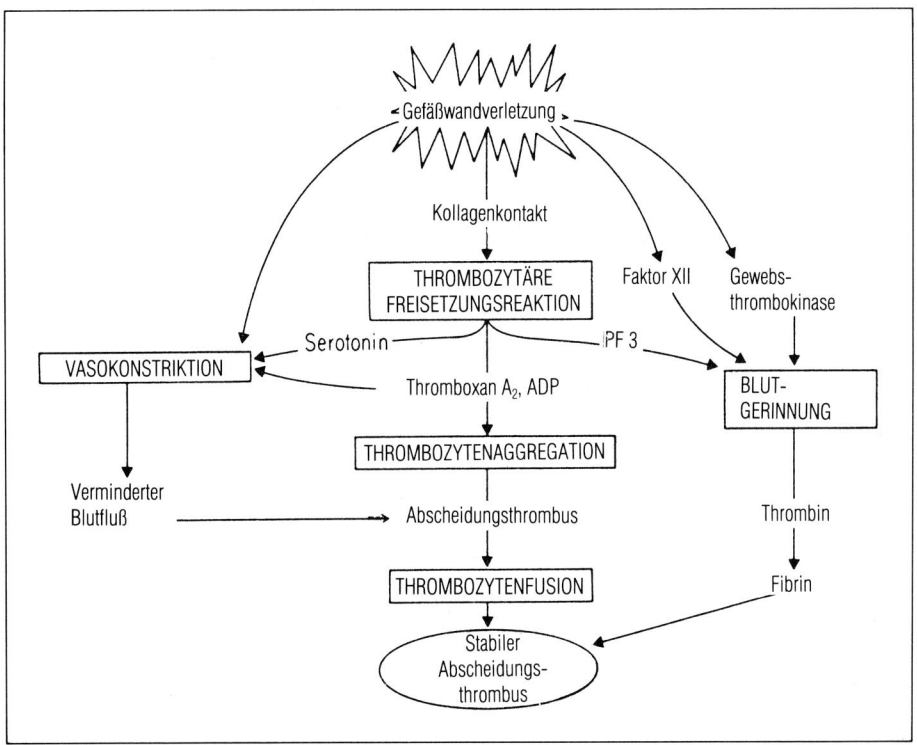

Abb. 11.12 Reaktionsschritte der Hämostase

Vasokonstriktion

Durch sofortige Vasokonstriktion des verletzten Blutgefäßes sowie kleiner benachbarter Arterien und Arteriolen kommt es anfangs zu einer Verminderung des Blutstromes in das Verletzungsgebiet. Bei ausgedehnten Verletzungen kann diese anfängliche Gefäßreaktion die Ausblutung verhindern. Der verminderte Blutfluß ermöglicht die Kontaktaktivierung von Thrombozyten und Gerinnungsfaktoren. Daneben besitzen auch vasoaktive Amine und Thromboxan aus den Thrombozyten sowie die bei der Fibrinbildung abgespaltenen terminalen Fibrinpeptide A und B vasokonstriktive Eigenschaften.

Thrombozytäre Reaktionen und Bildung des Abscheidungsthrombus

Auf eine Verletzung der Endothelauskleidung folgt als erste Reaktion die Anlagerung von Thrombozyten an das freigelegte Bindegewebe (Abb. 11.12). Dieser Vorgang der Thrombozytenadhäsion wird verstärkt durch einen Teil von Faktor VIII, den Von-Willebrand-Faktor. Durch Kollagenkontakt und am Ort der Gefäßverletzung gebildetes Thrombin kommt es bei den adhärenten Thrombozyten zur Freisetzung ihres Granulainhaltes einschließlich ADP, Serotonin, Fibrinogen, lysosomaler Enzyme sowie des Antiheparin-Faktors. Kollagen und Thrombin aktivieren die thrombozytäre Prostaglandinsynthese und führen zur Bildung von Thromboxan A_2, welches die Freisetzungsreaktionen und Aggregation der Thrombozyten verstärkt und daneben starke vasokonstriktive Eigenschaften besitzt. Durch freigesetztes ADP erfolgen Anschwellung und Aggregation der Thrombozyten. Weitere Thrombozyten strömen aus dem zirkulierenden Blut in den Verletzungsbereich hinzu. Dieser sich selbst aufrechterhaltende Prozeß der Thrombozytenaggregation führt bald zur Bildung eines Abscheidungsthrombus, der das freigelegte Bindegewebe bedeckt. Freigesetzte Enzyme der Plättchengranula, ADP und Thrombasthenin tragen alle zur Fusion der dabei abgelagerten Thrombozytenmasse bei. Wahrscheinlich besitzt das in Endothel und glatten Muskelzellen der an die Verletzungsstelle angrenzenden Gefäßwandabschnitte gebildete Prostacyclin Aufgaben bei der Begrenzung des primären Abscheidungsthrombus. Das ziemlich instabile Gefüge dieses Thrombus, welches sich durch die beschriebenen Plättchenreaktionen innerhalb einer Minute nach der Verletzung entwickelt, reicht in der Regel aus, die Blutung vorläufig unter Kontrolle zu bringen.

Die endgültige Blutstillung ist erreicht, sobald die bei der Blutgerinnung gebildeten Fibrinnetze die Thrombozytenmasse umhüllen.

Stabilisierung des Abscheidungsthrombus durch Fibrin

Nach einer Gefäßverletzung kommt es zur Aktivierung beider Gerinnungssysteme. Dabei wird Faktor XII im Intrinsic-System durch freigelegtes Kollagen aktiviert, während Faktor VII im Extrinsic-System durch freigesetzte Gewebefaktoren aktiviert wird. Plättchenaggregation und Freisetzungsreaktionen beschleunigen die Gerinnung durch Bereitstellung großer Mengen des Membranlipoproteins Plättchenfaktor 3. Das am Ort der Gefäßwandverletzung gebildete Thrombin wandelt lösliches Plasmafibrinogen in Fibrin um und verstärkt daneben Thrombozytenaggregation und Freisetzungsreaktionen. Durch das Fibrinnetz wird der Abscheidungsthrombus verankert und vergrößert. Während die Thrombozytenmasse durch Autolyse einschmilzt, nimmt der Fibrinanteil des Thrombus weiter zu, so daß er sich nach 24–48 Stunden völlig in eine solide Fibrinmasse umgewandelt hat.

Untersuchungen der Hämostasefunktionen

Störungen der Hämostase mit pathologischen Blutungen können auf dem Boden einer Thrombozytopenie, einer Störung der Thrombozytenfunktionen oder der Blutgerinnung entstehen. Daneben führt auch eine Reihe von Gefäßerkrankungen zu Blutungsstörungen. Zur Beurteilung des Thrombozyten- und des Blutgerinnungssystems kann eine Anzahl von einfachen Untersuchungen herangezogen werden.

Blutbild und Blutausstrich

Da eine Thrombozytopenie die häufigste Ursache pathologischer Blutungen ist, sollte bei Verdacht auf eine Blutungsstörung zunächst ein Blutbild einschließlich

Thrombozytenauszählung sowie eine Untersuchung des Blutausstriches durchgeführt werden. Neben der Bestätigung einer Thrombozytopenie kann hierbei gegebenenfalls auch schon ihre Ursache festgestellt werden, z. B. eine akute Leukämie.

Blutungszeit

Falls Blutbild, Thrombozytenzahl und Untersuchung des Blutausstriches keine pathologischen Befunde liefern, sollte zur Untersuchung der Thrombozytenfunktionen die Blutungszeit bestimmt werden. Sie ist ein Maß für die Ausbildung von Plättchenthromben in vivo. Bei der Methode nach Ivy werden unter Stauung (40 mm Hg) mit einer Blutdruckmanschette am Oberarm mit Hilfe eines kleinen Schnittapparates an der Beugeseite des Unterarmes zwei 1 mm tiefe und 1 cm lange Hautinzisionen gesetzt. Normalerweise kommt die Blutung nach 3–8 Minuten zum Stillstand, während bei Thrombozytenzahlen unter $75 \times 10^3/mm^3$ (10^9/l) eine zunehmende Verlängerung festzustellen ist. Verlängerte Blutungszeiten finden sich daneben auch bei Störungen der Plättchenfunktion und bei einigen vaskulär bedingten hämorrhagischen Diathesen.

Screening-Tests der Blutgerinnung

Es gibt Screening-Tests zur Beurteilung des Extrinsic- und des Intrinsic-Systems der Blutgerinnung sowie der Umwandlung von Fibrinogen in Fibrin (Tabelle 11.3). Gerinnungsstörungen zeigen sich hierbei in der Regel als Verlängerung der Gerinnungszeiten im Vergleich zum Kontrollplasma des jeweiligen Untersuchungsverfahrens.

Tabelle 11.3 Laboruntersuchungen zur Diagnose von Gerinnungsstörungen

Screening-Tests	Funktion	Normale Gerinnungszeit
Thromboplastinzeit (TPZ, Quick-Test)	Beurteilung des Extrinsic-Systems und der durch beide Systeme aktivierbaren Faktoren	10–14 Sekunden
Partielle Thrombo-plastinzeit (PTT)	Beurteilung des Intrinsic-Systems und der durch beide Systeme aktivierbaren Faktoren	30–40 Sekunden
Thrombinzeit (TT)	Beurteilung der Umwandlung von Fibrinogen in Fibrin	10–12 Sekunden

Spezifische Untersuchungen
  Beruhen in der Mehrzahl auf der TPZ oder PTT unter Einbeziehung eines Substratplasmas mit allen Faktoren außer dem zu bestimmenden. Die Wirkung des Patientenplasmas auf die verlängerte Gerinnungszeit des Substratplasmas mit Faktormangel wird mit der normalisierenden Wirkung von normalem Plasma verglichen. Ergebnisangaben erfolgen als Prozent der Norm.

Untersuchungen der Fibrinolyse
  Euglobulin-Lysiszeit, Bestimmung von Fibrinspaltprodukten (FDP).

1. Die Thromboplastinzeit, TPZ (= Prothrombinzeit, PT, Quick-Test)

Sie erfaßt sowohl die Funktion des Extrinsic-Systems (Faktor VII) als auch jener Faktoren, die durch beide Systeme aktiviert werden (Faktor X, V, Prothrombin und Fibrinogen). Das Verfahren beruht auf der Zugabe von Gewebsthrombokinase (Hirnextrakt) und Kalzium in das Blutplasma. Die Zeit bis zum Erscheinen des Gerinnsels beträgt normalerweise 10–14 Sekunden. Die Umrechnung der Thromboplastinzeit in die Prozentangaben des Quick-Wertes erfolgt mit Hilfe einer eigens erstellten Bezugskurve der TPZ bei unterschiedlichen Verdünnungsstufen eines Referenz-Plasma-Gemisches von Normalpersonen. Hierdurch lassen sich Schwankungen bei der TPZ-Bestimmung in verschiedenen Labors durch verschiedene Personen vermindern.

2. Die partielle Thromboplastinzeit (PTT)

erfaßt Störungen der Faktoren VIII, IX, XI und XII des Intrinsic-Systems sowie der durch beide Systeme aktivierbaren Faktoren. Hierbei werden dem Patientenserum drei Substanzen zugesetzt: eine kontaktaktivierende Substanz (z. B. Kaolin), Phospholipid und Kalzium. Die normale Gerinnungszeit beträgt bei diesem Verfahren ungefähr 30–40 Sekunden.

Verlängerte Gerinnungszeiten im TPZ- und PTT-Test aufgrund von Faktormangel werden durch Zusatz von Normalplasma zum Patientenplasma normalisiert. Fehlende oder unvollständige Normalisierung mit Normalplasma läßt eine gerinnungshemmende Substanz im Patientenplasma vermuten.

3. Screening-Tests zur Erfassung eines Fibrinogenmangels

Hierzu zählt die Bestimmug der Thrombinzeit und des Fibrinogentiters. Bei Anwesenheit von Heparin und Fibrinspaltprodukten (FDP) fallen diese Tests pathologisch aus.

4. Die Gerinnungszeit

von Vollblut bei 37 °C wird in einigen Laboratorien immer noch durchgeführt. Eine Verlängerung ist im allgemeinen nur bei schwerem Faktormangel festzustellen. Die Untersuchung kann verbunden werden mit einer Bestimmung der Thrombusretraktion und der Thrombusgröße nach 1 Stunde.

Spezifische Untersuchungen der Gerinnungsfaktoren

Die meisten spezifischen Faktoruntersuchungen beruhen auf der Bestimmung der TPZ oder der PTT unter Einbeziehung eines Substratplasmas, welches alle Faktoren außer dem zu bestimmenden enthält. Voraussetzung hierbei ist in der Regel die Verfügbarkeit von Plasma eines Patienten mit erblichem Mangel des in Frage kommenden Gerinnungsfaktors. Die Wirkung des Patientenplasmas auf die verlängerte Gerinnungszeit des Substratplasmas mit Faktormangel wird daraufhin mit der normalisierenden Wirkung von normalem Plasma verglichen. Die Ergebnisangaben erfolgen als Prozent der Norm. Zur quantitativen Untersuchung des Plasmafibrinogens steht eine Reihe von biochemischen und immunologischen Verfahren zur Verfügung. Darüber hinaus sind auch zur Bestimmung anderer Gerinnungsfaktoren, insbesondere Faktor VIIIR:AG und Faktor VIII:C, Immunassays entwickelt worden.

Untersuchungen der Fibrinolyse

Erhöhte Konzentration zirkulierender Plasminogenaktivatoren können durch verkürzte Euglobulin-Lysiszeiten erfaßt werden. Zum Nachweis proteolytischer Spaltprodukte von Fibrin und Fibrinogen (FDP) im Serum stehen mehrere immunologische Methoden zur Verfügung. Bei systemischer Hyperfibrinolyse können niedrige Plasmaspiegel von zirkulierendem Plasminogen nachgewiesen werden.

Ausgewählte Literatur

Bloom A. L. & Thomas D. P. (eds.) (1981) Haemostasis and Thrombosis. Churchill Livingstone, Edinburgh.
British Medical Bulletin (1977) 33, no. 3, Haemostasis. Ed. D. P. Thomas.
British Medical Bulletin (1978) 34, no. 2, Thrombosis. Ed. D. P. Thomas.
Clinics in Haematology (1981) vol. 10.2, Thrombosis. Ed. C. R. M. Prentice. W. B. Saunders, Philadelphia.
Clinics in Haematology (1983) vol. 12.1, Platelet Disorders. Eds. L. A. Harker & T. S . Zimmerman. W. B. Saunders, Philadelphia.
Coleman R. W. et al. (eds.) (1982) Hemostasis and Thrombosis: Basic Principles and Clinical Practice. J. B. Lippincott, Philadelphia.
Esnouff M. P. (1981) Biochemistry of coagulation. In: Recent Advances in Haematology 3, ed. A. V. Hoffbrand. Churchill Livingstone, Edinburgh.
Gordon J. L. (ed.) (1976) Platelets in Biology and Pathology. North Holland, Amsterdam.
Ingram G. I. C., Brozovic M. & Slater M. P. G. (1983) Bleeding disorders–Investigation and Management, 2nd edition. Blackwell Scientific Publications, Oxford.
Mann K. G. & Fass D. N. (1982) The molecular biology of blood coagulation. In: Current Hematology 2, ed. V. F. Fairbanks. Wiley Medical, New York.
Ogston D. (1983) The Physiology of Hemostasis. Croom Helm, London.
Progress in Hemostasis and Thrombosis (1982) vol. 6, ed. H. Spaet. Grune & Stratton, New York.
Seminars in Hematology (1977) vol. 14, no. 3, Hemostasis and Thrombosis. Ed. R. S. Mibasham. Grune and Stratton, New York.
Thompson A. R. & Harker L. A. (1983) Manual of Hemostasis and Thrombosis, 3rd edition. F. A. Davis, Philadelphia.
Zimmerman T. S. et al. (1983) Factor VIII/von Willebrand factor. Progress in Hematology, XIII, 279–310. Ed. E. B. Brown. Grune and Stratton, New York.
Hämatologische Lehrbücher: siehe Kapitel 1.

Kapitel 12
Vaskulär und thrombozytär bedingte hämorrhagische Diathesen

Eine hämorrhagische Diathese (Blutungsneigung) kann Folge vaskulärer Erkrankungen, einer Thrombozytopenie, von Thrombozytenfunktionsstörungen sowie einer Koagulopathie sein. Die ersten drei Bereiche werden in diesem Kapitel abgehandelt; Störungen der Blutgerinnung folgen in Kapitel 13.

Vaskuläre hämorrhagische Diathesen

Die vaskulären Störungen bilden eine heterogene Krankheitsgruppe, die durch eine Neigung zu blauen Flecken und Spontanblutungen aus kleinen Gefäßen charakterisiert ist. Die zugrundeliegende Ursache findet sich entweder in den Gefäßen selbst oder im perivaskulären Bindegewebe. Die meisten Fälle rein vaskulär bedingter Blutungen sind nicht sehr schwerwiegend. Häufig beschränken sie sich auf die Haut und rufen dort Petechien und Ekchymosen hervor. In einigen Fällen kommt es auch zu Schleimhautblutungen. Die Standard-Suchtests fallen bei manchen dieser Erkrankungen normal oder nur gering pathologisch aus. Die Blutungszeit ist selten

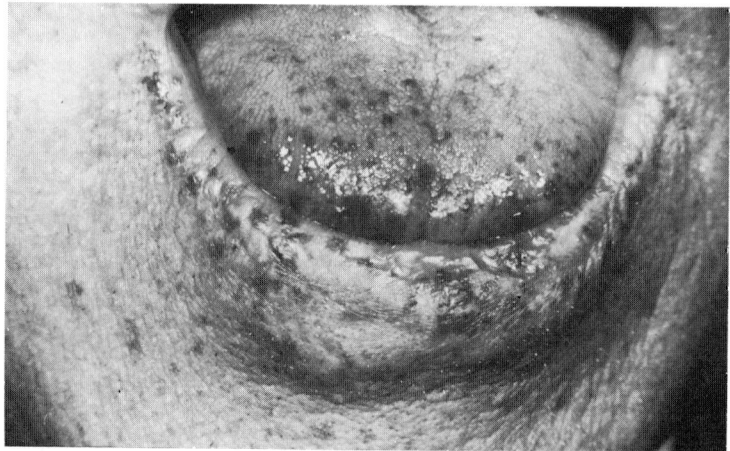

Abb. 12.1 Typisches Aussehen von Lippen und Zunge bei einem Patienten mit Morbus Osler

verlängert; andere Hämostasetests sind unauffällig. Vaskuläre Erkrankungen können angeboren oder erworben sein.

Morbus Osler

Synonyma: Teleangiektasia hereditaria, Morbus Rendu-Osler
   Diese seltene Krankheit folgt einem autosomal dominanten Erbgang. Es finden sich mikrovaskuläre Gefäßausbuchtungen, die bereits in der Kindheit auftreten und mit zunehmendem Alter immer zahlreicher werden. Diese Teleangiektasien entwikkeln sich in Haut, Schleimhaut (Abb. 12.1) und inneren Organen. Rezidivierende Blutungen in den Gastrointestinaltrakt können zu einer chronischen Eisenmangelanämie führen.

Erworbene Gefäßschäden

Gefäßschäden im Rahmen vieler Erkrankungen können Ursache einer hämorrhagischen Diathese sein.

1. Eine Neigung zu blauen Flecken findet sich häufig bei sonst gesunden Frauen, besonders im gebärfähigen Alter; sie haben keinen Krankheitswert.
2. Senile Purpura bei Atrophie des Stützgewebes der kutanen Blutgefäße. Prädilektionsorte sind die Dorsalflächen von Unterarm und Hand.
3. Purpura bei Infektionen als Folge von toxischer Endothelschädigung oder disseminierter intravasaler Gerinnung (s. S. 232).
4. Schoenlein-Henoch-Purpura als Folge einer Immunkomplexreaktion vom Typ III; häufig bei Kindern. In vielen Fällen geht ein akuter Infekt voraus. Die charakteristische Purpura ist oft von einem umschriebenen Ödem und Juckreiz begleitet. Bevorzugte Lokalisationen sind Gesäßregion sowie Streckseiten von Unterschenkel und Ellenbogen. Schmerzhafte Gelenkschwellungen, Hämaturie und abdominale Schmerzen sind zusätzliche Symptome. Meist heilt die Erkrankung spontan aus; nur in Einzelfällen entwickelt sich ein Nierenversagen.
5. Skorbut. Vitamin-C-Mangel kann über eine Schädigung der Interzellularsubstanz zu perifollikulären Petechien, blauen Flecken und Schleimhautblutungen führen.
6. Steroidbedingte Purpura. Eine Langzeitbehandlung mit Steroiden und das Cushing-Syndrom geht manchmal mit Purpura einher; diese wird durch geschädigtes Stützgewebe der Gefäße verursacht.

Thrombozytopenien

Hämorrhagische Diathesen bei Thrombozytopenien (= Thrombopenien) oder gestörter Thrombozytenfunktion sind ebenfalls durch spontane Hautblutungen, Schleimhautblutungen und verlängerte Blutungszeit nach Verletzungen gekennzeichnet. Die Hauptursachen einer Thrombozytopenie sind in Tabelle 12.1 aufgeführt.

Tabelle 12.1 Ursachen einer Thrombozytopenie

Bildungsstörungen

Selektive Schädigung der Megakaryozyten
Medikamente, chemische Substanzen, Virusinfekte

Teilmanifestation einer allgemeinen Knochenmarkinsuffizienz
Panmyelopathie
Leukosen
Myelodysplastische Syndrome
Osteomyelofibrose
Knochenmarkinfiltration, z. B. durch Karzinome, Lymphome
Plasmozytom
Megaloblastäre Anämien

Gesteigerter Abbau

Morbus Werlhof (idiopathische thrombozytopenische Purpura, ITP)
Akutes Werlhof-Syndrom (akute idiopathische Thrombozytopenie)
Sekundäre immunbedingte Thrombozytopenie (postinfektiös, systemischer Lupus Erythematodes,
CLL, Lymphome)
Purpura nach Transfusionen
Medikamentös bedingte Thrombozytopenie
Heparin
Disseminierte intravasale Koagulation (DIC)

Störungen der Thrombozytenverteilung

Splenomegalie

Scheinbare Verluste durch Verdünnung

Transfusion großer Mengen von alten Blutkonserven bei Hämorrhagien

---

Bildungsstörung der Thrombozyten

Dies ist die häufigste Ursache einer Thrombozytopenie. Eine selektive Verminderung der Megakaryozyten kann Folge viraler Infekte oder toxischer Schäden durch Medikamente sein (z. B. Phenylbutazon, Co-Trimoxazol, Goldverbindungen, Diuretika vom Thiazid-Typ, Tolbutamid). Reduzierte Megakaryozytenzahlen können im Rahmen einer allgemeinen Knochenmarkinsuffizienz bei Panmyelopathie, Leukosen, Osteomyelofibrose und Knochenmarkinfiltrationen auftreten. Eine ineffektive Thrombozytenproduktion trotz normaler oder erhöhter Megakaryozytenzahlen ist ein typisches Merkmal megaloblastärer Anämien. Die Diagnose dieser Formen von Thrombozytopenie läßt sich durch Blutbild, Blutausstrich und Knochenmarkuntersuchungen stellen.

228

Gesteigerter Abbau von Thrombozyten

Idiopathische thrombozytopenische Purpura

Synonyma: Morbus Werlhof, chronische ITP

Diese relativ häufige Erkrankung betrifft meist Frauen im Alter zwischen 15 und 50 Jahren. Obgleich meist idiopathisch, kann sie doch auch in Verbindung mit anderen Krankheiten auftreten, wie z. B. systemischem Lupus erytematodes, chronischer lymphatischer Leukämie, Morbus Hodgkin und autoimmunhämolytischen Anämien.

Pathogenese

Wenn Thrombozyten mit Autoantikörpern behaftet sind (meist IgG), so führt dies zu ihrer frühzeitigen Entfernung aus der Blutbahn durch Zellen des retikuloendothelialen Systems (Abb. 12.2). Plättchen, an die wenige Antikörper gebunden sind, werden vorwiegend in der Milz abgebaut. Sind die Thrombozyten dagegen stark mit Autoantikörpern behaftet bzw. mit IgG + Komplement, so erfolgt ihr Abbau im gesamten retikuloendothelialen System, insbesondere in der Leber.

Klinik

Der Beginn ist oftmals schleichend mit petechialen Blutungen, blauen Flecken und bei Frauen mit Menorrhagien. In schweren Fällen treten Schleimhautblutungen auf; intrakranielle Blutungen sind dagegen selten. Die Blutungen beim Morbus Werlhof

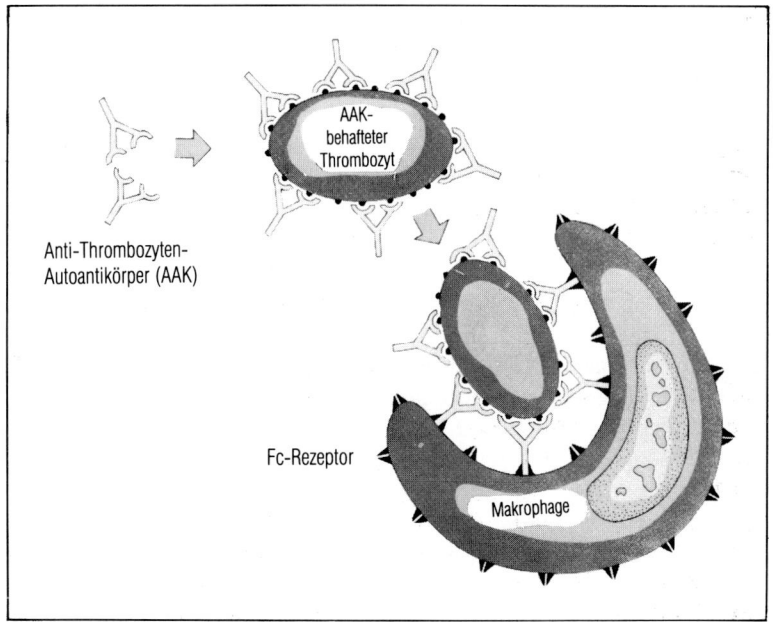

Abb. 12.2 Pathogenese der Thrombozytopenie bei Morbus Werlhof (ITP)

sind auch bei ähnlicher Thrombozytenzahl weniger stark ausgeprägt als diejenigen bei Knochenmarkinsuffizienz, da beim Morbus Werlhof junge und funktionell höherwertige Thrombozyten überwiegen. Die Milz ist lediglich in 10% der Fälle palpabel.

Diagnose

1. Thrombozytenzahl gewöhnlich bei 10–50 × 10^3/mm^3 (10^9/l).
2. Deutliche Verminderung der Thrombozyten im Blutausstrich; vergrößerte Formen werden vermehrt angetroffen.
3. Zunahme der Megakaryozyten im Knochenmark.
4. Bei den meisten Patienten lassen sich mit Hilfe von empfindlichen Tests auf der Thrombozytenoberfläche oder im Serum antithrombozytäre IgG-Autoantikörper nachweisen, die entweder allein oder mit Hilfe von Komplement wirken.
5. Untersuchungen mit ^{51}Cr- oder ^{111}In-markierten Thrombozyten bestätigen die verkürzte Lebensdauer. In schweren Fällen kann die mittlere Lebensdauer weniger als eine Stunde betragen.

Behandlung

Nur bei weniger als 10% der Patienten heilt der Morbus Werlhof spontan aus. Ziel der Behandlung ist die Reduktion der Autoantikörper und damit eine Verminderung der Abbaurate geschädigter Plättchen. Rezidive kommen vor, jedoch Monate oder Jahre nach Absetzen der hier im Anschluß besprochenen Therapie.

1. *Steroide.* Bei 80% der Patienten kommt es unter einer hochdosierten Steroidtherapie zu einer Besserung. Die Initialtherapie besteht üblicherweise aus 60 mg Prednisolon pro Tag. Sobald eine Remission erreicht ist, wird die Dosis schrittweise reduziert. Bleibt eine Normalisierung der Thrombozytenzahlen aus, sollte die tägliche Steroidmenge langsamer gesenkt werden. In therapieresistenten Fällen ist eine Splenektomie oder eine immunsuppressive Therapie in Erwägung zu ziehen.
2. *Splenektomie* (Abb. 12.3). Dieser Eingriff ist nach dreimonatiger erfolgloser Steroidtherapie indiziert. Sollte zur Aufrechterhaltung einer Thrombozytenzahl auf Werte oberhalb von 50 × 10^3/mm^3 (10^9/l) eine unvertretbar hohe Steroidmenge erforderlich sein, so ist auch in diesem Falle oft eine Splenektomie angezeigt. Bei den meisten Patienten sind die Ergebnisse zufriedenstellend.
3. *Immunsuppressiva* wie Vincristin, Vinblastin, Cyclophosphamid und Azathioprin sind in der Regel solchen Patienten vorenthalten, die weder auf Steroide noch auf eine Splenektomie ansprechen.
4. *Androgene* (nicht virilisierend). Danazol ist jüngst bei Patienten empfohlen worden, bei denen weder Kortikosteroide noch eine Splenektomie Erfolge gebracht haben.
5. *Hochdosierte Immunglobuline* haben sich ebenfalls in neuerer Zeit als geeignet herausgestellt, die Thrombozytenzahl vorübergehend anzuheben. Möglicherweise geschieht dies über eine Blockierung der Fc-Rezeptoren auf den Makrophagen. Eine Beurteilung der Langzeiteffekte dieser Therapie ist allerdings bislang nicht möglich.

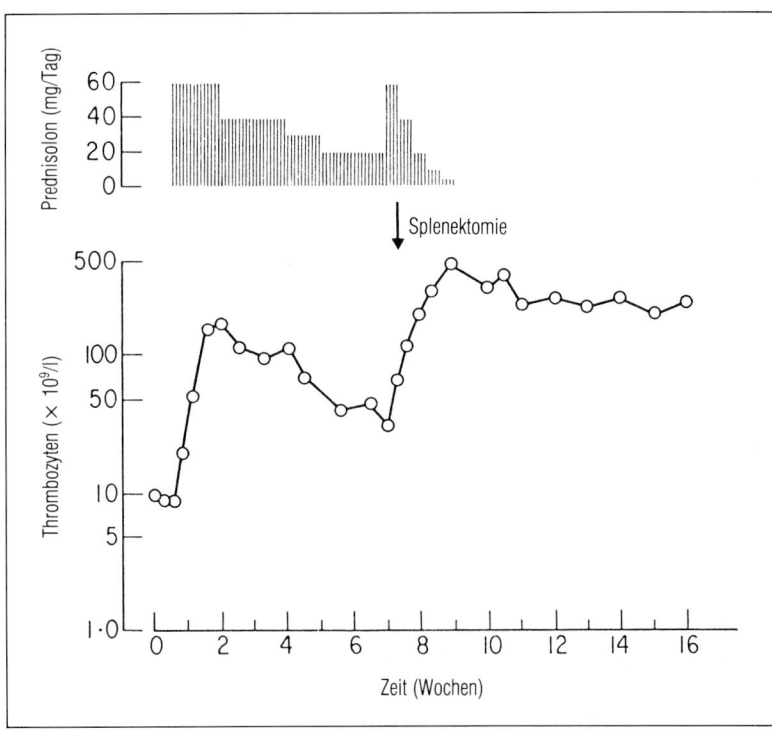

Abb. 12.3 Wirkung von Prednisolon bei Morbus Werlhof (ITP) mit anschließendem Rezidiv; Wirkung der Splenektomie

6. *Thrombozytentransfusionen.* Obwohl Spenderthrombozyten selten länger als die des Patienten überleben, können Thrombozytenkonzentrate bei akuten lebensbedrohlichen Blutungen mit gutem Erfolg eingesetzt werden.

Akute (postinfektiöse) idiopathische Thrombozytopenie

Synonym: aktues Werlhof-Syndrom

Diese Erkrankung betrifft vorwiegend Kinder. Der Pathomechanismus ist nicht im einzelnen bekannt. Bei etwa 75% der Patienten treten Thrombozytopenie und Blutungen nach Impfungen oder Infekten auf, wie z. B. nach Masern, Windpocken oder infektiöser Mononukleose. Ein allergisches Geschehen mit Immunkomplexbildung und Komplementablagerung auf den Thrombozyten wird als Ursache angenommen.

Meist kommt es zu Spontanremissionen; bei 5–10% der Patienten nimmt die Krankheit jedoch einen chronischen Verlauf. In schweren Fällen wird manchmal eine kurzfristige Steroidtherapie eingesetzt.

Thrombozytopenien, die etwa 10 Tage nach Bluttransfusionen auftreten, werden auf Antikörper des Empfängers zurückgeführt, die sich gegen das Pl^{A_1}- Antigen der transfundierten Plättchen entwickelt haben. Weshalb dabei jedoch die patienteneigenen Thrombozyten zerstört werden, ist unbekannt. Ein Immunmechanismus wird ebenfalls bei der Thrombozytopenie während einer Heparintherapie in Betracht gezogen.

Medikamentös bedingte Thrombozytopenien

Bei vielen durch Medikamente ausgelösten Thrombozytopenien wurde ein allergisches Geschehen als Ursache nachgewiesen. Medikamenteninduzierte Antikörper fanden sich bei Thrombozytopeniepatienten, die Chinin (Tonic Water), Chinidin, PAS, Sulfonamide, Rifampicin, Stibofen, Digitoxin und andere Medikamente eingenommen hatten. Das Medikament geht eine Bindung mit einem Plasmaprotein ein und wird so zum Antigen, das im Blut zirkuliert und sich an Thrombozyten heftet (Abb. 12.4). Gegen dieses Antigen richten sich bei den meisten durch Medikamente ausgelösten Thrombozytopenien die Antikörper. Die Thrombozyten sind also primär „unschuldig" und werden lediglich als „innocent bystander" geschädigt. Nach Komplementbindung oder Anheftung eines Immunglobulins werden sie durch die Zellen des RES aus der Blutbahn entfernt. Wird das Komplementsystem vollständig aktiviert, kommt es direkt in der Blutbahn zur Lyse der Thrombozyten. Klinisch äußert sich dies als akute Purpura, die sich manchmal durch Schüttelfrost, Kopfschmerzen oder ein flüchtiges Exanthem ankündigt.

Die Thrombozytenzahl liegt oftmals unterhalb von $10 \times 10^3/mm^3$ ($10^9/l$). Die Anzahl der Megakaryozyten im Knochenmark ist normal oder erhöht. Im Serum mancher Patienten lassen sich medikamentös bedingte Antikörper gegen Thrombozyten nachweisen.

Die erste therapeutische Maßnahme besteht im Absetzen aller verdächtigen Medikamente. Bei gefährlichen Blutungen sind Thrombozytenkonzentrate indiziert. Nach wenigen Stunden oder Tagen setzt im allgemeinen die Erholung ein, je nachdem, wie schnell das Medikament aus dem Körper eliminiert wird. Die Patienten müssen künftig das auslösende Medikament und chemisch verwandte Stoffe meiden.

Disseminierte intravasale Gerinnung

Synonyma: Verbrauchskoagulopathie, DIC

Ursache einer Thrombozytopenie kann der gesteigerte Verbrauch von Thrombozyten im Rahmen einer disseminierten intravasalen Gerinnung sein (S. 248 ff.). Die auslösenden Faktoren der DIC reichen von Endothelschäden – an die sich Thrombozyten anlagern können – über generalisierte Thrombinbildung bis hin zu Viren, Bakterien und Endotoxinen und umfassen somit alle auslösenden Momente einer Thrombozytenaggregation. Die Thrombozytenaggregate setzen sich in Arteriolen und Kapillaren fest, so daß die Plättchenzahl im zirkulierenden Blut fällt. Eine Ursache der disseminierten intravasalen Thrombozytenaggregation ist die thrombotische thrombozytopenische Purpura (TTP). Leitsymptome sind Purpura und ischämische Organschädigungen, z. B. von Gehirn und Nieren.

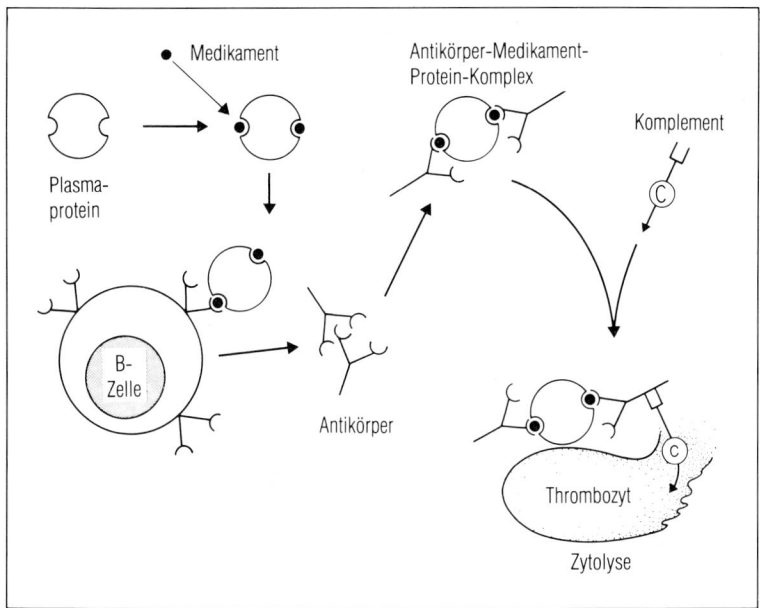

Abb. 12.4 Üblicher Thrombozytenschädigungsmechanismus durch Medikamente. Ein Medikament-Protein-Antikörperkomplex lagert sich an der Thrombozytenoberfläche an. Bei Komplementbindung und -aktivierung kann der Thrombozyt direkt zerstört werden. Ansonsten wird er durch Opsonierung mit Immunglobulin und/oder C_3 durch Zellen des RES entfernt

Vermehrtes Pooling in der Milz

Kinetische Untersuchungen mit ^{51}Cr-markierten Thrombozyten legen den Verdacht nahe, daß die Hauptursache einer Thrombozytopenie bei Splenomegalie ein vermehrtes Zurückhalten („Pooling") der Plättchen in der Milz ist. Normalerweise stehen die Thrombozyten des Blutkreislaufes in freiem Austausch mit einem Reservoir oder „Pool" von Thrombozyten in der Mikrozirkulation der Milz, der etwa ein Drittel der Gesamtplättchenmenge ausmacht. Bei Splenomegalie nun nimmt der austauschbare Plättchenpool in der Milz zu und kann etwa 90% der im Knochenmark produzierten Thrombozytengesamtmenge betragen (Abb. 12.5). Die Lebensdauer der Thrombozyten ist unverändert, da diese, im Gegensatz zu Erythrozyten, eine längere Stase in der Milz unbeschadet überstehen. Ohne zusätzliche Störungen im Hämostasesystem kommt es bei der Thrombozytopenie in Verbindung mit Splenomegalie in der Regel nicht zu Blutungen.

Blutungen bei ausgedehnten Transfusionen

Da sich Thrombozyten bei 4 °C nicht halten, kommt es in Blutkonserven, die bei dieser Temperatur länger als 24 Stunden gelagert werden, zu einem rapiden Abfall der Thrombozytenzahl. Auch einige Gerinnungsfaktoren wie der Faktor VIII verlieren bei der Lagerung an Aktivität. Nach Transfusion großer Mengen gelager-

233

ten Blutes (mehr als 10 Konserven innerhalb von 24 Stunden) treten in vielen Fällen pathologische Blutungen auf. Diese können zumindest teilweise verhindert werden, indem man unter 10 Konserven schnell transfundierten Blutes zwei Einheiten von frischem oder weniger als 12 Stunden altem Blut verabreicht. Eine andere Möglichkeit ist die Anwendung von Thrombozytenkonzentraten und gefrorenem Frischplasma. Manifeste Blutungen werden mit frischem Vollblut behandelt. Falls notwendig, können Thrombozytenkonzentrate und gefrorenes Frischplasma zusätzlich gegeben werden.

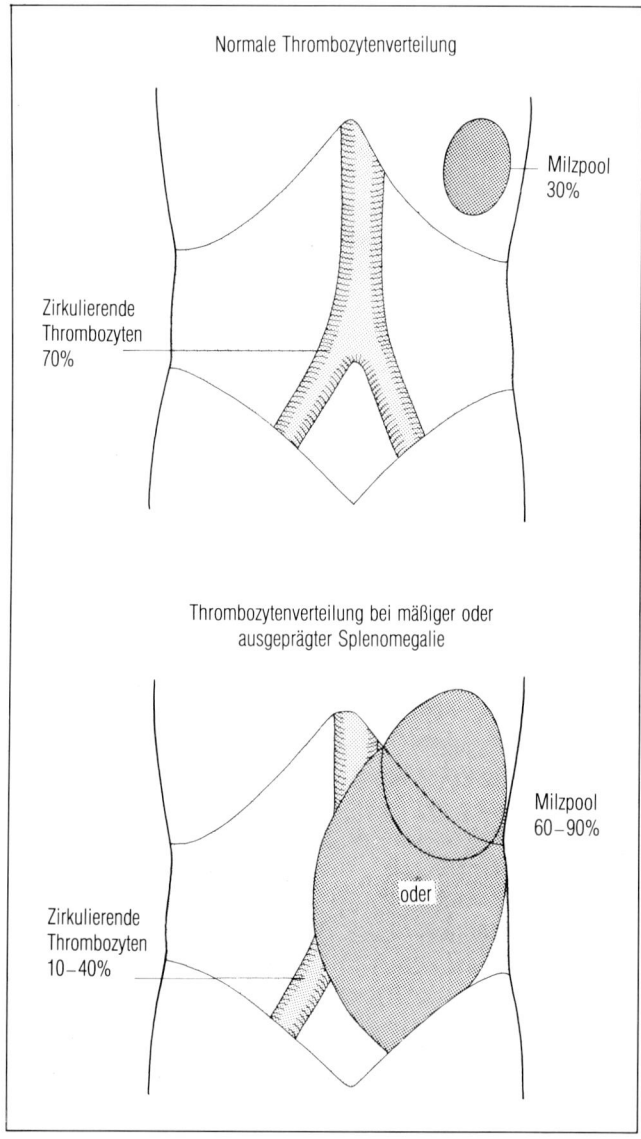

Abb. 12.5 Thrombozytenverteilung zwischen Kreislauf und Milz bei Normalpersonen (oben) und bei Patienten mit mäßiger oder ausgeprägter Splenomegalie (unten)

Funktionsstörungen der Thrombozyten (Thrombozytopathien)

Störungen der Thrombozytenfunktion müssen bei Haut- und Schleimhautblutungen in Betracht gezogen werden, die trotz normaler Thrombozytenzahl mit einer verlängerten Blutungszeit einhergehen. Sie können angeboren oder erworben sein.

Angeborene Thrombozytopathien

Die seltenen angeborenen Funktionsstörungen können jede einzelne Phase der Thrombozytenreaktion betreffen, die zur Bildung des Abscheidungsthrombus führt.

Bei einigen *ADP-Speicherdefekten ("storage pool diseases")* findet sich nicht nur ein Mangel an ADP, sondern auch an Serotonin aufgrund einer Verminderung der Alpha- sowie der dichten Granula.

Bei der *Thrombasthenie* (Morbus Glanzmann-Naegeli) ist die primäre Thrombozytenaggregation gestört.

Beim *Bernard-Soulier-Syndrom* (Riesenplättchenkrankheit) sind die Thrombozyten überdurchschnittlich groß, haben jedoch einen Mangel an Oberflächenglykoprotein und sind infolgedessen nicht in der Lage, Phospholipid zur Verfügung zu stellen oder sich an Gefäßwände anzuheften.

Beim *Von-Willebrand-Jürgens-Syndrom* ist die Thrombozytenadhäsion gestört; zusätzlich findet sich ein Defekt des Gerinnungsfaktors VIII (siehe S. 245 f.).

Andere seltene Defekte betreffen die Wirkung von Thromboxan sowie die Thromboxansynthese infolge einer Störung der Zyklo-Oxygenase.

Erworbene Thrombozytopathien

Aspirin führt zu einer Verlängerung der Blutungszeit und kann gastrointestinale Hämorrhagien verursachen. Eine Purpura wird nur selten beobachtet. Der Wirkungsmechanismus beruht auf einer Hemmung der Prostaglandinsynthetase mit gestörter Thromboxan-A_2-Synthese (s. Abb. 11.4). Die Freisetzungsreaktion sowie die Aggregation mit Adrenalin und ADP sind beeinträchtigt. Nach einer einmaligen Gabe von Aspirin dauert die Störung 4–7 Tage an. Eine vergleichbare Hemmung der Plättchenfunktion findet sich bei Sulfinpyrazon.

Eine *Hyperglobulinämie* bei Plasmozytom oder M. Waldenström kann über Interferenzreaktionen mit Thrombozyten zu Störungen von Plättchenadhäsion, Freisetzungsreaktionen und Aggregation führen. *Urämie* und *Lebererkrankungen* gehen ebenfalls manchmal mit unterschiedlichen pathologischen Veränderungen der Thrombozytenfunktion einher.

Myeloproliferative Erkrankungen. In vielen Fällen von hämorrhagischer Thrombozythämie und anderen myeloproliferativen Erkrankungen lassen sich Thrombozytopathien nachweisen.

Thrombozytenaggregationshemmer

Einige klinische Studien haben die antithrombotische Wirkung dieser Medikamente untersucht. Ob sie größere thromboembolische Komplikationen verhindern können, hängt von der jeweiligen klinischen Situation ab.

Aspirin hat bei der Behandlung von Thrombozytosen weite Verbreitung gefunden und scheint dort einer Thrombusbildung wirksam vorzubeugen. Dagegen ist der Nachweis einer signifikanten Besserung bei koronarer Herzerkrankung bislang nicht erbracht. Nach transitorischen ischämischen Attacken (TIA) konnte Aspirin jedoch die Häufigkeit weiterer Attacken sowie von größeren Insulten und Todesfällen signifikant senken. Sulfinpyrazon vermag nach Herzinfarkt im Anschluß an die stationäre Behandlung das Risiko des plötzlichen Herztodes zu reduzieren. Dieser Thrombozytenaggregationshemmer wird ebenfalls mit Erfolg bei chronischen Dialysepatienten zur Offenhaltung der AV-Shunts eingesetzt. Hier hat sich in jüngster Zeit auch Prostacyclin bewährt.

Dipyridamol vermindert nachgewiesenermaßen thromboembolische Komplikationen bei künstlichen Herzklappen und verbessert die Resultate von koronaren Bypass-Operationen.

Labordiagnostik bei thrombozytär bedingten hämorrhagischen Diathesen

Da Thrombozytopenien die häufigste Ursache pathologischer Blutungen darstellen, sollte bei Verdacht auf thrombozytär oder vaskulär bedingte hämorrhagische Diathesen zuerst ein Blutbild und ein Blutausstrich angefertigt werden (Abb. 12.6). Dadurch läßt sich nicht nur eine Thrombozytopenie bestätigen, sondern in manchen

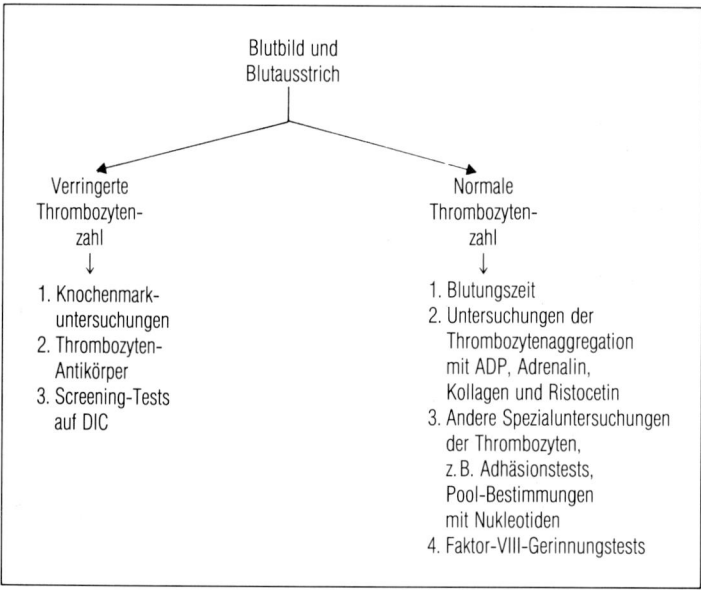

Abb. 12.6 Labortests bei thrombozytär bedingten hämorrhagischen Diathesen

Fällen auch ihre Ursache aufdecken, wie z. B. eine akute Leukämie. Eine Knochenmarkuntersuchung ist bei Thrombozytopenien unerläßlich. Sie soll klären, ob eine Thrombozytenbildungsstörung vorliegt bzw. eine Erkrankung besteht, die mit einer Störung der Thrombopoese einhergeht (s. Tabelle 12.1). Wenn keine Medikamente eingenommen wurden, die Zahl der Megakaryozyten im Knochenmark normal oder vermehrt ist und keine anderen pathologischen Knochenmarkveränderungen nachweisbar sind, so liegt meist ein Morbus Werlhof (ITP) vor. Untersuchungen auf Thrombozyten-Antikörper sowie Screening-Tests auf eine disseminierte intravasale Gerinnung können bestätigen, welche Ursache einer durch erhöhten Verbrauch bedingten Thrombozytopenie gegebenenfalls vorliegt.

Sind Blutbild und Blutausstrich unauffällig, muß die Blutungszeit bestimmt werden, um eine Funktionsstörung der Thrombozyten aufzudecken. Dieser Test mißt die Thrombozytenaggregation in vivo. Der Normbereich liegt bei 3–8 Minuten.

In den meisten Fällen von Thrombozytenfunktionsstörungen, die sich durch verlängerte Blutungszeiten manifestieren, handelt es sich um erworbene Defekte. Diese treten entweder im Rahmen einer systemischen Erkrankung wie Urämie auf oder sind durch Aspirin bedingt. Bei den äußerst seltenen angeborenen Formen sind zur Feststellung des jeweils spezifischen Defektes kompliziertere In-vitro-Tests erforderlich. Darunter fallen Untersuchungen der Thrombozytenaggregation mit ADP, Adrenalin, Kollagen und Ristocetin (Abb. 12.7). Besteht Verdacht auf ein Von-Willebrand-Jürgens-Syndrom, sind spezifische Faktor-VIII-Untersuchungen indiziert.

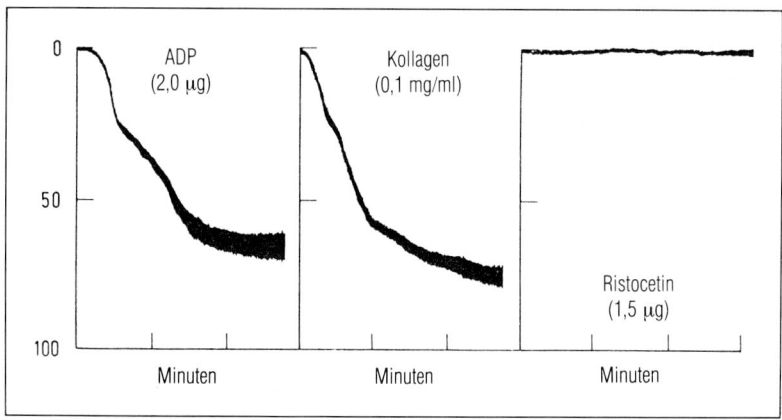

Abb. 12.7 Thrombozytenaggregation mit ADP, Kollagen und Ristocetin bei Von-Willebrand-Jürgens-Syndrom. Die Aggregation wird durch Zunahme des Lichtdurchfalls durch eine Thrombozytensuspension gemessen. Die Ordinate gibt den Lichtdurchfall in Prozent an

Ausgewählte Literatur

Belluci S. et al. (1983) Inherited plateler disorders. Progress in Hematology, XIII, 223–64. Ed. E. B. Brown. Grune and Stratton, New York.

British Medical Bulletin (1977) 33, no. 3, Haemostasis. Ed. D. P. Thomas.

British Medical Bulletin (1978) 34, no. 2, Thrombosis. Ed. D. P. Thomas.

Clinics Haematology (1983) vol 12.1, Platelet Disorders. Eds. L. A. Harker & T. S. Zimmerman. W. B. Saunders, Philadelphia.

Weiss H. J. (1975) Platelet physiology and abnormalities of platelet function. New Engl. J. Med. 293, 531.

Weiss H. J. (1978) Antiplatelet therapy. New Engl. J. Med. 298, 1344.

Major references on haemostasis (see Chapter 11).

Hämatologische Lehrbücher: siehe Kapitel 1.

Kapitel 13
Gerinnungsstörungen

Gerinnungsstörungen aufgrund eines erblichen Faktormangels sind bei zehn der Gerinnungsfaktoren bekannt. Hierunter nehmen die Hämophilie A (Faktor-VIII-Mangel), die Hämophilie B (Faktor-IX-Mangel) und das Von-Willebrand-Jürgens-Syndrom den größten Anteil ein, während die übrigen ausgesprochen selten sind.

Hämophilie A

Hierbei handelt es sich um die häufigste erbliche Blutgerinnungsstörung. In den meisten Fällen läßt sich ein geschlechtsgebundener Erbgang nachweisen (Abb. 13.1). Bei ca. einem Drittel der Patienten fehlt jedoch eine entsprechende Familien-

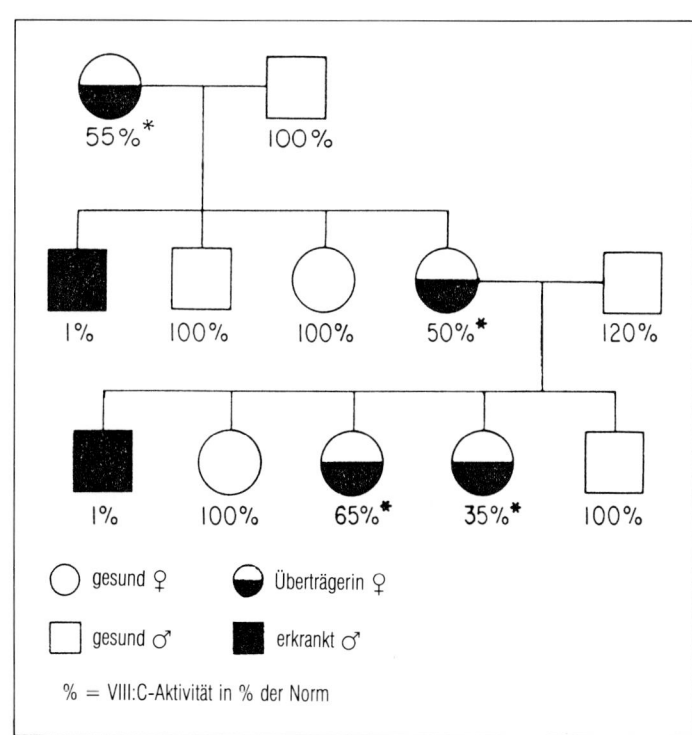

Abb. 13.1 Typisches Beispiel für den Erbgang der Hämophilie A. Beachte die unterschiedlichen Werte der Faktor-VIII-Aktivität bei Überträgerinnen (*) aufgrund der zufallsmäßigen Inaktivierung eines der beiden X-Chromosomen und in Abhängigkeit vom Zeitpunkt dieser Inaktivierung im Laufe der Embryonalentwicklung (Lyon-Hypothese)

anamnese, so daß hier wahrscheinlich eine Spontanmutation vorliegt. Die Inzidenz beläuft sich auf eine Größenordnung von 10 Erkrankungen auf 100 000 Einwohner.

Die Ursache der Hämophilie A ist eine Verminderung bzw. das vollständige Fehlen der koagulatorischen Aktivität von Faktor VIII (VIII:C). Dieser Mangelzustand beruht vermutlich auf einer Synthesestörung dieses Anteils von Faktor VIII oder auf der Synthese eines von der normalen Struktur abweichenden Moleküls. Bei immunologischen Untersuchungen zeigen sich dagegen normale Konzentrationen des Faktor-VIII-assoziierten Antigens (VIIIR:AG). Auch die Aktivität der thrombozytenassoziierten Komponente von VIIIR:AG (des Von-Willebrand-Faktors, VIII:VWF) ist nicht beeinträchtigt (Abb. 13.2).

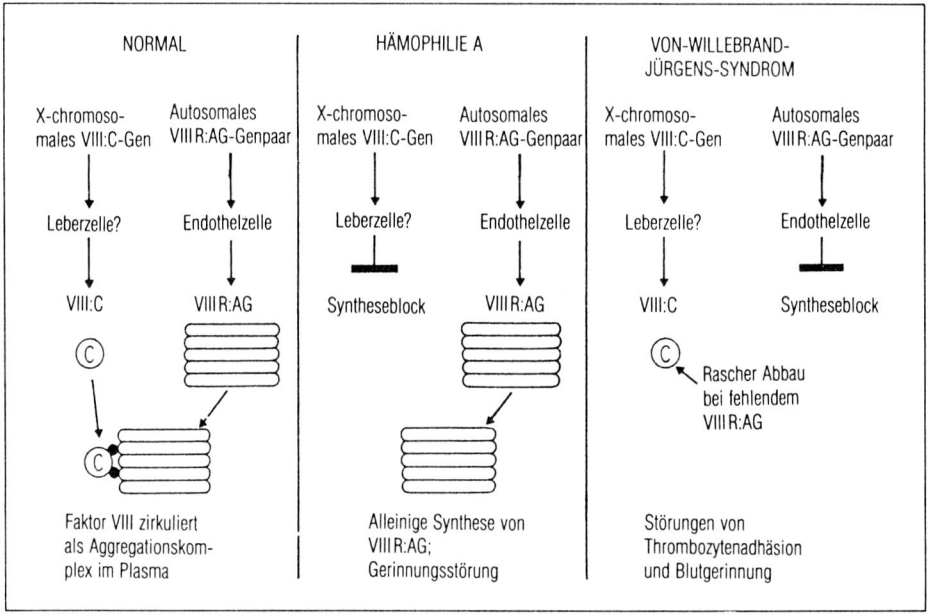

Abb. 13.2 Die Synthese des Gerinnungsfaktors VIII bei Gesunden, bei Hämophilie A und beim Von-Willebrand-Jürgens-Syndrom

Klinisches Bild

Schwere Formen der Krankheit manifestieren sich oft bereits beim Kleinkind durch profuse Blutungen anläßlich eines Bagatelltraumas oder kleinerer Operationen wie z. B. einer Zirkumzision. Rezidivierende schmerzhafte Gelenk- und Muskelblutungen bestimmen den weiteren klinischen Verlauf mit zunehmender Ausbildung von Gelenkdeformitäten und schließlicher Verkrüppelung (Abb. 13.3a, b, c). Nach Zahnextraktionen kommt es ebenso zu anhaltenden Blutungen. Hämaturien treten häufiger auf als gastrointestinale Blutungen. Operative oder posttraumatische Hämorrhagien nehmen sowohl bei schweren als auch bei leichten Formen der

240

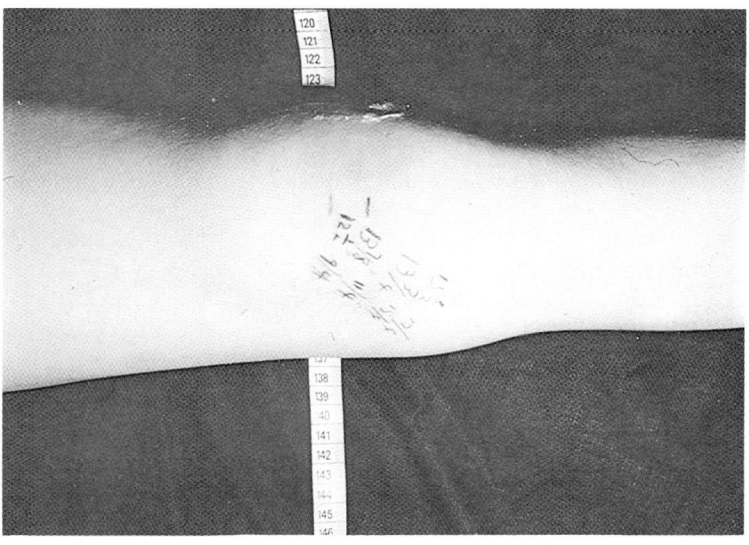

Abb. 13.3 a Akute Gelenkblutung im Knie eines Patienten mit Hämophilie. Die unter der Behandlung festgestellten Veränderungen des Knieumfangs wurden markiert

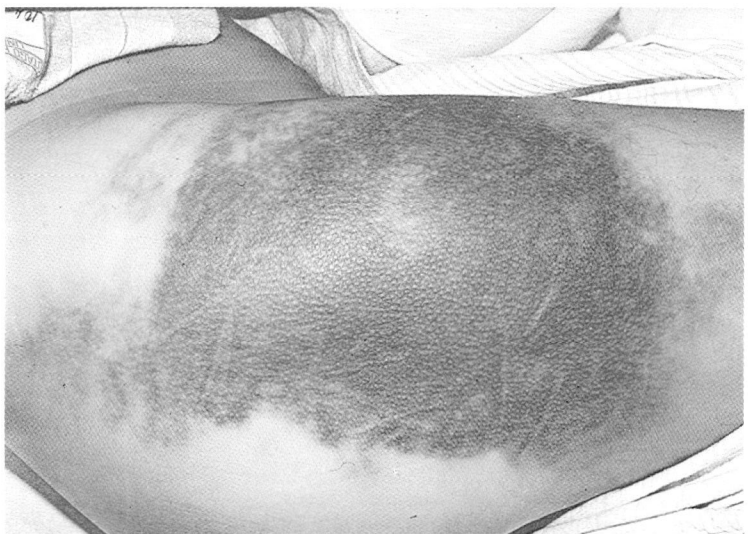

Abb. 13.3 b Ausgedehntes Hämatom im Hüftbereich eines Patienten mit Hämophilie

Erkrankung lebensbedrohliche Ausmaße an. Obwohl keine typische Manifestation, so treten doch intrazerebrale Blutungen häufiger auf als in der Durchschnittsbevölkerung und stellen bei schweren Formen der Erkrankung eine der Haupttodesursachen dar. Der Schweregrad des klinischen Bildes korreliert eindeutig mit dem Ausmaß des Gerinnungsfaktormangels (Tab. 13.1).

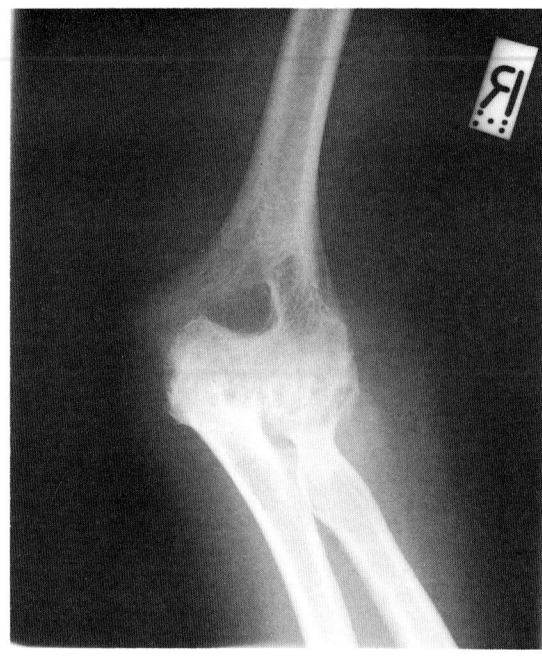

Abb. 13.3c Röntgenaufnahme des rechten Ellenbogengelenkes eines 25-jährigen Hämophilen mit Zerstörung des Gelenkspalts und knöcherner Ankylosierung. Auffällige, subchondral gelegene zystische Aufhellungen (Blutungszysten)

Tabelle 13.1 Abhängigkeit des klinischen Schweregrades von der Aktivität des jeweils defekten Gerinnungsfaktors bei Hämophilie A und B

Gerinnungsfaktor-aktivität (% der Norm)	Klinische Manifestation
< 1	Schwere Form. Häufige Spontanblutungen seit früher Kindheit. Schwere bleibende Gelenkdeformitäten und Verkrüppelungen, falls keine entsprechende Therapie erfolgt.
1–5	Mittelschwere Form. Posttraumatische Blutungen. Nur gelegentlich Spontanblutungen.
5–20	Leichte Form. Posttraumatische Blutungen.

Seit einiger Zeit ist bekannt, daß zahlreiche Hämophile subklinische Lebererkrankungen entwickeln, einige sogar klinische Zeichen einer chronischen Hepatitis. Vermutlich ist die Ursache hierfür in der wiederholten Infusion von Blutbestandteilen zu suchen und dem dadurch bedingten Expositionsrisiko gegenüber Hepatitis-B- bzw. -Non-A-Non-B-Viren. Daneben sind unter Hämophilen zahlreiche Fälle von AIDS aufgetreten.

Zum Krankheitsbild der Hämophilie gehören des weiteren Pseudotumoren in langen Röhrenknochen, Becken, Fingern und Zehen. Sie entstehen durch wiederholte subperiostale Hämatome mit anschließender Knochendestruktion, Knochenneubildung, räumlicher Ausdehnung des Knochengewebes und pathologischen Frakturen.

Bei einigen Jugendlichen und Erwachsenen mit schwerer Krankheitsform und progressiven Gelenkdestruktionen kann sich wegen des hohen Analgetikabedarfs eine Medikamentenabhängigkeit zu einem ernsten Problem entwickeln.

Laborbefunde (Tabelle 13.2)

Bei folgenden Untersuchungen finden sich Normabweichungen:

1. Partielle Thromboplastinzeit (PTT)
2. Gerinnungszeit (in schweren Fällen)
3. Spezifische Faktor-VIII-Gerinnungsuntersuchung (VIII:C).

Bei immunologischen Verfahren ergeben sich normale Konzentrationen von VIII-R:AG. Auch Blutungszeit und Thromboplastinzeit (TPZ) bleiben unauffällig.

Überträgerinnen der Hämophilie A können mit einiger Sicherheit identifiziert werden, da sie in Relation zum Plasmaspiegel von VIIIR:AG nur ca. die Hälfte der erwarteten VIII:C-Aktivität aufweisen. Mit Hilfe der Fetoskopie lassen sich heute unter direkter Sicht fetale Blutproben entnehmen. Durch die Feststellung erniedrigter VIII:C-Spiegel ergibt sich damit die Möglichkeit der pränatalen Diagnose und des Aborts erkrankter Feten.

Tabelle 13.2 Vergleich der klinischen Befunde und Labordaten bei Hämophilie A, Hämophilie B und dem Von-Willebrand-Jürgens-Syndrom

	Hämophilie A	Hämophilie B	Von-Willebrand-Jürgens-Syndrom
Erbgang	Geschlechtsgebunden		Dominant (mit unterschiedlicher Expressivität)
Wichtigste Blutungslokalisationen	Muskeln, Gelenke, posttraumatisch und nach Operationen	wie bei Hämophilie A	Schleimhäute, Hautverletzungen, posttraumatisch und nach Operationen
Thrombozytenzahl	Normal	Normal	Normal
Blutungszeit	Normal	Normal	Verlängert
Thromboplastinzeit	Normal	Normal	Normal
Partielle Thromboplastinzeit	Verlängert	Verlängert	Verlängert oder Normal
Faktor VIII:C	Verringert	Normal	Verringert
Faktor VIIIR:AG	Normal	Normal	Verringert
Faktor IX	Normal	Verringert	Normal
Ristocetininduzierte Thrombozytenaggregation	Normal	Normal	Beeinträchtigt

Behandlung

Bei Blutungen ist eine Substitutionstherapie mit Faktor VIII oder die Gabe von Desmopressin (einem Vasopressinpräparat) erforderlich. Am effektivsten läßt sich der Faktor-VIII-Spiegel durch Infusionen von Plasma-Kryopräzipitaten oder Faktor-VIII-Konzentraten erhöhen. Spontanblutungen sind unter Kontrolle, sobald der Faktor-VIII-Spiegel auf über 20% der Norm angehoben ist. Vor größeren Operationen, bei schweren posttraumatischen Blutungen oder Hämorrhagien in besonders gefährdeten Bereichen sollte die Faktor-VIII-Konzentration jedoch auf 100% angehoben werden und anschließend nach Stillstand der akuten Blutung bis zum Eintritt der Heilung auf Werten von über 60% erhalten bleiben.

Desmopressin (DDA-Vasopressin) stellt für die Anhebung der Plasmaspiegel von Faktor VIII eine Alternative dar, besonders bei Hämophilen mit leichteren Krankheitsformen. Nach intravenöser Gabe kommt es zu einem mäßigen Faktor-VIII-Anstieg, der proportional zum Ausgangsspiegel ist. Desmopressin läßt sich auch permukös mit Hilfe eines Nasensprays applizieren, was sich insbesondere zur Sofortbehandlung von Patienten mit einer leichteren Krankheitsform nach Unfalltraumen und Blutungen bewährt hat.

Zu den symptomatischen Lokalmaßnahmen zur Behandlung von Gelenkblutungen und Hämatomen zählt die Ruhigstellung der betroffenen Gliedmaße und Verhütung weiterer Traumen.

Die zunehmende Verfügbarkeit von Faktor-VIII-Konzentraten, die zu Hause im Kühlschrank gelagert werden können, hat die Behandlung der Hämophilie in erheblichem Maße verändert. Hierdurch kann das hämophile Kind schon bei den ersten Blutungszeichen zu Hause behandelt werden. Dieser Behandlungsfortschritt hat dazu geführt, daß schwere Deformitäten durch Gelenkblutungen und die Notwendigkeit einer Hospitalisierung heute seltener geworden sind.

Daneben sollten sich Hämophile regelmäßig in Zahnbehandlung begeben.

Hämophile Kinder und ihre Eltern bedürfen oft in besonderem Maße sozialer und psychologischer Beratung. Moderne Behandlungsmaßnahmen haben die Lebensführung hämophiler Kinder jedoch weitgehend normalisiert, wobei sie allerdings gewisse Betätigungen, wie z.B. einige Sportarten mit hoher Verletzungsgefahr, nach wie vor nicht ausüben sollten.

Eine besonders schwere Komplikation der Hämophilie stellt die Entwicklung von Antikörpern („Hemmkörpern") gegen homologe Faktor-VIII-Präparate dar, die bei 5 bis 10% der Patienten beobachtet wird. Hierdurch ergibt sich eine Therapieresistenz gegenüber allen weiteren Faktor-VIII-Substitutionen, so daß schließlich enorme Dosen verabreicht werden müssen, um einen ausreichenden Anstieg der VIII:C-Aktivität zu erzielen. Zur Verminderung der Antikörperbildung können versuchsweise Immunsuppressiva gegeben werden. Als Ausweichbehandlung kommen einige Faktor-IX-Konzentrate mit aktiviertem Faktor X in Frage. Daneben hat sich in solchen Fällen bei schweren Blutungen auch ein als „FEIBA" bezeichnetes Spezialpräparat (factor eight inhibitor bypassing activity) bewährt sowie bei einigen Patienten auch Faktor-VIII-Konzentrate von Schweinen.

Hämophilie B

Diese durch Faktor-IX-Mangel bedingte Koagulopathie gleicht sowohl in klinischer als auch in genetischer Hinsicht der Hämophilie A und kann von ihr nur mit Hilfe von spezifischen Gerinnungsfaktoruntersuchungen unterschieden werden. Sie ist jedoch fünfmal seltener als die Hämophilie A. Bei vielen Patienten läßt sich durch immunchemische Untersuchungen eine Funktionsstörung des Faktor-IX-Proteins nachweisen.

Laborbefunde (siehe Tabelle 13.2)

Folgende Untersuchungen fallen pathologisch aus:

1. Partielle Thromboplastinzeit (PTT)
2. Gerinnungszeit (in schweren Fällen)
3. Spezifische Faktor-IX-Gerinnungsuntersuchungen.

Wie bei der Hämophilie A, so bleiben auch bei der Hämophilie B die Blutungszeit und die Thomboplastinzeit (TPZ) unauffällig.

Behandlung

Die Substitutionstherapie ähnelt im Prinzip derjenigen bei Hämophilie A. Blutungsereignisse können mit Faktor-IX-Konzentraten behandelt werden, jedoch auch mit Plasmakonserven, denn die biologische Aktivität von Faktor IX hält sich in vitro lange Zeit. Da dieser außerdem in vivo eine längere biologische Halbwertszeit aufweist (12–30 Stunden) als Faktor VIII (4–8 Stunden), brauchen Infusionen von Faktor IX nicht so häufig zu erfolgen wie von Faktor-VIII-Konzentraten.

Von-Willebrand-Jürgens-Syndrom

Bei dieser Erkrankung findet sich eine Störung der Thrombozytenadhäsion in Verbindung mit einer Verminderung der Faktor-VIII-Gerinnungsaktivität (VIII:C) (vgl. Abb. 13.2). Die Einführung zuverlässiger diagnostischer Tests sowie die Erkenntnis, daß die klinischen Zeichen oft nur schwach ausgeprägt sind, hat die ursprüngliche Annahme korrigiert, daß es sich hierbei um eine seltene Krankheit handelt. Wahrscheinlich gleicht oder übersteigt sogar ihre wirkliche Inzidenz die der Hämophilie A. Der Erbgang des Von-Willebrand-Jürgens-Syndroms ist autosomal dominant mit wechselnder Expressivität. Pathogenetisch liegt ihm wahrscheinlich primär eine verminderte Synthese der Hauptfraktion von Faktor VIII, nämlich von VIIIR:AG zugrunde. Daneben beruht die thrombozytenassoziierte Aktivität von Faktor VIII (der Von-Willebrand-Faktor, VIII:VWF), die z. B. dessen potenzierende Wirkung auf die Plättchenadhäsion an subendotheliales Bindegewebe und Glas ausmacht, sowie seine Wirkung auf die ristocetinbedingte Plättchenaggregation, vermutlich auf einer ganz bestimmten Konfiguration des VIIIR:AG-Moleküls (s. Abb. 11.3).

Die Blutungsneigung manifestiert sich durch operative und posttraumatische Hämorrhagien, Schleimhautbildungen (z.B. Nasenbluten, Menorrhagien) und schwere Blutverluste als Folge von Schnitt- und Schürfwunden. Gelenk- und Muskelblutungen sind selten, außer bei der homozygoten Krankheitsform.

Laborbefunde (siehe Tabelle 13.2)

1. Verlängerung der Blutungszeit.
2. Erniedrigte Plasmaspiegel der Gerinnungsaktivität von Faktor VIII (VIII:C).
3. Erniedrigter Plasmaspiegel des Faktor-VIII-assoziierten Antigens (VIIIR:AG).
4. Störung der ristocetinbedingten Thrombozytenaggregation. Ristocetin ist ein Antibiotikum, welches wegen seiner thrombozytopenieauslösenden Eigenschaften aus dem Verkehr gezogen wurde. In normalem plättchenhaltigem Plasma löst es eine Thrombozytenaggregation aus, nicht jedoch beim Von-Willebrand-Jürgens-Syndrom. Die Aggregation durch andere Substanzen (z.B. ADP, Kollagen, Thrombin, Adrenalin) verläuft jedoch normal (s. Abb. 12.7).
5. Verringerte VIII:VWF-Aktivität im Patientenplasma (Test mit ristocetinvorbehandelten gepoolten Spenderthrombozyten).
6. In einigen Fällen Störung der Plättchenretention in Glasperlensäulen.

Bei leichten Krankheitsformen treten oft phasenhafte Schwankungen der Laborbefunde auf.

Behandlung

Blutungsereignisse werden mit Kryopräzipitaten, Faktor-VIII-Konzentraten oder Desmopression behandelt. Oft wird nach Faktor-VIII-Infusionen ein anhaltender oder auch verzögerter stärkerer Anstieg der Faktor-VIII-Gerinnungsaktivität beobachtet (Abb. 13.4).

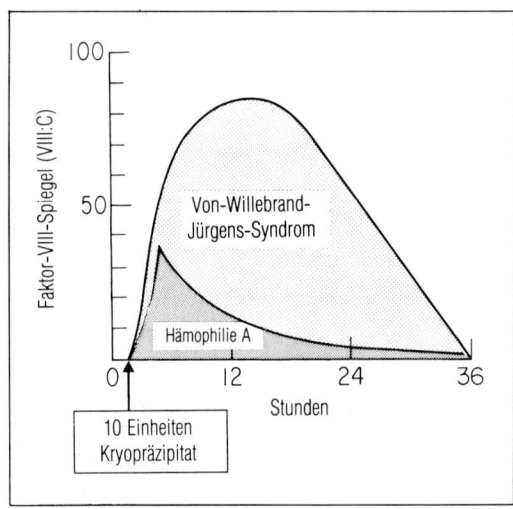

Abb. 13.4 Vergleich der Plasmaaktivität von VIII:C nach Faktor-VIII-Infusion (in Form eines Kryopräzipitates) bei Hämophilie A und Von-Willebrand-Jürgens-Syndrom

Erbliche Störungen anderer Gerinnungsfaktoren

Insgesamt handelt es sich bei diesen Erkrankungen um ausgesprochene Raritäten. Die Vererbung erfolgt in den meisten Fällen autosomal. In der Regel besteht eine ausgeprägte Korrelation zwischen der Schwere der Symptomatik und dem Ausmaß des Gerinnungsfaktormangels, wobei jedoch Ausnahmen zu beachten sind: Faktor-XII-Mangel geht nicht mit einer hämorrhagischen Diathese einher, während Faktor-XI-Mangel zwar einen deutlichen Laborbefund ergibt, jedoch lediglich eine geringfügige klinische Symptomatik. Bei Faktor-XIII-Mangel kommt es zu einer schweren Blutungsneigung, obwohl die üblichen Screening-Tests zur Erfassung von Blutgerinnungsstörungen normal ausfallen. Erst durch die Untersuchung der Löslichkeit eines Fibringerinnsels in 5 m Harnstofflösung läßt sich dieses seltene autosomal-rezessive Erbleiden diagnostizieren.

Vitamin-K-Mangel

Fettlösliches Vitamin K wird dem Körper durch pflanzliche Nahrung und die Synthese durch Darmbakterien zugeführt. Vitamin-K-Mangel kann sich bereits in der Neonatalperiode oder aber erst in späteren Lebensaltern manifestieren.

Neonatale Koagulopathie durch Vitamin-K-Mangel

Bereits bei der Geburt finden sich niedrige Konzentrationen der Vitamin-K-abhängigen Gerinnungsfaktoren II, VII, IX und X, wobei gestillte Kinder in den ersten Lebenstagen einen weiteren Abfall zeigen. Zur Entwicklung eines manifesten Mangelzustandes, der in der Regel am 2. bis 4. Lebenstag durch Blutungen in Erscheinung tritt, tragen die Unreife der Leberzellen, fehlende Vitaminsynthese durch Darmbakterien sowie der niedrige Vitamingehalt der Muttermilch bei.

Diagnose

Sowohl die Thromboplastinzeit (TPZ) als auch die partielle Thromboplastinzeit (PTT) fallen pathologisch aus. Thrombozytenzahl und Fibrin sind normal ohne Nachweis von Fibrinspaltprodukten.

Behandlung

1. Prophylaxe: 1 mg Vitamin K (Konakion) i. m. bei allen Neugeborenen.
2. Bei Auftreten von Blutungen: 1 mg Vitamin K i. m. alle sechs Stunden, bei schweren Blutungen: anfänglich zusammen mit gefrorenem Frischplasma.

Bei voll ausgetragenen Neugeborenen reicht diese Therapie in der Regel aus. Wegen Unreife der Leberzellen ist die Wirkung der Vitamin-K-Substitution bei Frühgeborenen oft unzureichend. Falls die Blutungen mit Vitamin K nicht zu beherrschen sind, kann daher die Gabe von Frischblut oder -plasma erforderlich sein.

Vitamin-K-Mangel bei Kindern und Erwachsenen

Bei Kindern und Erwachsenen kommt es gelegentlich durch einen Verschlußikterus bzw. Pankreas- oder Dünndarmerkrankungen zu einem Vitamin-K-Mangel mit nachfolgender hämorrhagischer Diathese.

Diagnose

Verlängerung der TPZ als auch der PTT. Verminderung des Plasmaspiegels der Faktoren II, VII, IX und X.

Behandlung

1. Prophylaxe: 5 mg Vitamin K per os täglich.
2. Bei starken Blutungen oder vor einer Leberbiopsie: 10 mg Vitamin K subkutan. Eine Verkürzung der TPZ ist in der Regel bereits innerhalb von sechs Stunden nachweisbar. Die gleiche Gabe sollte an den beiden darauffolgenden Tagen wiederholt werden, wonach im allgemeinen eine Normalisierung der Gerinnungswerte eintritt.

Lebererkrankungen

Hierbei trägt eine komplexe Störung der Blutgerinnungsvorgänge zur Entstehung einer hämorrhagischen Diathese bei und vergrößert oft in erheblichem Ausmaß das Risiko von Ösophagusvarizenblutungen:

1. Unterbrechungen des Gallenflusses beeinträchtigen die Vitamin-K-Resorption und vermindern somit die Synthese der Gerinnungsfaktoren II, VII, IX und X durch das Leberparenchym.
2. Bei schweren Erkrankungen des Leberparenchyms kommt es zusätzlich zu dem unter 1. erwähnten Faktorenmangelzustand zu einem Abfall von Faktor V und Fibrinogen sowie zu einem Anstieg der Plasminogenaktivatoren.
3. Hypersplenismus als Folge einer portalen Hypertonie führt oft zu einer Thrombozytopenie.
4. Eine Leberinsuffizienz geht mit unterschiedlichen Funktionsstörungen der Thrombozyten einher.
5. In vielen Fällen Fibrinogenfunktionsstörungen (Dysfibrinogenämien).

Disseminierte intravasale Gerinnung

Synonyma: Verbrauchskoagulopathie, Disseminierte intravasale Koagulation, DIC
Zu einer solchen generalisierten intravasalen Fibrinablagerung mit Verbrauch von Gerinnungsfaktoren und Thrombozyten kommt es durch viele Erkrankungen, die mit einer Freisetzung von gerinnungsfördernden Substanzen in die Blutbahn einhergehen bzw. mit einer generalisierten Endothelschädigung oder Thrombozytenaggregation (vgl. auch S. 232). Sie kann einen fulminanten hämorrhagischen

Verlauf nehmen oder einen chronischen mit weniger stark ausgeprägtem Krankheitsbild.

Pathogenese

1. Auslösung einer DIC durch Einschwemmung von gerinnungsaktivierenden Substanzen in die Blutbahn, z. B. bei: Fruchtwasserembolien, vorzeitiger Plazentalösung, ausgedehnten muzinproduzierenden Adenokarzinomen, Promyelozytenleukämie, schwerer Malaria tropica, Transfusionszwischenfällen mit hämolytischer Krise sowie durch einige Schlangengifte.
2. Auslösung einer DIC durch ausgedehnte Endothelschädigung mit Kollagenfreilegung, z. B. durch: bakterielle Endotoxine bei gramnegativer Sepsis (z. B. Meningokokken) sowie septischem Abort, bei bestimmten Virusinfektionen, bei schweren Verbrennungen und Erfrierungen.
3. Auslösung einer DIC durch generalisierte intravasale Thrombozytenaggregation (Abb. 13.5). Direkte Auswirkungen dieser Art gehen z. B. von einigen Bakterien, Viren und Immunkomplexen aus.

Neben seiner fibrinablagernden Wirkung in der Endstrombahn setzt die intravasale Thrombinbildung große Mengen von zirkulierenden Fibrinmonomeren frei, die sich mit dem noch verfügbaren Fibrinogen zu Komplexen verbinden. Mikrothromben an den Gefäßwänden lösen daraufhin eine reaktive Hyperfibrinolyse aus, welche durch Freisetzung von Fibrinspaltprodukten (FDP) die weitere Fibrinpolymerisation beeinträchtigt. Durch die kombinierte Wirkung von Thrombin und Plasmin kommt es in der Regel zu einem Verbrauch von Fibrinogen, Prothrombin, Faktor V und Faktor VIII, so daß schließlich eine ausgeprägte Gerinnungsfaktor-Verbrauchskoagulopathie entsteht. Die intravasale Thrombinbildung hat darüber hinaus eine generalisierte Thrombozytenaggregation und -ablagerung zur Folge. Die dadurch zwangsläufig entstehende Thrombozytopenie trägt zur weiteren Verstärkung der hämorrhagischen Diathese bei.

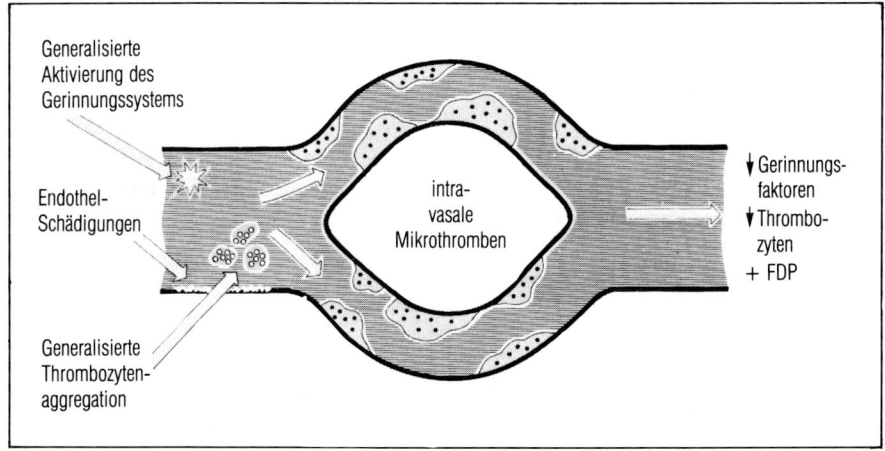

Abb. 13.5 Pathogenese der disseminierten intravasalen Gerinnung und Konzentrationsänderungen von Gerinnungsfaktoren, Thrombozyten und Fibrinspaltprodukten (= Fibrindegradationsprodukte, FDP) im Verlauf dieser Erkrankung

Laborbefunde

In vielen Fällen von akuter DIC bleibt die spontane Blutgerinnung wegen ausgeprägten Fibrinogenmangels aus.

Untersuchungen der Hämostase

1. Verminderung der Thrombozytenzahl
2. Anzeichen von Fibrinogenmangel in den entsprechenden Screening-Tests (z. B. Fibrinogentiter)
3. Verlängerung der Thrombinzeit
4. Nachweis von Fibrinmonomerkomplexen (z. B. Äthanoltest)
5. Hohe Konzentration von Fibrinogen- (und Fibrin-)spaltprodukten in Serum und Urin
6. Verlängerung von TPZ und PTT bei der akuten disseminierten intravasalen Gerinnung
7. Aktivitätsverminderung der Faktoren V und VIII.

Bei chronischem Verlauf der DIC können die Gerinnungstests wegen kompensatorischer Synthesesteigerung der Gerinnungsfaktoren normal ausfallen. Auch bei den Untersuchungen auf systemische Fibrinolyse (Euglobulin-Lysiszeit) zeigt sich in der Regel kein Anstieg von Plasminogenaktivatoren im Plasma.

Untersuchung des Blutausstriches

Bei vielen Patienten finden sich Zeichen einer hämolytischen („mikroangiopathischen") Anämie mit auffälliger Erythrozytenfragmentierung als Folge von Zellschädigungen bei der Passage durch Fibrinnetze in den kleinen Gefäßen (siehe S. 90).

Behandlung der DIC

1. Zunächst Behandlung der zugrunde liegenden Ursache.
2. Bei lebensbedrohlichen oder ausgedehnten Hämorrhagien: symptomatische Behandlung mit Frischblut, gefrorenem Frischplasma, Fibrinogen- und Thrombozytenkonzentraten.
3. Die Gabe von Heparin und Thrombozytenaggregationshemmern zur Unterbrechung der Gerinnungsvorgänge ist umstritten, da es hierdurch in manchen Fällen zu einer Verstärkung der Blutungen kommen kann.

Gerinnungsstörungen durch Antikörper

Gelegentlich lassen sich im Blutkreislauf Antikörper gegen Gerinnungsfaktoren nachweisen, wie z. B. Alloantikörper gegen allogene Faktor-VIII-Präparate bei 5–10% der Fälle von Hämophilie A. Auch durch Autoantikörper gegen Faktor VIII kann es zu einer hämorrhagischen Diathese kommen. Solche IgG-Antikörper treten in seltenen Fällen post partum, bei bestimmten immunologischen Erkrankungen

(z. B. rheumatoider Arthritis) sowie im Alter auf. Viele dieser Antikörper verbinden sich mit den Gerinnungsproteinen und führen auf diese Weise zu deren Inaktivierung, ohne daß sie frühzeitig aus dem Kreislauf entfernt werden.

Antikoagulantien

Antikoagulantien finden weite Verwendung bei der Prophylaxe von Venenthrombosen und Lungenembolien. Ihre Wirksamkeit bei der Prophylaxe arterieller Thrombosen und Embolien ist unsicher. Im folgenden sollen Heparin und die oralen Antikoagulantien besprochen werden.

Heparin

Hierbei handelt es sich um ein saures Mucopolysaccharid mit direkt hemmender Wirkung auf die Blutgerinnung. Da es im Gastrointestinaltrakt nicht resorbiert wird, muß es parenteral verabreicht werden. In der Leber wird es inaktiviert und über den Urin ausgeschieden. Seine effektive biologische Halbwertzeit beträgt ungefähr eine Stunde.

Wirkungsmechanismus

Heparin verstärkt in hohem Maße die Komplexbildung zwischen Antithrombin III sowie den aktivierten Serin-Protease-Gerinnungsfaktoren Thrombin und Faktoren XIIa, XIa, Xa, IXa und VIIa (Abb. 13.6). Durch diese Komplexbildung kommt es zu einer irreversiblen Inaktivierung dieser Faktoren.

Darreichungsform und Laborkontrolle

1. *Kontinuierliche intravenöse Infusionen* empfehlen sich als die gleichmäßigste und am sichersten kontrollierbare Applikationform von Heparin. Bei Erwachsenen läßt sich mit täglichen Dosen von 30000 bis 40000 Einheiten in der Regel eine zufriedenstellende therapeutische Wirkung erzielen. Eine Behandlungskontrolle erfolgt, indem man die Gerinnungszeit auf den doppelten Wert der Normalzeit und die partielle Thromboplastinzeit (welche die exaktere Kontrolle ist) auf das 1½- bis 2fache der Normalzeit einstellt.

2. *Intermittierende subkutane Injektionen* werden insbesondere zur Heparinprophylaxe von Venenthrombosen durchgeführt. Auch bei der Langzeittherapie hat sich diese Methode bewährt. Die übliche Dosis beträgt 5000 bis 10000 Einheiten alle 12 Stunden. Unter einer Langzeittherapie kommt es jedoch als schwere Nebenwirkung zu einer Osteoporose durch Komplexbildung mit Mineralsubstanzen des Knochengewebes.

Blutungen im Verlauf einer Heparintherapie

Wegen der weniger als eine Stunde dauernden Halbwertzeit von intravenös appliziertem Heparin reicht es in der Regel aus, die Infusion abzubrechen, um

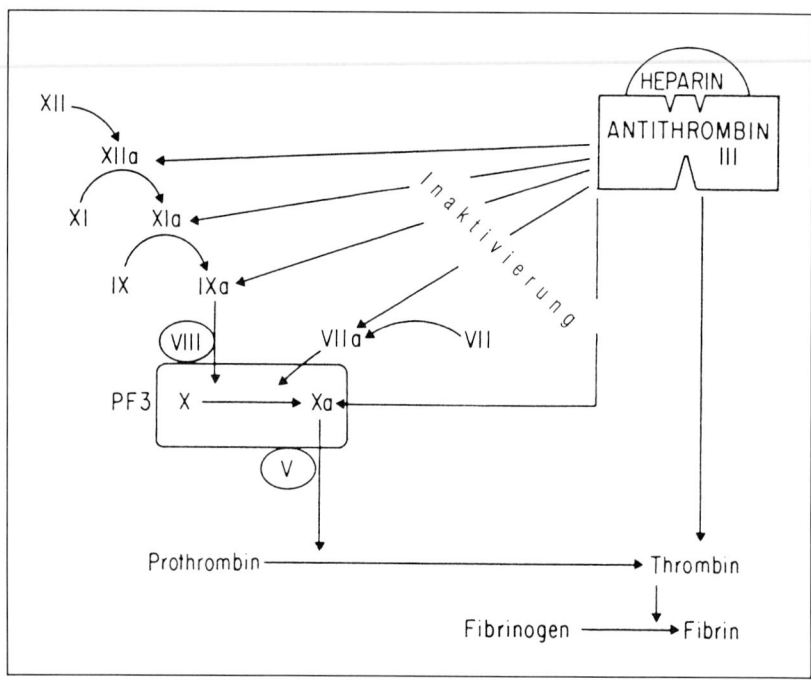

Abb. 13.6 Wirkung von Heparin. Aktivierung von Antithrombin III, welches daraufhin die aktivierten Serin-Protease-Gerinnungsfaktoren (XIIa, XIa, Xa, IXa, VIIa und Thrombin) durch Komplexbildung inaktiviert

Blutungen unter Kontrolle zu bringen. Protamin übt auf Heparin eine sofortige inaktivierende Wirkung aus und führt bei schweren Hämorrhagien in Dosen von 1 mg/100 Einheiten Heparin zu dessen wirksamer Neutralisierung. Dabei ist jedoch zu beachten, daß auch Protamin selbst gerinnungshemmende Eigenschaften besitzt.

Orale Antikoagulantien

Zu den oralen Antikoagulantien zählen in erster Linie die Cumarinderivate, von denen z. B. Phenprocoumon (Marcumar) und Warfarin (Coumadin) eine sehr verbreitete Anwendung finden. Sie werden relativ gut im Intestinaltrakt resorbiert. Man beginnt die Therapie in der Regel mit einer höheren Initialdosis, die anschließend entsprechend der Thromboplastinzeit verringert und auch weiterhin gegebenenfalls abgeändert werden muß.

Wirkungsmechanismus

Es handelt sich bei diesen Medikamenten um Vitamin-K-Antagonisten mit hemmender Wirkung auf die biologische Aktivität der Vitamin-K-abhängigen Faktoren II, VII, IX und X. Hierbei kommt es zu einer Blockierung der postribosomalen γ-Karboxylierung der Glutaminsäurereste dieser Proteine (Abb. 11.7). Unter diesem

Entzug bzw. Antagonismus von Vitamin K gelangen abnorme Proteinvorstufen in die Blutbahn, die als PIVKA bezeichnet werden („*p*roteins *i*nduced by *v*itamin *K* *a*bsende or antagonism") (Abb. 13.7). Nach Gaben von Warfarin fällt der Faktor-VII-Spiegel bereits innerhalb von 24 Stunden auf stark erniedrigte Werte ab. Prothrombin weist dagegen eine längere Plasmahalbwertzeit von drei Tagen auf; erst nach diesem Zeitraum kann der Patient daher als ausreichend antikoaguliert betrachtet werden.

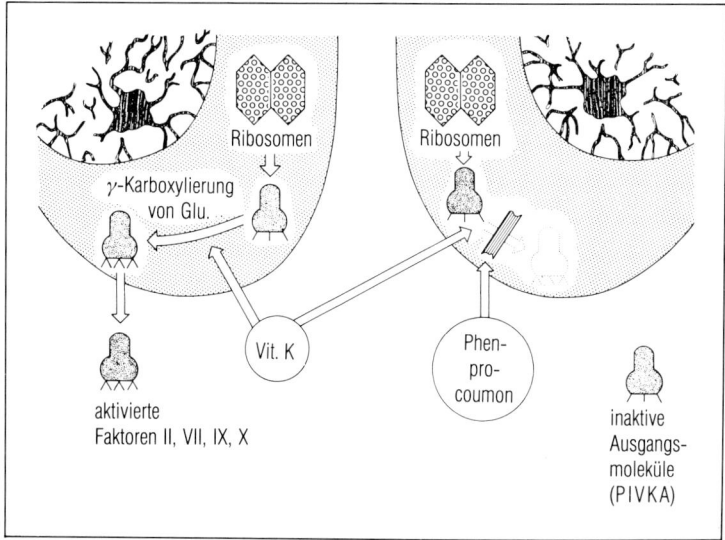

Abb. 13.7 Wirkung von Vitamin K bei der γ-Karboxylierung der Faktoren II (Prothrombin) VII, IX, X. Orale Antikoagulantien (z. B. Phenprocoumon) sind Vitamin-K-Antagonisten und führen zu einer Akkumulation inaktiver Moleküle (PIVKA) im Plasma

Laborkontrolle

Die Überwachung einer Therapie mit oralen Antikoagulantien erfolgt entweder durch Kontrolle der Thromboplastinzeit (unter Verwendung von Plasma) oder durch den Thrombotest nach Owren (unter Verwendung von Vollblut). Letzterer erfaßt im Gegensatz zur Thromboplastinzeit auch die Aktivität von Faktor IX und wird daher von einigen Autoren bevorzugt. Die Dosierung wird so eingestellt, daß der Quick-Wert 15–20% beträgt (entsprechend einer Thromboplastinzeitverlängerung auf das ca. 2–4fache) (Abb. 13.8) bzw. daß der Thrombotest 5–15% ergibt.

Wechselwirkungen mit anderen Medikamenten

Aufgrund ihrer hohen Plasmaeiweißbindung (Warfarin = 97%) kann jeweils nur ein sehr kleiner freier Anteil des applizierten Cumarinderivates in die für die Synthese der entsprechenden Gerinnungsfaktoren verantwortlichen Leberzellen eindringen. Dort wird es in Mikrosomen zu einem inaktiven wasserlöslichen Metaboliten abgebaut, welcher nach Konjugation und Exkretion über die Galle zum Teil

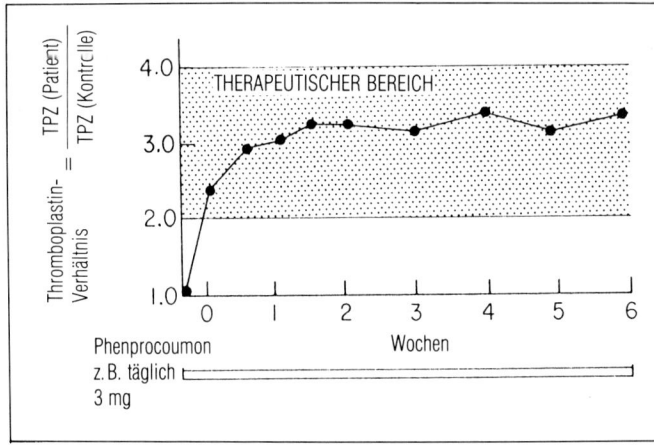

Abb. 13.8 Laborkontrolle der Therapie mit oralen Antikoagulantien mit Hilfe der Thromboplastinzeit (bzw. Quick-Wert). Die Umrechnung des Thromboplastinverhältnisses in die Prozentangabe des Quick-Wertes erfolgt mit Hilfe einer Eichkurve der Thromboplastinzeit unterschiedlicher Verdünnungsstufen eines Referenzplasmas (therapeutischer Bereich = 15–20%)

rücksorbiert und über den Urin ausgeschieden wird. Zahlreiche Pharmaka, welche die Plasmaeiweißbindung oder Ausscheidung der Cumarinderivate beeinflussen, können zu unterschiedlichen Wechselwirkungen führen (Tabelle 13.3).

Blutungen im Verlauf einer Therapie mit Cumarinderivaten

Leichte Blutungen bedürfen meist nur einer Dosiskorrektur entsprechend den Ergebnissen des Quick- oder Thrombotests. Schwere Blutungen dagegen können

Tabelle 13.3 Beeinflussung der Wirkung von oralen Antikoagulantien

Wirkungsverstärkung	Wirkungsabschwächung

Durch Verdrängung aus der Bindung an Plasmaproteine; z. B.:
    Aspirin,
    Phenylbutazon (diese besitzen auch thrombozytenaggregationshemmende Eigenschaften),
    Chlorpromazin.
	Durch Beschleunigung der mikrosomalen metabolischen Inaktivierung; z. B.:
	    Barbiturate,
	    Dichloralphenazon,
	    Glutethimid.

Durch Hemmung der mikrosomalen metabolischen Inaktivierung; z. B.:
    Alkohol,
    Nortriptylin.
	Erbliche Resistenz gegenüber oralen Antikoagulantien.

Durch Synthesehemmung der Faktoren II, VII, IX, X; z. B.:
    Lebererkrankungen,
    Phenytoin,
    Salicylate.
	Maligne Erkrankungen.
	
	Orale Kontrazeptiva,
	Schwangerschaft,
	Thiazid-Diuretika.

Durch Resorptionsminderung von Vitamin K; z. B.:
    Malabsorption,
    Antibiotika,
    Laxantien.	

das sofortige Absetzen der Medikamente und Infusionen von gefrorenem Frischplasma erforderlich machen. Gerinnungsfaktorkonzentrate bergen das Risiko einer DIC oder Hepatitis in sich und sollten solchen Patienten vorenthalten bleiben, die nicht in der Lage sind, das erforderliche Volumen einer Infusion von gefrorenem Frischplasma (1–2 Liter) zu tolerieren. Das spezifische Antidot bei einer Überdosierung von Cumarinderivaten ist Vitamin K_1. Als effektive Dosis empfiehlt sich die intravenöse Gabe von 2,5 mg Konakion, wobei jedoch eine anschließende Resistenz gegen Vitamin-K-Antagonisten von 2 bis 3 Wochen beachtet werden muß.

Streptokinase, Urokinase

Diese plasminaktivierenden Enzyme werden zur Erhöhung der fibrinolytischen Aktivität des Plasmas und somit zur Auflösung von Thromben eingesetzt. Zur Vermeidung schwerer Blutungen kann eine solche Therapie jedoch nur unter strenger Überwachung durchgeführt werden.

Ausgewählte Literatur

British Medical Bulletin (1977) 33, no. 3, Haemostasis. Ed. D. P. Thomas.
British Medical Bulletin (1978) 34, no. 2, Thrombosis, Ed. D. P. Thomas.
Clinics in Haematology (1979) vol. 8.1, Congenital Coagulation Disorders. Ed. C. R. Rizza. W. B. Saunders, Philadelphia.
Clinics in Haematology (1981) vol. 10.2, Thrombosis. Ed. C. R. M. Prentice. W. B. Saunders, Philadelphia.
Ingram G. I. C., Brozovic M. & Slater M. G. P. (1983) Bleeding Disorders–Investigation and Management, 2nd edition. Blackwell Scientific Publications, Oxford.
Methods in Haematology (1982) The Hemophilias. Ed. A. L. Bloom. Churchill Livingstone, Edinburgh.
Poller L. (ed.) (1977 & 1981) Recent Advances in Blood Coagulation, 2nd & 3rd editions. Churchill Livingstone, Edinburgh.
Seminars in Hematology (1977) vols. 14.4. (1978) 15.1; 15.2, Hemostasis and Thrombosis. Ed. R. S. Mibasham. Grune and Stratton, New York.
Major references on haemostasis (see Chapter 11).
Hämatologische Lehrbücher: siehe Kapitel 1.

Kapitel 14
Transfusionen

Bluttransfusion bedeutet die Übertragung von Vollblut oder Blutbestandteilen eines Spenders auf einen Empfänger. Für die Klinik steht hierbei die Übertragung von Erythrozyten im Vordergrund. Dabei muß die Kompatibilität zwischen Erythrozytenantigenen des Spenders und Plasmaantikörpern des Empfängers sichergestellt sein, da ansonsten tödliche hämolytische Reaktionen auftreten können. Neben der Transfusion von Vollblut und Erythrozytenkonzentraten kommt in jüngster Zeit auch der Übertragung von Thrombozyten, Gerinnungsfaktoren, Plasmaproteinkolloiden und Immunglobulinen eine größere Bedeutung zu.

Erythrozytenantigene

Etwa 400 Blutgruppenantigene sind bislang beschrieben worden. Ihre Weitergabe folgt den einfachen Mendelschen Erbregeln. Da sie konstante Merkmale sind, werden sie z. B. bei Vaterschaftsuntersuchungen angewandt. Die Bedeutung der Blutgruppen bei Transfusionen erklärt sich dadurch, daß sich bei Fehlen eines bestimmten Blutgruppenantigens im Empfänger Antikörper gegen das betreffende Spenderantigen entwickeln können. Bei der Transfusion von Erythrozyten mit diesem Antigen drohen in der Folge ernste Transfusionszwischenfälle. Die einzelnen Blutgruppenantigene besitzen eine unterschiedliche antigene Wirkung (d. h. Antigenität oder Immunisierungspotential). Dabei kommt dem AB0- und dem Rhesussystem die größte klinische Relevanz zu. Einige andere Systeme von geringerer Bedeutung finden sich in Tabelle 14.1.

Blutgruppenantikörper

Natürlicherweise vorkommende Antikörper

Sie finden sich bei Personen, denen das entsprechende Antigen fehlt und die bislang keine Bluttransfusionen erhalten haben. Die wichtigsten Antikörper sind Anti-A und Anti-B. Sie gehören meist zur Immunglobulinklasse IgM. Da ihr Reaktionsoptimum bei niedrigen Temperaturen liegt (4 °C), bezeichnet man sie als Kälteantikörper oder Kälteagglutinine.

Tabelle 14.1 Die wichtigsten Blutgruppensysteme

System	Häufigkeit von Antikörpern	Ursache eines Morbus haemolyticus neonatorum
AB0	Sehr häufig (s. Text)	Ja
Rhesus	Häufig	Ja
Kell	Gelegentlich	Ja
Duffy	Gelegentlich	Ja
Kidd	Gelegentlich	Ja
Lutheran	Selten	Ja
Lewis	Selten	Nein
P	Selten	Nein
MNSs	Selten	Nein
Ii	Selten	Nein

Durch Immunisierung erworbene Antikörper

Sie entwickeln sich erst nach Kontakt mit Erythrozytenantigenen, die der betreffenden Person fehlen. Dieser Kontakt kann durch Transfusionen oder – bei Schwangerschaft – durch diaplazentaren Übertritt von Erythrozyten zustandekommen. Hierbei handelt es sich meist um IgG-, manchmal auch um IgM-Antikörper, letztere insbesondere in der Frühphase der Immunantwort. Diese durch Antigenkontakt entstandenen Antikörper reagieren am besten bei 37 °C (Wärmeantikörper). Lediglich IgG kann diaplazentar von der Mutter auf das Kind übergehen. Ein wichtiger durch Immunisierung erworbener Antikörper ist der Rhesusantikörper Anti-D.

AB0-System

Dies beruht auf den drei Allelen A, B und 0. Die Gene A und B kontrollieren die Synthese bestimmter Enzyme, die für die Bindung einzelner Kohlenhydratreste (N-Acetylgalaktosamin für die Blutgruppe A, D-Galaktose für die Blutgruppe B) an ein antigenes Basisglykoprotein verantwortlich sind. Dieses Glykoprotein hat als terminales Zuckermolekül L-Fucose (Desoxygalaktose); es befindet sich an der Erythrozytenoberfläche und wird als H-Substanz bezeichnet. Das Gen 0 führt zu keiner phänotypischen Ausprägung und hat keinen Einfluß auf die H-Substanz. Obwohl sechs mögliche Genotypen existieren, gibt es wegen Fehlens eines spezifischen Anti-0-Antikörpers lediglich vier Blutgruppenphänotypen (s. Tabelle 14.2). Untergruppen von A erschweren das Verständnis, sind allerdings von untergeord-

Tabelle 14.2 Das AB0-Blutgruppensystem

Phänotyp	Genotyp	Antigene	Natürlicherweise vorkommende Antikörper	Häufigkeit %
0	00	0	Anti-A, Anti-B	43
A	AA oder A0	A	Anti-B	42
B	BB oder B0	B	Anti-A	11
AB	AB	AB	Keine	4

neter klinischer Bedeutung. Meist werden lediglich A_1 und A_2 unterschieden. Zellen der Blutgruppe A_2 reagieren schwächer mit Anti-A als diejenigen der Gruppe A_1, so daß Patienten mit A_2B fälschlicherweise der Blutgruppe B zugeordnet werden können.

Die Antigene A, B und H sind auf den meisten Körperzellen vorhanden, einschließlich der Leukozyten und der Thrombozyten. Bei den 80% der Bevölkerung, die als Ausscheider bezeichnet werden, finden sich diese Antigene auch in löslicher Form in Gewebe- und Körperflüssigkeiten, z.B. in Plasma, Speichel, Sperma und Schweiß. Aufgrund ihrer Stabilität können AB0-Antigene auch in eingetrocknetem Blut oder Sperma nachgewiesen werden; dies ist für die Rechtsmedizin von besonderer Bedeutung.

Natürlicherweise vorkommende Antikörper gegen A- und/oder B-Antigene finden sich im Plasma von Personen ohne die entsprechenden Antigene auf den eigenen Erythrozyten.

Rhesussystem

Dieses komplexe System wird durch drei Gene an eng benachbarten Genloci mit jeweils zwei Allelen kodiert. Man unterscheidet die drei Allelenpaare D und d, C und c sowie E und e, die sich zu Erbkomplexen aus je drei Merkmalen gruppieren. Hierbei bezeichnet d das Fehlen von D. So kann beispielsweise eine Person CDe von der Mutter und cde vom Vater erben und so den Genotyp CDe/cde haben. Für diese verbundenen Gensätze gibt es eine abgekürzte Nomenklatur, die sogenannte R-Nomenklatur, die in Tabelle 14.3 gezeigt wird.

Tabelle 14.3 Das Rhesussystem, Genotypen

CDE-Nomenklatur	Kurzsymbol	Häufigkeit bei der weißen Rassse (%)	Rhesus-D-Status
cde/cde	rr	15	Negativ
CDe/cde	R_1r	32	Positiv
CDe/CDe	R_1R_1	17	Positiv
cDE/cde	R_2r	13	Positiv
CDe/cDE	R_1R_2	14	Positiv
cDE/cDE	R_2R_2	4	Positiv
Andere Genotypen		5	Positiv (fast alle)

Rhesusantikörper entstehen erst nach Immunisierung, wie z.B. durch Transfusion oder Schwangerschaft. Dabei kommt dem Anti-D die größte klinische Bedeutung zu, so daß eine einfache Unterteilung in Rhesus-D positiv und Rhesus-D negativ, wie sie durch Anti-D-Antiseren möglich ist, für die klinische Routine ausreicht. Anti-C, Anti-c, Anti-E und Anti-e kommen gelegentlich vor und führen mitunter zu Transfusionszwischenfällen sowie zum Morbus haemolyticus neonatorum. Anti-d dagegen existiert vermutlich nicht. Der Morbus haemolyticus neonatorum (Erythroblastosis fetalis) wird weiter unten in diesem Kapitel besprochen.

Andere Blutgruppensysteme

Die anderen Blutgruppensysteme haben geringere klinische Bedeutung. Natürlicherweise vorkommende Antikörper des P-, Lewis- und MN-Systems sind zwar nicht ungewöhnlich, doch reagieren sie nur bei niedrigen Temperaturen. Durch Sensibilisierung entstandene Antikörper gegen Antigene dieser Systeme werden nur selten gefunden. Viele dieser Antigene haben eine geringe Antigenität. Andere wiederum, z.B. Kell, zeigen zwar eine vergleichsweise starke antigene Wirkung, sind aber relativ selten, so daß nur in Ausnahmefällen eine Immunisierung erfolgt.

Techniken der Blutgruppenserologie

Sie beruhen auf dem Nachweis einer Erythrozytenagglutination, entweder mit bloßem Auge oder unter dem Mikroskop.

1. *Agglutination in isotoner Kochsalzlösung.* Ihre Bedeutung liegt im Nachweis von Kälteantikörpern (hauptsächlich IgM) bei Raumtemperatur und bei 4 °C. Bei den Agglutininen handelt es sich in der Regel um komplette Antikörper.
2. *Agglutination nach Zugabe von Kolloiden,* z.B. Albumin, Polyvinylpyrrolidon.
3. *Agglutination nach enzymatischer Behandlung von Erythrozyten,* z.B. mit Papain, Bromelin, Ficin.
4. *Agglutination in hypotoner Kochsalzlösung (Low ionic strength saline, LISS).* Die Anwendung von Kolloiden, Enzymen und hypotoner Kochsalzlösung modifiziert entweder das Medium, in dem die Erythrozyten suspendiert sind, oder die Erythrozytenoberfläche selbst und ermöglicht somit einen engeren Zellkontakt. Dies erleichtert die Agglutination durch viele IgG- und IgA-Antikörper, die bei einer Zellsuspension in isotoner Kochsalzlösung nicht zu einer Agglutionation führen.
   Im Falle von Rhesus-D ist ein internationaler Antikörperstandard entwickelt worden, der eine quantitative Bestimmung des Antikörperspiegels im Serum ermöglicht. Seine klinische Bedeutung erhält er bei Schwangeren im Rahmen von Diagnostik und Therapie eines Morbus haemolyticus neonatorum (s. unten).
5. *Der Coombs-Test,* siehe unten.

Der Coombs-Test

Dieser grundlegende Test ist in der Blutgruppenserologie und allgemeinen Immunologie weit verbreitet. Verschiedene Tiere wie Kaninchen oder Pferde sind in der Lage, Anti-Humanglobulin (AHG) zu produzieren, wenn ihnen zuvor Humanglobulin, gereinigtes Komplement oder spezifische Immunglobuline (z.B. IgG, IgA oder IgM) injiziert wurden. Nach Zugabe dieses von Tieren gebildeten und gereinigten AHG zu menschlichen Erythrozyten, die mit Immunglobulinen oder Komplementbestandteilen behaftet sind, zeigt eine Erythrozytenagglutination den positiven Ausfall des Tests an (Abb. 14.1).

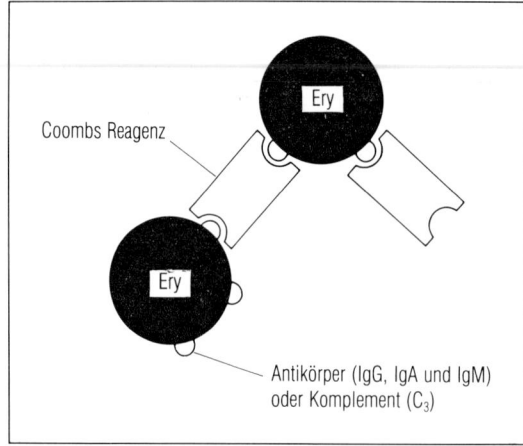

Abb. 14.1 Coombs-Test auf Antikörper bzw. Komplementbestandteile an der Erythrozytenoberfläche. Es gibt Coombs- (Antihumanglobulin = AHG) Reagenzien gegen ein breites Spektrum oder auch spezifisch gegen IgG, IgM, IgA oder Komplement (C_3)

Direkter Coombs-Test

Dieser Test findet Anwendung bei der Suche nach Antikörpern (inkompletten Antikörpern) oder Komplementbestandteilen, die bereits in vivo an die Erythrozytenoberfläche gebunden wurden. AHG wird gewaschenen Erythrozyten zugegeben; eine Agglutination zeigt den positiven Ausfall des Tests an. Der direkte Coombs-Test fällt positiv aus bei:

a) Morbus haemolyticus neonatorum
b) Autoimmunhämolytischen Anämien
c) Medikamentös bedingten immunhämolytischen Anämien
d) Hämolytischen Transfusionszwischenfällen.

Indirekter Coombs-Test

Er wird zum Nachweis von Blutgruppenantikörpern im Serum angewandt. Die Durchführung erfolgt in zwei Schritten: Zuerst werden Testerythrozyten mit dem zu untersuchenden Serum inkubiert. Anschließend werden die Erythrozyten gründlich mit Kochsalzlösung gewaschen, um freies Globulin zu entfernen. Den gereinigten Erythrozyten wird AHG zugefügt. Eine Agglutination bedeutet, daß im Ausgangsserum inkomplette Antikörper enthalten sind, die sich in vitro an die Testerythrozyten angeheftet haben. Dieser Test wird angewandt:

a) im Rahmen der Transfusionsvorbereitung zum Nachweis von Antikörpern gegen die Spendererythrozyten,
b) im Rahmen von Screening-Tests zum Nachweis atypischer Blutgruppenantikörper im Serum,
c) zum Nachweis von Blutgruppenantikörpern bei Schwangeren,
d) zum Nachweis von Antikörpern im Serum bei autoimmunhämolytischer Anämie.

Spezifität der AHG-Reagenzien

Bei den üblichen Tests vor Bluttransfusionen werden meist Breitspektrum-AHG-Reagenzien verwandt, da sich mit ihrer Hilfe sowohl Antikörper als auch Komplement nachweisen lassen. Spezifische AHG-Reagenzien umfassen Anti-IgG, Anti-IgM, Anti-IgA, Anti-C_3 und Anti-C_4. Diese werden besonders bei hämolytischen Anämien zur näheren Charakterisierung der Blutgruppenantikörper eingesetzt.

Kompatibilitätstests vor Transfusionen

Vor jeder Bluttransfusion wird zunächst die Blutgruppe des Patienten bestimmt. Anschließend wird die Kreuzprobe durchgeführt, bei der Spendererythrozyten mit Empfängerserum zusammengebracht werden (Majortest) sowie Spenderserum mit Empfängererythrozyten (Minortest). Dadurch lassen sich weitere komplette und inkomplette Antikörper nachweisen (Tabelle 14.4).

Zur Übertragung wird ausschließlich AB0- und Rhesus-D-kompatibles Blut verwandt. In Notfällen läßt sich durch Verzicht auf bestimmte Tests sowie durch Abwandlung der Technik die Untersuchungszeit abkürzen. Dadurch wird zwar die Testempfindlichkeit herabgesetzt, doch reicht sie aus, grobe Unverträglichkeiten aufzudecken. Die Transfusion ungekreuzten Blutes in Notfällen bringt große Risiken mit sich und sollte nach Möglichkeit unterlassen werden. Falls die Dringlichkeit einer klinischen Situation keine Zeit zur Bestimmung der Blutgruppe des Patienten läßt, sollte rhesusnegatives Blut der Gruppe 0 transfundiert werden.

Tabelle 14.4 Techniken zur Kompatibilitätsuntersuchung

Spenderzellen werden gegen Empfängerserum getestet; nach Vermischen und Inkubation bei geeigneter Temperatur wird eine evtl. auftretende Agglutination mit bloßem Auge oder mikroskopisch festgestellt.

Zum Nachweis von Kälteantikörpern (meist IgM)
Agglutinationsprobe in Kochsalzlösung bei Raumtemperatur

Zum Nachweis von nach Antigenkontakt gebildeten Antikörpern (meist IgG)
Agglutinationsprobe durch Albuminzugabe bei 37 °C
mit enzymatisch vorbehandelten Erythrozyten bei 37 °C
in hypotoner Kochsalzlösung bei 37 °C
im indirekten Coombs-Test bei 37 °C

Transfusionszwischenfälle

Hämolyse

Eine Hämolyse kann sofort oder verzögert eintreten. Sofortige lebensbedrohliche Reaktionen mit massiver intravaskulärer Hämolyse und Hämoglobinurie sind Folge von komplementaktivierenden Antikörpern der Klasse IgM oder IgG (z.B. AB0-Antikörper). Dabei hängt die Schwere der Reaktion vom Antikörpertiter des Empfängers ab. Bei anderen Antikörpern sind bedrohliche Reaktionen selten. Reaktionen mit extravaskulärer Hämolyse (z.B. bei Antikörpern des Rhesussystems), die nicht zu einer Komplementaktivierung führen, sind meist weniger ausgeprägt, können aber dennoch lebensbedrohlich sein. Die Zellen werden mit IgG bedeckt und gelangen ins RES. Bei milden Verläufen findet sich mitunter als einziges Zeichen einer Inkompatibilität eine progrediente Anämie ohne offenkundige Ursache, die mit oder ohne Ikterus einhergehen kann. Wenn der Antikörperspiegel vor einer Transfusion zu niedrig lag, um in der Kreuzprobe entdeckt zu werden, kann ein Patient durch Übertragung inkompatibler Erythrozyten erneut sensibilisiert werden. Auf diese Weise entsteht eine verzögerte Transfusionsreaktion mit gesteigertem Erythrozytenuntergang. Manchmal kommt es unvermittelt zu einer Anämie mit leichtem Ikterus.

Tabelle 14.5 Komplikationen bei Bluttransfusionen

Früh	Spät

Hämolyse
    sofort
    verzögert
	Übertragung von Krankheiten, z. B. Hepatitis, Malaria, Lues, Zytomegalie, AIDS

Reaktionen infolge infizierten Blutes	Eisenüberladung
Allergische Reaktionen auf Leukozyten, Thrombozyten oder Proteine	Sensibilisierung, z. B. gegen Rhesus-D-Antigen
Fieber (durch Plasmaproteine oder HLA-Antikörper)	
Hypervolämie	
Luftembolie	
Thrombophlebitis	
Toxische Wirkungen von Zitrat	
Hyperkaliämie	
Gerinnungsstörungen (nach ausgedehnten Transfusionen)	

Klinisches Bild schwerer hämolytischer Zwischenfälle

1. *Phase des hämolytischen Schocks.* Sie kann bereits nach Übertragung weniger ml Blut oder aber erst ein bis zwei Stunden nach Abschluß der Transfusion auftreten. Zum klinischen Bild zählen Urtikaria, Kreuzschmerzen, Exantheme, Kopfschmerzen, Präkordialschmerz, Kurzatmigkeit, Erbrechen, Schüttelfrost, Fieber und Blutdruckabfall. Befindet sich der Patient in Narkose, so nimmt der Schock einen larvierten Verlauf. Es finden sich zunehmend Zeichen von Hämolyse und Hämoglobinurie; Ikterus und disseminierte intravasale Gerinnung können hinzutreten. Typisch ist eine mäßiggradige Leukozytose mit Werten zwischen 15000 und 20000/mm^3 (15–20 · 10^9/l).
2. *Oligurische Phase.* Manchmal kommt es bei hämolytischen Transfusionszwischenfällen zu einer Tubulusnekrose mit akutem Nierenversagen.
3. *Diuretische Phase.* In der Erholungsphase nach akutem Nierenversagen kann sich ein Flüssigkeits- und Elektrolytungleichgewicht entwickeln.

Diagnostik bei akutem Transfusionszwischenfall

Treten bei einem Patienten Zeichen einer Unverträglichkeit auf, sollte die Transfusion unverzüglich abgebrochen werden. In solchen Fällen müssen Untersuchungen auf Blutgruppeninkompatibilität sowie auf eine bakterielle Kontamination des Blutes veranlaßt werden.

1. Sehr gefährliche Zwischenfälle ereignen sich aufgrund von Übertragungsfehlern bei der Handhabung von Blutproben des Spenders und Empfängers. Deshalb muß gewährleistet sein, daß die Identität des Empfängers, das Spenderblut und die Eintragungen auf der Testkarte übereinstimmen.
2. Die Blutkonserve sollte zusammen mit Blutproben des Empfängers, die nach der Transfusion entnommen wurden, zu einem Labor gesandt werden, das folgende Untersuchungen durchführt:
   a) Wiederholung der Blutgruppenbestimmung des Spenderblutes sowie der Empfängerblutproben vor und nach der Transfusion; Wiederholung der Kreuzprobe.
   b) Einen direkten Coombs-Test der Empfängerblutprobe nach der Transfusion.
   c) Untersuchung des Plasmas auf Hämoglobin.
   d) Tests auf disseminierte intravasale Gerinnung.
   e) Untersuchung des Spenderblutes auf direkte Zeichen einer groben bakteriellen Verunreinigung sowie Ansetzen von Blutkulturen bei 20 °C und 37 °C.
3. Nach der Transfusion Untersuchung einer Urinprobe zur Feststellung einer Hämoglobinurie.
4. Weitere Blutentnahmen 6 und/oder 24 Stunden nach der Transfusion zur Anfertigung eines Blutbildes und Bestimmung von Bilirubin, freiem Hämoglobin und Methämalbumin.
5. Bei negativem Ausfall dieser Tests wird das Empfängerserum 5–10 Tage später auf Erythrozyten- und Leukozytenantikörper untersucht.

Behandlung einer schweren Hämolyse

Oberstes Ziel der Initialtherapie ist die Aufrechterhaltung von Blutdruck und Nierendurchblutung. Dazu dient die intravenöse Gabe von Dextran, Plasma oder Kochsalzlösung. Zur Abschwächung der Schocksymptomatik ist u. U. ein Antihistaminikum bzw. 100 mg Hydrocortison i. v. indiziert. Ein schwerer Schock erfordert manchmal neben der i. v. Applikation von Adrenalin 1:10000 in kleinen steigenden Dosen die Transfusion von zusätzlichem, kompatiblem Blut. Ein akutes Nierenversagen wird in üblicher Weise behandelt, falls nötig mit Dialyse, bis sich eine Besserung einstellt.

Behandlung nach Transfusion infizierten Blutes

Glücklicherweise sind diese Zwischenfälle selten. Auch hier gehört die Schockbekämpfung zur Therapie. Zusätzlich sollte gleich nach Diagnosestellung und noch vor Eintreffen der Kulturbefunde eine Antibiotikatherapie eingeleitet werden.

Weitere Komplikationen nach Transfusionen

1. *Unverträglichkeitsreaktionen infolge von Leukozytenantikörpern.* HLA-Antikörper (s. unten) entwickeln sich im allgemeinen nach Sensibilisierung durch Schwangerschaft oder frühere Transfusionen. Sie führen zu Schüttelfrost, Fieber und in schweren Fällen zu Lungeninfiltraten. Diese Reaktionen können durch die Gabe leukozytenfreier (z. B. gefilterter) Erythrozytenkonzentrate abgeschwächt werden.

2. *Allergische Reaktionen.* Sie entstehen durch Überempfindlichkeit gegenüber Spenderplasmaproteinen. Das klinische Bild umfaßt Urtikaria, Fieber und in schweren Fällen Dyspnoe, Gesichtsödeme und Schüttelfrost. Die Therapie besteht in sofortiger Gabe von Antihistaminika und Hydrocortison. Adrenalin hat sich ebenfalls bewährt. Für weitere Transfusionen können gewaschene Erythrozytenkonzentrate erforderlich sein.
Es ist meist nicht möglich, allein vom klinischen Bild auf die Ursache eines Transfusionszwischenfalls zu schließen. Dazu sind Laboruntersuchungen erforderlich; doch auch diese lassen die Ursache vieler allergischer Reaktionen im Dunkeln.

3. *Hypervolämie nach Transfusionen.* Klinische Symptome sind Lungenödem, Kopfschmerz und Husten. Die Therapie ist die gleiche wie bei Herzinsuffizienz. Zur Prophylaxe eignet sich die langsame Transfusion von Erythrozytenkonzentraten bzw. der erforderlichen Blutbestandteile, verbunden mit einer diuretischen Therapie.

4. *Posttransfusionshepatitis.* Sie kann durch jedes Hepatitisvirus hervorgerufen werden, d. h. durch die Typen A, B und Non-A-Non-B. Gelegentlich findet sich das Zytomegalie- (CMV) und das Ebstein-Barr-Virus (EBV). Seitdem alle Blutkonserven routinemäßig auf HBs-AG untersucht werden, ist die Posttransfusionshepatitis seltener geworden.

5. *Erworbenes Immundefektsyndrom (Aquired Immune Deficiency Syndrome, AIDS).* Diese vor einiger Zeit erstmalig beschriebene Krankheit befällt vornehmlich homosexuelle Männer. Es findet sich eine Verminderung der T-Helferzellen mit Umkehrung des normalen Verhältnisses von Suppressor- zu Helferzellen (T_8:T_4) im peripheren Blut. Trotz gelegentlicher Hypergammaglobulinämie leiden die Patienten unter rezidivierenden schweren Infekten, oft mit Pneumocystis carinii, Herpes simplex, Herpes Zoster, anderen Viren oder Pilzen. Die Inzidenz des Kaposi-Sarkoms ist stark erhöht. AIDS kann durch Bluttransfusionen übertragen werden, und es wurde dementsprechend auch bei Hämophilen beschrieben, die zahlreiche Faktor-VIII-Konzentrate erhalten hatten. Bei schwerem Verlauf ist die Prognose in der Regel infaust.
Als Ursache ist die chronische Infektion mit einem Retrovirus, HTLV-III, nachgewiesen worden, welches Helferzellen (= T_4-Lymphozyten) befällt und zerstört.

6. *Weitere Infektionen.* Zytomegalie, infektiöse Mononukleose, Toxoplasmose, Malaria und Syphilis sind weitere Krankheiten, die durch Bluttransfusionen übertragen werden können.

7. *Eisenüberladung nach Transfusionen.* Wiederholte Bluttransfusionen über Jahre hinweg führen zu Eisenablagerungen im RES. Wenn keine Blutverluste auftre-

ten, muß pro Konserve (450 ml) mit einer Speicherung von 200–250 mg Fe gerechnet werden. Erwachsene zeigen nach 100 Blutkonserven – Kinder bereits eher – Schäden an Leber, Myokard und endokrinen Drüsen (s. Kapitel 2). Bei Thalassaemia major (s. Kapitel 4) und anderen chronischen therapieresistenten Anämien ist dies eine der schwersten Komplikationen.

Blutbank und Blutprodukte

Blut wird unter aseptischen Bedingungen beim Spender entnommen und in Plastikbeutel gefüllt, die eine entsprechende Menge an Antikoagulantien enthalten (meist Citrat-Phosphat-Dextrose (CPD)). Citrat macht Blut ungerinnbar, indem es das im Blut enthaltene Kalzium bindet. Vor der Abgabe werden folgende Tests ausgeführt: Bestimmung von Blutgruppe und Antikörpern des AB0- und Rhesussystems, serologische Tests auf Lues sowie auf HBs-Ag zur Erfassung einer Hepatitis B.

Blut sollte bei 4–6 °C und nicht länger als 3–4 Wochen lang gelagert werden. Viele Transfusionszentren benutzen neuerdings eine erythrozytenkonservierende Flüssigkeit, welche Adenin-CPD enthält und die Lagerungsdauer von Erythrozyten auf 4–5 Wochen verlängert. Nach den ersten 48 Stunden kommt es zu einem langsamen progredienten Übertritt von K^+ aus den Erythrozyten ins Plasma. Bei drohender Hyperkaliämie sollte daher Frischblut gegeben werden, so z. B. bei Austauschtransfusionen zur Behandlung eines Morbus haemolyticus neonatorum. Während der Lagerung sinkt der Spiegel von 2,3-Diphosphoglycerat (2,3-DPG). Dieser Metabolit des Glukoseabbaus ist nach 28 Tagen nur noch in sehr geringen Mengen nachweisbar. Nach der Transfusion steigt der Spiegel von 2,3-DPG innerhalb von 24 Stunden wieder auf normale Werte an. Der limitierende Faktor der Lagerung von Erythrozyten ist die Abnahme ihrer Verformbarkeit. Bei zunehmender Lagerungsdauer bekommen die Erythrozyten aufgrund von Änderungen des Zellstoffwechsels teilweise ein kugelförmiges Aussehen (Sphärozyten). Diese Schädigung wird nach einer gewissen Zeit irreversibel. Wenn Blut erst nach maximaler Lagerungsdauer transfundiert wird, können bis zu 20–30% der Erythrozyten innerhalb von 24 Stunden zerstört werden. Die restlichen Erythrozyten haben dagegen eine annähernd normale Lebensdauer.

Neben Vollblut können auch einzelne Blutbestandteile transfundiert werden. Nach Möglichkeit sollte nur der benötigte Bestandteil übertragen werden, so z. B. Erythrozytenkonzentrate bei chronischer Anämie.

Vollblut

Akute Blutverluste, wie sie bei Verletzungen oder chirurgischen Eingriffen sowie bei gastrointestinalen oder uterinen Blutungen auftreten, sind in der Regel die alleinige Indikation für Vollbluttransfusionen. Sind nach einem akuten Blutverlust nur geringe Transfusionsmengen erforderlich (bis zu zwei Konserven bei Erwachsenen), so werden vielfach Erythrozytenkonzentrate in Verbindung mit Elektrolytlösungen dem Vollblut vorgezogen. Dadurch kann Plasma für andere klinische Zwecke aufgespart werden.

Erythrozytenkonzentrate

Sie sind die Behandlung der Wahl bei chronischen Anämien, die allein durch Transfusionen zu beeinflussen sind. Bei älteren Patienten wird oftmals gleichzeitig ein Diuretikum gegeben; zudem sollte die Transfusion ausreichend langsam erfolgen. Durch diese Maßnahmen wird eine hypervolämische Kreislaufbelastung vermieden. Bei den meisten Mangelanämien (Eisen-, Folsäure- und B_{12}-Mangel) ist eine entsprechende Substitutionstherapie ausreichend; Erythrozytentransfusionen sind nur selten erforderlich. Doch auch bei chronischen Anämien, die sich unter medikamentöser Therapie nicht bessern, ist Zurückhaltung bei Transfusionen angebracht. Sie sind erst dann indiziert, wenn der Patient durch die Anämie gefährdet oder schwer beeinträchtigt ist. Der Hämoglobinspiegel allein ist kein guter Maßstab für die Erfordernis einer Transfusion; zu sehr variieren bei den einzelnen Patienten und unterschiedlichen Anämieformen die kardiovaskulären Kompensationsmechanismen sowie die Verschiebung der O_2-Bindungskurve. Werden Transfusionen erst einmal regelmäßig gegeben, muß auch eine Eisenbindungstherapie mit Desferrioxamin in Betracht gezogen werden, um so nach Möglichkeit einer Eisenüberladung vorzubeugen (siehe S. 85).

Granulozytenkonzentrate

Sie werden mit Hilfe von Blutzellseparatoren bei gesunden Spendern oder Patienten mit chronischer myeloischer Leukämie gewonnen. Ihre Anwendung erfolgt allein bei schwerer Neutropenie ($500/mm^3$ bzw. $0.5 \cdot 10^9/l$ und weniger), bei denen eine Antibiotikatherapie keinen Erfolg zeigt (siehe S. 145). Die besten Ergebnisse werden bei lokalisierten Infektionen erzielt.

Thrombozytenkonzentrate

Auch sie werden mit Zellseparatoren, entweder direkt oder aber aus mehreren (meist sechs) Blutkonserven, gewonnen. Ihr Anwendungsgebiet sind schwere Thrombozytopenien mit manifester Blutung; prophylaktische Gaben bei einer aggressiven myelotoxischen Chemotherapie, wie z.B. im Rahmen einer akuten Leukämie, sind ebenfalls möglich. Ihre größte Bedeutung haben sie jedoch bei der symptomatischen Behandlung schwerer Panmyelopathien und akuten Leukämien. In schweren Fällen von immunologisch bedingter Thrombozytopenie und akuter disseminierter intravasaler Gerinnung sind sie mitunter im Rahmen vorübergehender unterstützender Maßnahmen indiziert. Doch liegt hier die Lebensdauer der transfundierten Thrombozyten in einer ähnlichen Größenordnung wie die der Patiententhrombozyten, d.h. sie ist auf wenige Tage, oft sogar auf einige Stunden, verkürzt. In der Regel finden AB0- und Rh-kompatible Thrombozyten Anwendung; Patienten mit HLA-Antikörpern benötigen jedoch histokompatible Thrombozyten.

Humanplasma-Zubereitungen

Plasma ist ein geeignetes Volumenersatzmittel. Durch die Einführung empfindlicherer Tests auf Hepatitis-B-Antigene wurde das Hepatitisrisiko in den letzten Jahren gesenkt. Gefrorene und gefriergetrocknete Plasmazubereitungen stammen in der Regel nicht aus einem Plasmapool, sondern von jeweils einem einzelnen Spender.

Gefrorenes Frischplasma

Hier wird Plasma gleich nach der Zubereitung aus Frischblut eingefroren und bei $< -30\,°C$ gelagert. Das Hauptanwendungsgebiet liegt bei der Substitution von Gerinnungsfaktoren. Wenn während der Zubereitung Kryopräzipitate gewonnen wurden, sinkt die Konzentration von Faktor VIII und I, so daß es zum Einsatz bei der Hämophilietherapie nicht mehr geeignet ist.

Gefriergetrocknetes Frischplasma

Zur Herstellung wird Blut verwendet, das weniger als sechs Stunden alt ist und dessen Gehalt an Gerinnungsfaktor V und VIII etwa 50% der Norm beträgt. Die therapeutische Anwendung erfolgt in erster Linie bei Verdacht auf Gerinnungsfaktormangel, doch eignet es sich auch zur Volumensubstitution.

Stabile Plasmaproteinlösung (SPPS) 5% und Plasmaproteinfraktion (PPF)

Diese Lösungen enthalten Humanalbumin sowie -globulin und sind frei von Hepatitisrisiko. Ihre wichtigste Indikation ist die Behandlung des Schocks. Sie werden in all den Fällen als wichtigste Standardvolumenexpander empfohlen, bei denen vor der Verabreichung von Blut ein nachhaltiger hyperonkotischer Effekt erwünscht ist. Nach Plasmapherese werden sie mitunter zum Plasmaersatz benutzt, bei ausgewählten Patienten mit Hypalbuminämie zum Proteinersatz.

Humanalbumin 25%

Diese kostspielige, hochgereinigte Zubereitung kann nicht allgemein als Plasmaexpander empfohlen werden, obgleich ihr Nutzen zweifelsfrei erwiesen ist. Indiziert ist sie manchmal bei schwerer Hypalbuminämie, wenn Präparate mit möglichst geringer Elektrolytkonzentration erwünscht sind. Das Hauptanwendungsgebiet liegt jedoch beim nephrotischen Syndrom und bei Leberinsuffizienz.

Kryopräzipitate

Die Herstellung erfolgt durch Auftauen von gefrorenem Frischplasma bei $4\,°C$. Das Präparat enthält eine Konzentration von Faktor VIII und Fibrinogen (Faktor I). Es wird bei $-30\,°C$ gelagert oder, falls gefriergetrocknet, bei $4–6\,°C$. Therapeutisches

Einsatzgebiet ist die Substitutionstherapie bei Hämophilie A und Von-Willebrand-Jürgens-Syndrom.

Gefriergetrocknete Faktor-VIII-Konzentrate

Auch diese Präparate werden bei der Behandlung der Hämophilie A eingesetzt. Dank ihres geringen Volumens sind sie besonders geeignet für Kinder, für die Heimbehandlung sowie für chirurgische Patienten und solche, bei denen die Kreislaufüberlastung ein gesundheitliches Risiko darstellt.

Gefriergetrocknete Faktor-IX-Prothrombinkomplex-Konzentrate

Zahlreiche im Handel befindliche Präparate enthalten unterschiedliche Mengen von Faktor II, VII, IX und X. Sie werden hauptsächlich zur Behandlung des Faktor-IX-Mangels (Hämophilie B) hinzugezogen. Gelegentlich finden sie jedoch Einsatz bei Patienten mit Lebererkrankungen oder bei lebensbedrohlichen Blutungen nach Überdosierung oraler Antikoagulantien.

Fibrinogenpräparate

Sie werden vornehmlich aus Plasma hergestellt, das über das Verfallsdatum hinaus gelagert wurde. Ihr Anwendungsgebiet liegt bei der Therapie von Fibrinogenmangelzuständen, wie sie z. B. bei einer DIC nach geburtshilflichen Notfällen auftreten.

Immunglobuline

Ihre Verabreichung bezeichnet man als passive Immunisierung. Gepoolte Immunglobuline bieten einen wirksamen Schutz gegen verbreitete Viruserkrankungen. Sie werden bei Hypogammaglobulinämie zur Prophylaxe von viralen und bakteriellen Erkrankungen eingesetzt.

Spezifische Immunglobuline

Sie stammen von Spendern mit hohen Titern an bestimmten Antikörpern, z. B. gegen Rhesus D, Hepatitis B, Herpes zoster, Tetanus und Diphtherie.

Akuter Blutverlust

Er ist die häufigste Indikation für Vollbluttransfusionen. Wie auf S. 19 erwähnt, bleiben bis zu 3–4 Stunden nach einer einmaligen kurzfristigen Blutung Hb und Hk im Normbereich. Ursache ist die anfängliche Vasokonstriktion mit einer Reduktion des Gesamtblutvolumens. Nach 3–4 Stunden jedoch beginnt das Plasmavolumen zuzunehmen, so daß Hb und Hk absinken; Neutrophile und Thrombozyten steigen dagegen an. Eine Retikulozytose setzt am 2. oder 3. Tag ein, dauert 8–10 Tage an und erreicht in diesem Zeitraum ein Maximum von 10–15%. Die Hämoglobinwerte steigen etwa ab dem siebten Tag an. Sind die Eisenspeicher leer, kommt der Hämoglobinanstieg jedoch bei subnormalen Werten zum Stillstand. Der klinische Zustand entscheidet, ob Bluttransfusionen nötig sind. Liegt der Blutverlust unterhalb von 500 ml, sind sie meist nicht erforderlich, vorausgesetzt, die Blutung ist zum Stillstand gekommen. Bluttransfusionen sind nicht frei von Risiko und sollten daher nur bei eindeutiger Indikation durchgeführt werden.

Morbus haemolyticus neonatorum (Erythroblastosis fetalis, Morbus haemolyticus fetalis, MHN)

Der Morbus haemolyticus neonatorum ist die Folge eines diaplazentaren Übertritts mütterlicher IgG-Antikörper in den fetalen Kreislauf, wo sie mit Erythrozyten reagieren und diese zerstören.

Bevor 1967 die Anti-D-Prophylaxe mit IgG eingeführt wurde, verursachte der M. haemolyticus neonatorum z. B. in Großbritannien jedes Jahr 800 Todesfälle. Dabei kam es zu Totgeburten, oder die Kinder starben in den ersten Lebenswochen. In 94% der Fälle waren Anti-D-Antikörper die Ursache, sonst meist Anti-c- oder Anti-E-Antikörper. Daneben wurden zahlreiche andere Antikörper gefunden, die jedoch selten sind (Beispiele in Tabelle 14.1). Der Morbus haemolyticus neonatorum ist heutzutage deutlich seltener, doch hat der Anteil der Anti-c- oder Anti-E-bedingten Fälle wesentlich zugenommen.

Heute sind meist Antikörper des AB0-Systems für den MHN verantwortlich, vornehmlich Anti-A einer Mutter der Blutgruppe 0 gegen einen Fetus der Blutgruppe A. Allerdings ist diese Verlaufsform des MHN in der Regel leicht. Bei schwerer Ausprägung werden die Neugeborenen mit Austauschtransfusionen und der unten beschriebenen Phototherapie behandelt. Durch pränatale Untersuchungen des mütterlichen Blutes läßt sich der Schweregrad eines MHN nur unzuverlässig vorhersagen, doch lassen sich mit ihrer Hilfe Frauen erfassen, die eine engmaschige Überwachung benötigen.

Gelegentlich wird der M. haemolyticus neonatorum auch durch Antikörper anderer Blutgruppensysteme hervorgerufen, z. B. durch Anti-Kell.

Pathogenese des M. haemolyticus neonatorum bei Rh-D-Inkompatibilität

Voraussetzung ist die Konstellation einer Rh-D-negativen Mutter (Rh d/d oder rr) und eines Rh-D-positiven Kindes. Fetales Blut (Rh-D-positiv) tritt in den mütterlichen Kreislauf über (meist während der Geburt) und sensibilisiert die Mutter, die daraufhin Anti-D-Antikörper bildet. Eine solche Sensibilisierung findet mit größerer Wahrscheinlichkeit statt, wenn Mutter und Kind AB0-kompatibel sind. Doch auch vorangegangene Fehlgeburten, Amniozentesen oder Bluttransfusionen können zur Sensibilisierung der Mutter führen.

Bei der nächsten Schwangerschaft kommt es zum diaplazentaren Übertritt von Anti-D. Ist das Kind Rhesus-D-positiv, werden seine Erythrozyten mit Antikörpern bedeckt und zerstört mit der Folge von Anämie und Ikterus. Falls der Vater heterozygot für das D-Antigen ist (D/d), so wird das Kind mit 50%iger Wahrscheinlichkeit ebenfalls Rhesus-D-positiv sein.

Klinik

1. *Schwerer Verlauf:* Intrauteriner Tod durch Hydrops fetalis.
2. *Mittelschwerer Verlauf:* Das Kind zeigt bei der Geburt eine schwere Anämie mit Ikterus sowie evtl. zusätzlich Blässe, Tachykardie, Ödeme und Hepatosplenomegalie. Übersteigt der Spiegel an unkonjugiertem (indirektem) Bilirubin 250 μmol/l (15 mg/100 ml), lagert sich dies in den Stammganglien ab und führt unter Umständen zu einem Kernikterus. Dieser äußert sich klinisch mit generalisierter Spastik, Intelligenzminderung, Taubheit und Epilepsie. Die Gefährdung wächst nach der Geburt, wenn der mütterliche Abbau des fetalen Bilirubins entfällt und die kindliche Leber noch nicht ihre volle Kapazität der Bilirubinkonjugation erreicht hat.
3. *Leichter Verlauf:* Geringgradige Anämie mit oder ohne Ikterus.

Laborbefunde bei der Geburt

1. *Nabelschnurblut:* Anämie unterschiedlichen Ausmaßes (Hämoglobin < 18 g/100 ml) mit hoher Retikulozytenzahl. Das Neugeborene ist Rh-D-positiv. Positiver direkter Coombs-Test, Erhöhung des Serumbilirubins.
2. *Die Mutter* ist Rh-D-negativ mit hohem Plasmatiter von Anti-D.

Behandlung

Manchmal sind Austauschtransfusionen nötig. Bei der Indikationsstellung müssen berücksichtigt werden:
Klinisches Bild: Deutliche Blässe, Ikterus und Zeichen von Herzinsuffizienz.
Laborbefunde: Hb < 14,0 g/100 ml mit positivem direktem Coombs-Test; direktes Serumbilirubin im Nabelschnurblut > 60 μmol/l (3,5 mg/100 ml) bzw. kindliches Serumbilirubin > 300 μmol/l (18,0 mg/100 ml) oder schnell ansteigender Bilirubinspiegel mit positivem Coombs-Test. Frühgeborene neigen eher zu einem Kernikterus und sollten bereits bei niedrigeren Bilirubinspiegeln (z. B. > 200 μmol/l bzw. > 12 mg/100 ml) Austauschtransfusionen erhalten.

Bei mittelschweren Erkrankungen sind oft mehrere Austauschtransfusionen nötig. Gleich nach der Geburt gegeben, sollen sie die kindlichen Erythrozyten ersetzen und den Bilirubinanstieg begrenzen. Zur Entfernung von unkonjugiertem Bilirubin sind manchmal mehrere aufeinanderfolgende Transfusionen erforderlich. Durch Entnahme und gleichzeitigem Ersatz einer gleich großen Menge Blut können 60% der schädigenden Blutbestandteile (Bilirubin, mütterliche Antikörper, geschädigte kindliche Erythrozyten) entfernt werden. Zur Austauschtransfusion sollte frisches, Rh-D-negatives Blut genommen werden. Zudem sollte die AB0-Kompatibilität mit kindlichem Blut und mütterlichem Serum gewährleistet sein. In der Regel sind 500 ml für jeden einzelnen Austausch ausreichend.

Die *Phototherapie* (intensive Bestrahlung des Kindes mit Licht geeigneter Wellenlänge) soll den lichtabhängigen Bilirubinabbau beschleunigen, die Urinausscheidung erhöhen und auf diese Weise das Risiko eines Kernikterus verringern.

Behandlung schwangerer Frauen

1. Im Rahmen der Erstuntersuchung sollte bei allen schwangeren Frauen die AB0- und Rhesusblutgruppe bestimmt sowie das Serum auf Antikörper untersucht werden. Es empfiehlt sich, das Serum Rh-D-negativer Frauen in jedem Trimenon erneut auf Antikörper zu untersuchen (z. B. beim ersten Arztbesuch, nach 24 und nach 36 Wochen). Liegen Antikörper vor, sollten sie identifiziert und regelmäßig in bestimmten Zeitabständen auf Spezifität und Titer untersucht werden (z. B. alle 4 Wochen; im Falle erhöhter oder steigender Serumtiter sowie in der Spätschwangerschaft jedoch häufiger).
2. Der Schweregrad eines M. haemolyticus neonatorum kann abgeschätzt werden, indem man durch Amniozentese gewonnenes Fruchtwasser spektroskopisch auf den Gehalt an Bilirubinderivaten untersucht. Findet sich eine ausgeprägte Hämolyse, kann der Fetus ab der 24. Schwangerschaftswoche durch intrauterine Transfusion von frischem Rh-D-negativem Blut sowie durch frühzeitige Entbindung ab der 35. Woche am Leben gehalten werden.
3. Vor Einleitung der Geburt sollte zur Vorbereitung von Austauschtransfusionen passendes Frischblut bereitgestellt werden.
4. Gleich nach der Geburt muß bei Kindern Rh-D-negativer Frauen ohne Antikörper aus dem Nabelschnurblut die AB0- und Rhesus-Blutgruppe bestimmt werden. Ist das Kind Rh-D-negativ, bedarf die Mutter keiner weiteren Behandlung.
5. *Prophylaxe der Rh-Sensibilisierung.* Eine passive Immunisierung durch Gabe von Anti-D-IgG verhindert die primäre Sensibilisierung Rh-D-negativer Frauen. Deshalb wird heute jeder Rh-D-negativen Mutter eines Rh-D-positiven Kindes Anti-D gegeben, vorausgesetzt, sie ist nicht bereits vorher sensibilisiert worden. Die übliche Dosis beträgt 100 µg i. m. und muß innerhalb von 72 Stunden nach der Entbindung appliziert werden.
Um das Ausmaß der fetomaternalen Blutübertragung abzuschätzen, kann der Kleihauer-Test durchgeführt werden. Hierbei läßt sich mit Hilfe einer Differenzialfärbung in etwa die Zahl fetaler Zellen im mütterlichen Blut bestimmen (Abb. 14.2). Die Wahrscheinlichkeit, Antikörper zu entwickeln, steht in Relation zur Anzahl der nachgewiesenen fetalen Zellen. Die Dosis von Anti-D muß erhöht werden, falls das Ergebnis des Kleihauer-Tests einen diaplazentaren Übertritt von mehr als 4 ml Blut vermuten läßt. Nach einem Abort vor der 12. Schwangerschaftswoche sind 50 µg Anti-D indiziert, nach Ablauf von 12 Wochen die übliche Dosis von 100 µg. Die gleiche Behandlung ist bei drohendem Abort sowie bei Amniozentese Rh-D-negativer Frauen angezeigt. Die Dosierung wird in einzelnen Ländern unterschiedlich gehandhabt und hängt z.T. von der Verfügbarkeit von therapeutisch einsetzbarem Anti-D ab.

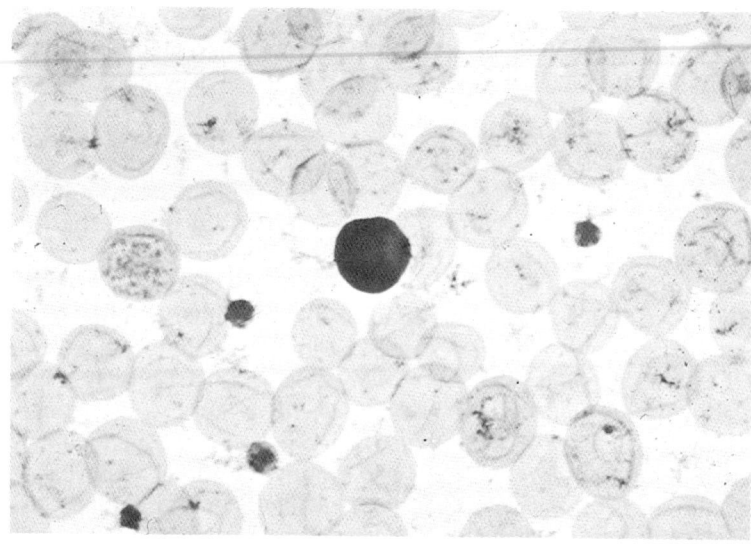

Abb. 14.2 Der Kleihauer-Test auf fetale Erythrozyten. In der Mitte eine dunkle, eosingefärbte Zelle, die fetales Hämoglobin enthält. Aus den übrigen Zellen wurde das Hämoglobin durch Inkubation bei saurem pH entfernt, so daß diese farblos erscheinen

Das humane Leukozyten-Antigen-(HLA-)System

Auf dem kurzen Arm von Chromosom 6 befindet sich eine als HLA-Region bezeichnete Gruppe von Genloci, die als Hauptkomplex der Histokompatibilitätsgene gilt (Abb. 14.3). Hierzu zählen insbesondere die Strukturgene der HLA-Antigene. Diese Antigene lassen sich auf der Membranoberfläche der meisten kernhaltigen Zellen nachweisen und können bei Gewebe- und Organübertragungen zwischen genetisch unterschiedlichen Personen schwere Abstoßungsreaktionen hervorrufen. Nach jüngsten Erkenntnissen sind in dieser Region nicht nur die HLA-Antigene kodiert, sondern auch einige Bestandteile des Komplementsystems sowie eine Anzahl sogenannter Immunantwortgene, die (zumindest bei Mäusen) offenbar das Ausmaß von humoraler und zellulärer Immunantwort auf lösliche Antigene bestimmen. Bei der Erstellung von Genkarten hat man sich die Lage der Genloci bestimmter Enzyme in der Nachbarschaft der HLA-Region zunutze gemacht.

Innerhalb dieses Histokompatibilitätskomplexes auf Chromosom 6 lassen sich die Genloci von mindestens vier unterschiedlichen HLA-Antigenen lokalisieren, von denen jeweils eine größere Anzahl von Allelen bekannt ist (s. Abb. 14.3). Die Phänotypen des HLA-A- und HLA-B-Antigens können mit Hilfe von Typisierungsseren bestimmt werden. Hierbei handelt es sich um Antiseren von Personen, die durch frühere Transfusionen oder Schwangerschaften sensibilisiert worden sind. Auch die Antigenvarianten von HLA-C lassen sich mit serologischen Verfahren bestimmen; sie sind jedoch von geringerer Antigenität und können oft nicht nachgewiesen werden. Die HLA-A-, -B- und -C-Antigene finden sich auf der Membranoberfläche aller kernhaltigen Zellen, manchmal auch auf Erythrozyten. Üblicherweise werden zu ihrer Typisierung Lymphozyten des peripheren Blutes

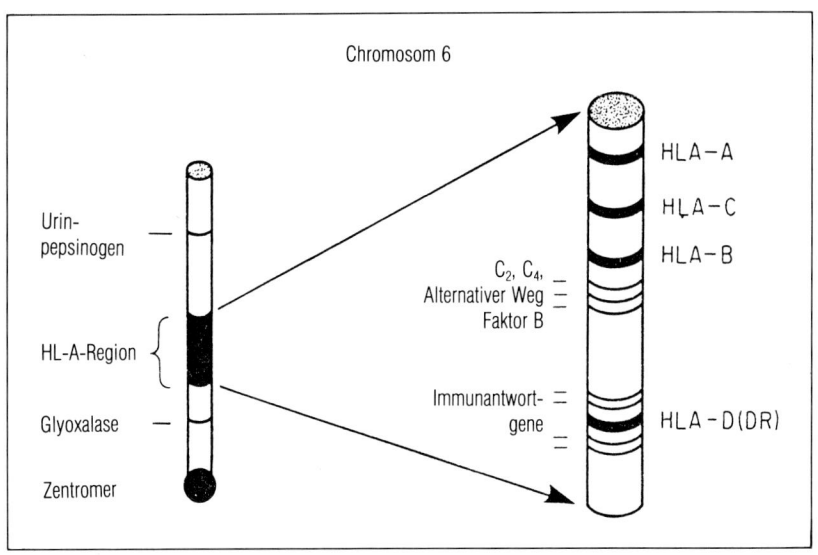

Abb. 14.3 Der Genkomplex des HLA-Systems

herangezogen. Die Identifizierung der HLA-D-Antigene, von denen die eigentliche Lymphozytenstimulierung ausgeht, erfolgte ursprünglich mit Hilfe von gemischten Lymphozytenkulturen (mixed lymphocyte cultures, MLC). Hierbei werden Lymphozyten eines Menschen mit den (abgetöteten) Referenzlymphozyten eines anderen Menschen mit bekannter HLA-D-Identität vermischt und inkubiert. Nicht-MLC-identische Testlymphozyten werden durch die Referenzlymphozyten stimuliert, d. h. sie wandeln sich in Blasten um, während bei MLC- (also auch HLA-D-) identischen Testlymphozyten dieser Proliferationsreiz ausbleibt. In der Regel beschränkt man sich dabei auf die Austestung seltener homozygoter HLA-D-Konstellationen. Die begrenzte Verfügbarkeit von Referenzlymphozyten dieser Genotypen verhinderte jedoch die Einführung des MLC-Tests zur routinemäßigen HLA-D-Typisierung. In jüngerer Zeit wurden im Serum von Multiparae sowie von Patienten, die zahlreiche Transfusionen erhalten haben, Antikörper gegen acht der elf bekannten HLA-D-Antigene entdeckt. Bis endgültig nachgewiesen ist, daß diese serologisch definierten Antigene identisch sind mit den durch die MLC-Typisierung definierten Antigenen, ist man übereingekommen, sie als HLA-DR-(HLA-D-related) Antigene zu bezeichnen. Sie lassen sich lediglich auf B-Lymphozyten, Makrophagen und einigen Endothelzellen nachweisen. Zur HLA-DR-Typisierung benutzt man daher in der Regel Lymphozyten aus dem peripheren Blut oder der Milz, deren Anteil an T-Zellen zuvor entfernt wurde.

Die Genloci der vier HLA-Antigene liegen eng aneinander gekoppelt, so daß es fast immer zur gemeinsamen Vererbung aller vier Antigene eines Chromosoms kommt und zwei Geschwister mit der Wahrscheinlichkeit von 25% identische HLA-Antigene haben (Abb. 14.4). Bislang wurde beim Menschen kein Gensystem von vergleichbarer Polymorphie wie das HLA-System beschrieben. Bis heute sind 17 HLA-A-Allele, über 30 HLA-B-Allele, 6 HLA-C-Allele, 11 HLA-D-Allele und 8

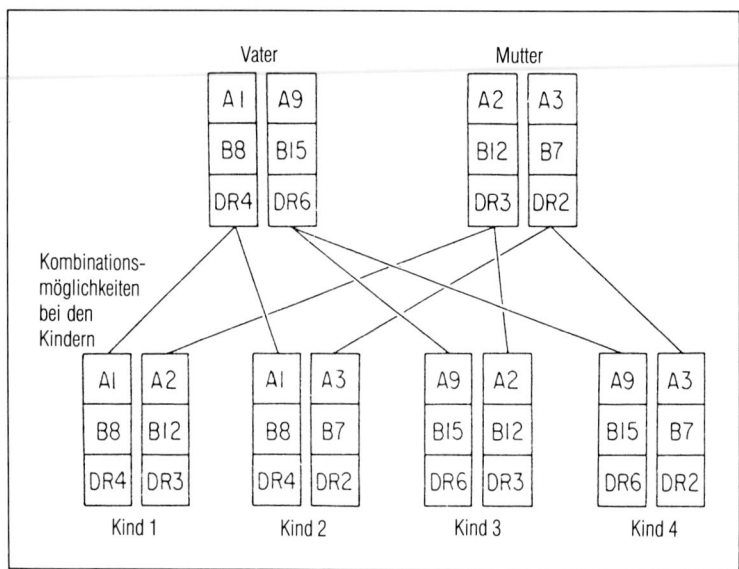

Abb. 14.4 Beispiel eines möglichen Vererbungsmusters von A-, B- und DR-Allelen des HLA-Komplex

HLA-DR-Allele gefunden worden; hinzu kommt eine Anzahl weniger gut definierter Allele.

Transplantationen und HLA-System

Das Hauptanwendungsgebiet der HLA-Typisierung in der Praxis liegt bei der Auswahl geeigneter Spender und Empfänger zur Transplantation von Nieren und neuerdings auch von Knochenmark. Obgleich immunologische Abstoßungsreaktionen immer auftreten – es sei denn, Spender und Empfänger sind eineiige Zwillinge –, wird doch das Ausmaß der Abstoßungsreaktion vom Grad der Kompatibilität zwischen Spender- und Empfängergewebe bestimmt. Bei Nierentransplantationen von einem histokompatiblen Geschwister auf ein anderes kommt es nur zu einer geringfügigen Abstoßungsreaktion, die durch Immunsuppression unter Kontrolle gehalten werden kann; die Erfolgsrate ist infolgedessen hoch. Dabei richten sich die Abstoßungsreaktionen lediglich gegen andere schwächere Antigene, die bei Transplantat und Empfänger unterschiedlich sind. Die meisten Nierentransplantate stammen jedoch von Verstorbenen ohne verwandtschaftliche Beziehung zum Empfänger, so daß eine vollkommene HLA-Übereinstimmung nahezu unmöglich ist. Hierbei überleben allerdings Transplantate mit passenden HLA-A-, HLA-B- und HLA-DR-Antigenen deutlich länger als solche, die kaum übereinstimmen. Die Auswahl für Nierentransplantationen richtet sich nach folgenden Kriterien:

1. Der Spender sollte AB0-kompatibel sein.
2. Spender und Empfänger sollten soweit wie möglich histokompatibel sein.

3. Zwischen Spender- und Empfängerlymphozyten sollte keine zytotoxische Reaktion stattfinden (sogenannte HLA-Kreuzprobe).

Die Auswahlkriterien für eine Knochenmarktransplantation sind strenger, da es hier neben der akuten Abstoßungsreaktion auch zur Graft-versus-Host-Reaktion kommen kann. Selbst wenn der Knochenmarkspender ein HLA-identisches Geschwister ist und im MLC-Test keine Stimulierung stattfindet, so kann immer noch eine Graft-versus-Host-Reaktion auftreten. Sie ist dann wahrscheinlich auf andere Histokompatibilitätssysteme zurückzuführen, die nicht an das HLA-System gekoppelt sind. Deutlich schlechtere Resultate finden sich bei histokompatiblen, aber nicht verwandten Spendern. Hier spielen wohl genetische Unterschiede eine Rolle, die sich mit den gegenwärtigen Typisierungstechniken nicht erfassen lassen.

Bluttransfusionen und HLA-System

Da sich HLA-A-, -B- und -C-Antigene auf Leukozyten und Thrombozyten befinden, birgt jede Transfusion von Vollblut, Thrombozyten- oder Leukozytenkonzentraten das Risiko der Sensibilisierung des Empfängers gegenüber diesen Antigenen; mitunter kommt es auch durch Schwangerschaften zu einer Sensibilisierung. Eine solche Sensibilisierung gegen HLA-Antigene kann zu fieberhaften, nichthämolytischen Transfusionszwischenfällen führen (siehe S. 264). Diese unerwünschten Wirkungen können gemildert werden, indem vor der Transfusion der größte Teil der Leukozyten und Thrombozyten mit Hilfe von Filtern aus dem Blut entfernt wird. Eine Sensibilisierung kann sich auch durch fehlendes Ansprechen auf Transfusionen von Leukozyten- oder Plättchenkonzentraten äußern; in diesen Fällen bleibt der erwartete Anstieg der Zellzahl aus. Hat sich erst einmal eine Sensibilisierung entwickelt, sollten nach Möglichkeit Konzentrate mit Hilfe von Zellseparatoren von histokompatiblen Verwandten gewonnen werden.

Tabelle 14.6 Beziehungen zwischen HLA-System und Krankheiten

Krankheit	HLA-Antigen	Relatives Risiko %
Spondylitis ankylosans (M. Bechterew)	B 27	91
Zöliakie	DR 3	73
M. Reiter	B 27	36
Lymphozytäre Immunthyreoiditis Hashimoto	Bw 35	17
Dermatitis herpetiformis Duhring	DR 3	14
Idiopathische Hämochromatose	A 3	9
M. Addison	DR 3	9
M. Behçet	B 5	7
Psoriasis	Cw 6	6
Multiple Sklerose	DR 2	4
Rheumatoide Arthritis	DR 4	4
Juveniler Diabetes	DR 3, 4	3
Chronisch-aktive Hepatitis	B 8	3

Krankheiten und HLA-System

Seit dem ersten Bericht aus dem Jahre 1973, demzufolge sich bei 97% der Patienten mit Morbus Bechterew das HLA-B27-Antigen nachweisen läßt, wurden mehr als 100 Krankheiten beschrieben, die in einem Zusammenhang mit dem HLA-System stehen. Einige der wichtigsten sind in Tabelle 14.6 aufgeführt. Eine allgemein akzeptierte Erklärung für diese Beziehungen steht bislang noch aus. Dennoch zeigt sich hierbei die zentrale Bedeutung des HLA-Genkomplexes und der Immunabwehr. Zudem wird deutlich, welch wichtige Rolle dem HLA-Typ bei Empfänglichkeit und Widerstandsfähigkeit gegenüber bestimmten Krankheiten zukommt.

Ausgewählte Literatur

British Medical Bulletin (1978) The HLA System, vol. 34.

Clinics in Haematology (1976) vol. 5.1, Blood Transfusion and Blood Products. Ed. J. D. Cash. W. B. Saunders, Philadelphia.

Dausset J. & Svejgaard (1977) HLA and Disease. Munksgaard, Copenhagen.

Festenstein H. & Dèmant P. (1978) HLA and H-2. Basic Immunogenetics, Biology and Clinical Relevance. Edward Arnold, London.

Miller W. V. (1977) The human histocompatibility complex: A review for the hematologist. In: Progress in Haematology, vol. X, p. 173. Grune and Stratton, New York.

Mollison P. L. (1982) Blood Transfusion in Clinical Medicine, 7th edition. Blackwell Scientific Publications, Oxford.

Race R. R. & Sanger R. (1975) Blood Groups in Man, 6th edition. Blackwell Scientific Publications, Oxford.

Wallace (1977) Blood Transfusion for Clinicians. Churchill Livingstone, Edinburgh.

Worlledge S. (1981) Blood Group Serology, Antigens in Human Blood, Practical Blood Transfusion. In: Postgraduate Haematology, eds. A. V. Hoffbrand & S. M. Lewis, pp. 269–380. Heinemann Medical, London.

Sachwortregister

Weitere Lehr- und Arbeitsbücher bei Steinkopff

Praktische Lungen- und Bronchialheilkunde

F. W. RIEBEN, Künzelsau/D. FRITZE, Darmstadt
1985. 276 Seiten. DM 40,–. ISBN 3-7985-0661-2

Dieses Buch schlägt eine Brücke zwischen Hörsaal und Praxis; es bietet eine leicht zugängliche Darstellung aller praktischen Fragen zu Diagnose und Therapie von Lungen- und Bronchialerkrankungen.

Leitfaden der Immunologie

I. ROITT
2. veränderte und erweiterte Auflage. 1984. 304 Seiten.
DM 48,–. ISBN 3-7985-0619-1

Dieses klassische Lehrbuch bietet eine hochrangige Einführung in die immunologischen Grundlagen. Es beinhaltet die rasante Entwicklung der Immunologie in den letzten Jahren.

Ein medizinischer Bestseller – nun in 5. Auflage!
Bereits mehr als 150 000 Exemplare verkauft!

Ekg-Information

H. H. BÖRGER, Radolfzell
Völlig überarbeitet und aktualisiert von K. v. OLSHAUSEN, Mainz
5. Auflage 1986. Etwa 280 Seiten. Zahlreiche meist mehrfarbige Abb.
Etwa DM 60,–. ISBN 3-7985-0710-4

„Die klare Gliederung bietet dem Anfänger eine schrittweise Einführung in den Gesamtkomplex der routinemäßig angewandten Elektrokardiographie. Dem Fortgeschrittenen erlaubt sie, sein Wissen auf den neuesten Stand zu bringen."
(Deutsches Ärzteblatt zur 4. Auflage)

Naturgemäße Heilmethoden

H. JUNGMANN, Hamburg
1985. 92 Seiten. DM 24,–. ISBN 3-7985-0672-8

Der Autor dieses klar gegliederten Einführungsbuches stellt aus der breiten Palette der naturgemäßen Heilverfahren diejenigen dar, über die einwandfreie wissenschaftliche Untersuchungen vorliegen.

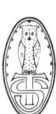 **Steinkopff** Dr. Dietrich Steinkopff Verlag
Postfach 111008, D-6100 Darmstadt